Renate Fries
Krankheits- und Medikamentenlehre für die Altenpflege

Renate Fries

Krankheits- und Medikamentenlehre für die Altenpflege

5., überarbeitete Auflage

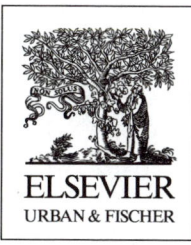

ELSEVIER
URBAN & FISCHER

URBAN & FISCHER München

Zuschriften und Kritik an:

Elsevier GmbH, Urban & Fischer Verlag, Hackerbrücke 6, 80335 München, E-Mail: pflege@elsevier.de

Wichtiger Hinweis für den Benutzer

Die Erkenntnisse in der Medizin unterliegen laufendem Wandel durch Forschung und klinische Erfahrungen. Herausgeber und Autoren dieses Werkes haben große Sorgfalt darauf verwendet, dass die in diesem Werk gemachten therapeutischen Angaben (insbesondere hinsichtlich Indikation, Dosierung und unerwünschten Wirkungen) dem derzeitigen Wissensstand entsprechen. Das entbindet den Nutzer dieses Werkes aber nicht von der Verpflichtung, anhand weiterer schriftlicher Informationsquellen zu überprüfen, ob die dort gemachten Angaben von denen in diesem Buch abweichen und seine Verordnung in eigener Verantwortung zu treffen. Wie allgemein üblich wurden Warenzeichen bzw. Namen (z.B. bei Pharmapräparaten) nicht besonders gekennzeichnet.

Bibliografische Information der Deutschen Nationalbibliothek

Die Deutsche Nationalbibliothek verzeichnet diese Publikation in der Deutschen Nationalbibliografie; detaillierte bibliografische Daten sind im Internet über http://dnb.d-nb.de abrufbar.

Planung: Hilke Nüssler, München
Lektorat: Cornelia Fichtl, München
Redaktion: Maria-Anna Schoppmeyer, Leipzig
Herstellung: Gabriele Reuter, München; Kerstin Wilk, Leipzig
Satz: abavo GmbH, Buchloe/Deutschland; TnQ, Chennai/Indien
Druck und Bindung: L.E.G.O. S.p.A., Lavis (TN)
Umschlaggestaltung: SpieszDesign, Neu-Ulm
Titelfotografie: © SpieszDesign
Printed in Italy

ISBN 978-3-437-28580-6

Aktuelle Informationen finden Sie im Internet unter **www.elsevier.de** und **www.elsevier.com**

Vorwort

In der nunmehr 5. Auflage dieses Buches wird Bewährtes erhalten, nämlich die fachübergreifende Betrachtung von biologisch-anatomischen Strukturen und der Normalfunktion des menschlichen Körpers sowie dort vorkommende Störungen mit daraus resultierenden Erkrankungen. Darüber hinaus wird das Wissen der Anatomie und Krankheitslehre durch die Beschreibung und Erklärung von diagnostischen und therapeutischen Maßnahmen der Medizin und Pharmazie zur Wiedererlangung der gesunden Normalfunktion vervollständigt.

Das Buch bietet so für das lernfeldorientierte Lernen und den Unterricht eine ideale Grundlage.

Die vorliegende vollständig überarbeitete Auflage ist noch übersichtlicher strukturiert und genauer auf spezielle Krankheitsbilder des alten Menschen wie Infektion mit MRSA, Hepatitis oder Tumorerkrankungen ausgerichtet. Es werden außerdem neue Betrachtungsweisen des Alterns und deren Einflüsse auf die Therapie dargestellt.

Neu in dieser Auflage ist die Anbindung des Buches an das Internet. Der Leser hat dadurch die Möglichkeit, auf den überarbeiteten Fragenkatalog zur Überprüfung des Wissens und das erweiterte Symptomglossar zuzugreifen. Noch leichter wird das Lernen durch die Verfügbarkeit des Roche-Lexikons und der Arzneimittel von A–Z.

Ich wünsche allen Schülern und Lehrern, die mit diesem Buch arbeiten, viel Freude daran und viel Erfolg.

Schweinfurt, im August 2009
Renate Fries

Abkürzungen

=	ist gleich
≠	ist nicht gleich
→	daraus folgt
Abb.	Abbildung
ACTH	Adrenokortikotropes Hormon
AIDS	acquired immunodeficiency syndrome
allg.	allgemein
AM	Arzneimittel
ASS	Acetylsalicylsäure
BE	Broteinheit
BSG	Blutkörperchensenkungsgeschwindigkeit
BZ	Blutzucker
bzw.	beziehungsweise
ca.	circa
chem.	chemisch
CT	Computertomographie
d.h.	das heißt
EKG	Elektrokardiogramm
evtl.	eventuell
ggf.	gegebenenfalls
G/l	Giga pro Liter (Giga = 109)
Hb	Hämoglobin
HIV	humanes Immundefizienzvirus
i.m.	intramuskulär
i.v.	intravenös
kg	Kilogramm

KG	Körpergewicht
l	Liter
mg	Milligramm
Min.	Minute
ml	Milliliter
µg	Mikrogramm (10^{-6} g)
µl	Mikroliter (10^{-6} l)
ng	Nanogramm (10^{-9} g)
nl	Nanoliter (10^{-9} l)
pAVK	periphere arterielle Verschlusskrankheit
pg	Picogramm (10^{-12} g)
pl	Picoliter (10^{-12} l)
PP	Push-Pull-System
rel.	relativ
s.c.	subkutan
Sek.	Sekunde
sog.	so genannt
Std.	Stunde
T/l	Tera pro Liter (Tera = 10^{12})
TTS	Transdermale therapeutische Systeme
v.a.	vor allem
Vit.	Vitamin
WHO	World Health Organisation
z.B.	zum Beispiel
ZNS	Zentrales Nervensystem

Abbildungsnachweis

Der Verweis auf die jeweilige Abbildungsquelle befindet sich bei allen Abbildungen im Buch am Ende des Legenden-textes in eckigen Klammern. Alle nicht besonders gekennzeichneten Grafiken und Abbildungen © Elsevier GmbH, München.

A400	U. Bazlen, T. Kommerell, N. Menche, A. Schäffler, S. Schmidt und die Reihe Pflege konkret, Urban & Fischer Verlag
A400-190	S. Weinert-Spieß, Neu-Ulm, in Verbindung mit der Reihe Pflege konkret, Urban & Fischer Verlag
A400-215	S. Weinert-Spieß, Neu-Ulm, in Verbindung mit der Reihe Pflege konkret, Urban & Fischer Verlag
A300	Reihe Klinik- und Praxisleitfaden, Urban & Fischer Verlag
K183	E. Weimer, Aachen
L190	G. Raichle, Ulm
L190-201	G. Raichle, Ulm, nach Vorlagen von R. Fries
M158	K.-L. Krämer, Heidelberg
M201	R. Fries
M284	Prof. Dr. Bernd-Michael Kleber, Abteilung Parodontologie und synoptische Zahnmedizin, Universitäts-medizin Charité, Berlin
O136	H. Eisele, Aachen
T132	Th. Schneider, Klinikum D. Ch. Erxleben, Quedlinburg
X141	W. Frank, Gauting

Inhaltsverzeichnis

1 Begriff des Alterns

Unter Altern versteht man den individuell unterschiedlichen Zeitpunkt, an dem Rückbildungsvorgänge im Organismus überwiegen und Aufbauprozesse in den Hintergrund treten. Altern ist ein biologischer, psychischer und sozialer Prozess, der nicht erst in höherem Lebensalter beginnt, sondern von Geburt an unumkehrbar fortschreitet.

Man unterscheidet:

- Normales Altern: Biologische und geistige Altersvorgänge ohne eine bestehende Krankheit
- Pathologisches Altern: Bestehende Erkrankung beherrscht die Altersprozesse
- Optimales oder erfolgreiches Altern: Altern unter bestmöglichen Bedingungen.

Als Indikatoren für ein erfolgreiches Altern zählen anstelle aller Lebensjahre nur die aktiven Lebensjahre. Aussagekräftige Messkriterien sind das Aufstehen vom Stuhl, die Armkraft, Seh- und Hörvermögen und die Angst. Die wesentlichen Krankheitsbilder der Geriatrie: Demenz, Schlaganfall, Skeletterkrankungen und die Folgen von Stürzen sind auch die wesentlichen Ursachen für Pflegebedürftigkeit. Hier könnte eine entsprechende Prävention viel zu einem erfolgreichen Altern beitragen und damit auch zu einer finanziellen Entlastung der Gesellschaft.

Lebenserwartung

Seit Beginn des 20. Jahrhunderts ist die Lebenserwartung in Deutschland um mehr als 30 Jahre angestiegen. Die durchschnittliche Lebenserwartung einer Frau liegt heute bei etwa 82 Jahren, die eines Mannes bei 77 Jahren. Nach Prognosen des Statistischen Bundesamtes könnten Frauen 2050 eine mittlere Lebenserwartung von fast 90 Jahren, Männer von 85 Jahren haben. Frauen hatten stets eine höhere Lebenserwartung als Männer.

Dafür gibt es mehrere Erklärungsversuche:

- Die Säuglingssterblichkeit bei Jungen ist um 30 % höher als bei Mädchen
- Die Abhängigkeit von Drogen (v. a. Nikotin, Alkohol) ist bei Männern höher als bei Frauen
- Männer sterben häufiger an Herz-Kreislauf-Erkrankungen
- Männer gehen seltener zu Vorsorgeuntersuchungen
- Berufsbedingte Erkrankungen und Unfälle.

Es ist nicht realistisch, anzunehmen, dass der Zustand völliger Gesundheit genauso zu verlängern ist, wie die Lebenserwartung. Ein wichtiger Maßstab für Gesundheit im Alter ist daher der Erhalt der Lebensqualität. Ziel sollte sein, die Möglichkeiten der älter werdenden Menschen zu unterstützen und ihre Autonomie zu fördern. Wie der Einzelne das Alter erlebt, hängt mit der individuellen Lebensführung und Geisteshaltung, aber auch mit der familiären Situation und dem sozialen Milieu zusammen. Durch Sportarten, die sowohl kognitive als auch motorische Fähigkeiten trainieren, durch gesunde Ernährung und ehrenamtliche Tätigkeiten werden intellektuelle und emotionale Bedürfnisse befriedigt. Wichtig ist, dass der Einzelne lernt, die altersbedingten Einschränkungen zu kompensieren, indem er die eigenen Fähigkeiten konzentriert und koordiniert einsetzt.

1.1 Alterungsvorgänge im Körper und Multimorbidität

1.1.1 Alterungsvorgänge im Körper

Herz- und Kreislaufsystem
- Elastizitätsverlust der Gefäße durch Arteriosklerose (→ Blutdruckanstieg)
- Verdickung des Herzmuskels
- Herzinsuffizienz durch nachlassende Leistungsfähigkeit des Herzmuskels (→ Bindegewebszunahme). Das Herz-Zeitvolumen in Ruhe ist im Alter um 30 % erniedrigt.

Leber, Nieren
- Die Durchblutung der Leber nimmt ab dem 20. bis zum 90. Lebensjahr kontinuierlich um ca. 40 % ab. Die Folge ist ein verlangsamter Abbau vieler Arzneimittel
- Das Nierengewicht, die Zahl der Glomerula und Nephrone nimmt kontinuierlich ab → ab dem 70. Lebensjahr ist die glomeruläre Filtrationsrate um ca. 70 % vermindert → verlangsamte Ausscheidung vieler Arzneimittel.

Lunge
- Vitalkapazität sinkt bis zum Alter von 70 Jahren um über 40 %
- Sauerstoffaufnahme wird geringer, weil die Elastizität des Lungengewebes nachlässt → Sauerstoffversorgung der Organe verschlechtert sich.

Magen-Darm-Trakt
- Säuresekretion lässt nach
- Magenmotilität und Darmperistaltik werden geringer
- Verlust der Zähne.

Sinnesorgane
- Geruchssinn lässt nach
- Hörvermögen, beginnend mit den hohen Frequenzen wird schlechter (Altersschwerhörigkeit)
- Geschmacksknospen atrophieren
- Nahsehen verschlechtert sich ab dem 40. Lebensjahr.

Zellteilung
- Die Zellteilung verlangsamt sich → Milz, Leber, Bauchspeicheldrüse und Nieren werden kleiner → Leistung dieser Organe sinkt
- Im Knochenmark nimmt die Erythropoese (Bildung roter Blutkörperchen) ab.

Bewegungsapparat
- Abnahme der Knochenstabilität → erhöhte Knochenbrüchigkeit
- Verringerte Muskelmasse
- Veränderungen des Bindegewebes in den Gelenken.

Gehirn
- Zahl der Neuronen nimmt stetig ab, Hirnwindungen werden dünner, Hirnhäute verdicken sich
- Hirngewicht nimmt ab.

Haut
Erschlaffung, Verdünnung der Hautschichten, Faltenbildung, Alterspigmentierung.

Körperfett
Gewicht und Anteil des Körperfettes am Körpergewicht nimmt zu

Mentale Veränderungen
- Vergesslichkeit gegenüber Neuem
- Abnehmende Konzentrationsfähigkeit
- Orientierung in fremder Umgebung fällt schwerer
- Zusammenhänge werden langsamer erfasst.

1.1.2 Multimorbidität

Die Hälfte der 50-Jährigen Männer leidet, statistisch gesehen, an wenigstens 2 Krankheiten, bei Frauen sind es fast 70 %. Beinahe alle 70-Jährigen sind medizinisch gesehen krank. Dabei handelt es sich in den meisten Fällen um medizinisch beherrschbare und gut therapierbare Erkrankungen. Das gleichzeitige Vorhandensein von mehreren Krankheiten korreliert streng linear mit dem Lebensalter. Probleme, die sich aus der Multimorbidität ergeben:
- Die Diagnose wird erschwert, da sich die Symptome überlagern und gegenseitig beeinflussen können
- Medikamente schließen sich gegenseitig aus, können also nicht gleichzeitig für die zusammen vorkommenden Erkrankungen gegeben werden
- Durch die Nebenwirkungen eines Medikaments kann sich eine andere Erkrankung des multimorbiden Patienten verschlechtern
- Nebenwirkungen werden nicht als solche erkannt, da sie als Symptom einer anderen Erkrankung betrachtet werden
- Die Compliance ist bei dementen Patienten nicht gegeben.

1.2 Biologische Alterstheorien

Das Altern ist von individuellen zum Teil erworbenen zum Teil ererbten Faktoren abhängig. Die persönliche Lebenssituation hat maßgeblichen Einfluss darauf, inwieweit der Einzelne in der Lage ist, gesundheitliche Einschränkungen auszugleichen. Auch gibt es Anzeichen dafür, dass die Regenerationsfähigkeit bereits im Genotyp festgelegt ist. Daher muss zwischen dem kalendarischen und dem biologischen Alter unterschieden werden.

Seit Jahrzehnten arbeiten Wissenschaftler an der Erforschung des Alters und der Vorgänge, die alle lebenden Organismen altern lassen. Dabei sind verschiedene Theorien entstanden, die diese Vorgänge im Körper erklären. Ausgangspunkt sind entweder endogene oder exogene Faktoren, die für das Altern verantwortlich gemacht werden. Hier soll eine Auswahl von Alterstheorien angesprochen werden, um einen Einblick zu geben. Jede der Theorien für sich erklärt nur einen Teil der komplexen Alterungsvorgänge.

Endogene (intrinsic) Faktoren

Hier werden das Genom bzw. genetische Komponenten für das Altern verantwortlich gemacht.

Longevity Determant Gene Theory

Die normalen biologischen Prozesse verursachen bei allen Lebewesen Langzeitschäden, die die Lebensspanne beschränken. Darüber hinaus gibt es spezielle Gene (Longevity Determant Gene), die für jede Spezies die Lebensdauer regulieren.

Somatic Mutation Theory

Während jeder Zellteilung können Genmutationen auftreten. Diese können vom Körper meistens korrigiert oder die betroffene Zelle zerstört werden. Geschieht dies nicht, führen die Mutationen zu fehlerhaften Proteinen oder Enzymen, die wiederum zum Zelltod und zum Tod des Organismus führen.

Telomere Theory

Das Alter eines Lebewesens hängt von der Zahl der Zellteilungen ab. Telomere sind Strukturen am Ende der DNA, die sich bei jeder durchgeführten Zellteilung verkürzen, so dass eine Art Limit für die Anzahl der möglichen Zellteilungen existiert.

Hormone or endocrine theory

Mitte 20 hat der Mensch die höchste Blutkonzentration vieler Hormone. Ab 30 Jahren kommt es zu einem kontinuierlichen Konzentrationsabfall: Mitte 50 haben sich die Testosteronkonzentration um etwa ein Drittel, die DHEA-Konzentration um mehr als die Hälfte und die Wachstumshormon-Konzentration um zwei Drittel vermindert. Der permanente Konzentrationsabfall vieler Hormone führt zu Kapazitäts- und Funktionsverlusten vieler Körpersysteme.

Exogene (extrinsic) Faktoren

Äußere Faktoren, wie die Umgebung oder Umwelteinflüsse sind für die Altersprozesse des Organismus verantwortlich.

Oxidative Damage Theory

Exogene Einflüsse wie radioaktive und UV-Strahlung oder Temperatur sind in der Lage, reaktive oxidative Verbindungen zu erzeugen. Außerdem entstehen bei vielen Stoffwechselprozessen freie Radikale als giftige Nebenprodukte. Diese können Membranproteine, Enzyme und DNA oxidieren und zerstören. Die freien Radikalen müssen vom Körper abgebaut werden. Durch den Mehraufwand entsteht oxidativer Stress. Die Kumulation oxidativer Schäden ist für Alterungsprozesse verantwortlich.

Lipofuszin Theory

Während der Alterung häufen sich Abfallprodukte des Zellstoffwechsels in den Zellen an, die Lipofuszine. Lipofuszine sind hochmolekulare, unlösliche und fluoreszierende Komplexe, die die Zellfunktion stören.

1.3 Sozialpsychologische Alterstheorien

Aktivitätstheorie

Die Lebenszufriedenheit des Menschen wird durch einen Vielzahl sozialer Aktivitäten und Kontakte bestimmt. Mit steigendem Alter kommt es durch Pensionierung, Auszug der Kinder, körperliche Einschränkungen oder dem Tod des Partners zu Aufgabenverlusten, die – werden sie nicht adäquat ausgeglichen – zu Isolation und Unzufriedenheit führen.

Disengagement-Theorie

Dieser Theorie liegen gegensätzliche Ansichten zu Grunde. Der mit dem Altern korrelierende Rückzug aus sozialen Aktivitäten und Verringerung der Kontakte ist Grundlage für Zufriedenheit. Mehr Ruhe, die Möglichkeit, sich auf einzelne Beziehungen und Aufgaben konzentrieren zu können und größere Freiheiten gegenüber gesellschaftlichen Normen zu haben, passt besser zu den nachlassenden Fähigkeiten des alternden Menschen.

Kontinuitätstheorie

Durch die Fortführung des bisherigen Lebensstils wird die größte Zufriedenheit erreicht, d.h. aktive Menschen wollen im Alter möglichst gefordert werden, viele auch neue soziale Kontakte knüpfen und aktiv bleiben. Menschen, die ein ruhigeres Leben gepflegt haben, werden sich eher zurückziehen und ihre Aktivitäten an die schwindenden Fähigkeiten anpassen.

Theorie der selektive Optimierung und Kompensation

Es wird vom Einzelnen eine Auswahl an persönlich wichtigen Zielen und Aufgaben getroffen (Selektion) und diese den als weniger wichtig erachteten vorangestellt. Die ausgewählten Bereiche werden nun unter Ausnutzung aller gegebenen Möglichkeiten erhalten und verbessert (Optimierung). Nachlassende Fähigkeiten werden durch Zugriff auf Hilfsmittel oder weitere Selektion kompensiert.

2 Allgemeine Krankheitslehre

Allgemeine Krankheitslehre (Pathologie): Sie beschäftigt sich mit den allgemeinen Krankheitsursachen und den Veränderungen am menschlichen Organismus während eines Krankheitsgeschehens.

2.1 Grundbegriffe

Gesundheit: Sie besteht in der Ganzheit und Funktionstüchtigkeit der Körperorgane und -funktionen sowie der psychisch-geistigen Strukturen, außerdem in der Fähigkeit des Menschen, vorgegebene Möglichkeiten und Grenzen anzunehmen und sich in ihnen zu entfalten. Im strengen Sinne angewandt, wäre nach dieser Definition kaum jemand in seinem Leben wirklich gesund. Daher sieht man Gesundheit heute weniger als Zustand, sondern als einen fortlaufenden Prozess an, als Ergebnis der Auseinandersetzung mit Belastungen und Anforderungen auf psychosozialer und physischer Ebene.

Krankheit: Krankheit ist ein Zustand körperlicher, geistiger und/oder sozialer Unangepasstheit und des mangelnden oder fehlenden Wohlbefindens. (Definition der WHO, Weltgesundheitsorganisation).

Anamnese: Vorgeschichte des Kranken
- Eigenanamnese: Jetzige Krankheitsentwicklung und alle früheren Krankheiten
- Familienanamnese: In der Familie vorkommende Erkrankungen wie Diabetes, Krebs
- Fremdanamnese: Befragung von Angehörigen oder Bezugspersonen.

Symptome: Krankheitszeichen
- Subjektive Symptome: Vom Kranken bemerkte Veränderungen wie Schmerzen, Übelkeit
- Objektive Symptome: Vom Beobachter festgestellte Krankheitszeichen wie Fieber, Schwellung.

Diagnose: Erkennen und Benennen einer Krankheit auf Grund von
- Symptomen
- Befragung des Kranken
- Gezielten Untersuchungen.

Prognose: Voraussichtlicher Krankheitsverlauf, Heilungsaussicht.

Therapie: Behandlung einer Krankheit
- Kausale Therapie: Behandlung der Krankheitsursachen z.B. bakterielle Infektion mit Antibiotika
- Symptomatische Therapie: Behandlung der Krankheitsanzeichen, z.B. Schmerzmittel, fiebersenkende Mittel.

Prävention: Gesamtheit der Maßnahmen zur Gesundheitsförderung. Zu den gesundheitsfördernden Maßnahmen gehören z.B.
- Gesunde Lebensweise
- Vorsorgeuntersuchungen: Sehr wichtige Maßnahme, um bisher symptomlose (inapperente) Erkrankungen frühzeitig diagnostizieren zu können, z.B. Krebsvorsorgeuntersuchung.

Prophylaxe: Gesamtheit der vorbeugenden Maßnahmen zur Verhütung von Krankheiten und Komplikationen. Zu den vorbeugenden Maßnahmen gehören z.B.
- Schutzimpfungen
- Hygiene.

Krankheitsverlauf:
- Perakut: Sehr akute (im Sinne von gefährliche) Erkrankung
- Akut: Plötzliches Auftreten einer Krankheit und nach kurzem Verlauf Heilung oder Tod
- Chronisch: Langsame Entwicklung einer Krankheit mit lang andauerndem Verlauf. Die Erkrankung kann stehen bleiben oder ständig fortschreiten (progredienter Verlauf)
- Rezidivierend: Wiederauftreten einer Krankheit nach Heilung; Rückfall
- Komplikation: Auftreten von Umständen, durch die der prognostizierte Ablauf einer Erkrankung zum Negativen geändert wird.

Rehabilitation (kurz: REHA):
Physiotherapeutische, psychologische, logopädische und ergotherapeutische Maßnahmen, die der Beseitigung von gesundheitlichen Störungen und somit der Wiederherstellung von Alltagsfunktionen des Körpers und der Organe dienen. Es kann sich um ambulant oder auch stationär durchgeführte Therapien handeln, die alle der Wiedereingliederung in das Alltagsleben oder in den Beruf dienen.
Beispiele:
- Anschlussheilbehandlungen nach onkologischen Erkrankungen, nach Herz-Kreislauf-Erkrankungen
- Entwöhnungsbehandlungen bei Suchterkrankungen
- Ernährungs- und Bewegungstraining bei Diabetes
- Kuraufenthalt zur Luftveränderung bei Asthma.

Ende einer Krankheit:
- Heilung: Völlige Wiederherstellung der Gesundheit
  - Regeneration: Ersatz von fehlendem Gewebe durch gleichartige Zellen. Je differenzierter ein Gewebe ist, desto weniger gut wird es regeneriert. Mit dem Alter lässt die Regenerationsfähigkeit der Zellen nach.
  - Gute Regeneration: Haut-, Schleimhaut-, Knochengewebe
  - Mangelnde Regeneration: Nervengewebe
- Defektheilung: Unvollständige Wiederherstellung, z.B. Narben, bleibende Funktionseinschränkung als Folge einer Erkrankung
- Tod: Ende des Lebens, nacheinander erlöschen lebensnotwendige Funktionen
  - Klinischer Tod: Völliger Herz-Kreislaufstillstand (fehlender Karotispuls, fehlende Atmung, bläuliche Haut- und Schleimhautverfärbung), Bewusstlosigkeit. Prinzipiell reversibel bei sofortiger Reanimation (Wiederbelebung: Atemspende, Herzdruckmassage).
  - Hirntod: Absterben des Gehirns durch fehlenden Sauerstoff. Dieser irreversible Verlust der Gehirnfunktionen ist die Voraussetzung für Organentnahmen
  - Sichere Todeszeichen: Totenflecken (rötlich-bläuliche Verfärbung als Folge des Absinken des Blutes in tiefer gelegene Teile der Leiche), Totenstarre (starr werden der quergestreiften und glatten Muskulatur nach zuvor völliger Erschlaffung) und Fäulnis
  - Unsichere Todeszeichen: Abkühlung der Haut, keine Reflexe mehr auslösbar, keine erkennbare Atmung, Pulslosigkeit, keine Herztöne mehr hörbar.

2.2 Allgemeine Krankheitsursachen

2.2.1 Äußere Krankheitsursachen

Physikalische Ursachen
- Mechanische Kräfte (äußere Gewalteinwirkung führt zu Verletzung Trauma):
  - Hautwunden

- Weichteilverletzungen
- Verletzungen des Bewegungsapparates
- Verletzungen des Zentralnervensystems
- Temperatur
  - Hitze: Verbrennungen, Verbrühungen, Hitzschlag
  - Kälte: Erfrierungen, Unterkühlung
- Elektrizität (Stromverletzungen)
  - Örtliche Verbrennung
  - Herzrhythmusstörung
- Strahlen
  - Ultraviolette Strahlen: Sonnenbrand; Hautkrebs
  - Röntgenstrahlen: Leukämie, Keimdrüsenschäden.

Chemische Ursachen

- Giftstoffe
  - Kohlenmonoxid (Auspuffgase): Erstickung
  - Säuren und Laugen: Hautschäden
- Genussmittel
  - Alkohol: Sucht, Leberzirrhose, Gehirn- und Nervenschäden
  - Tabak: Nikotin fördert Herz- und Gefäßschäden und Teer fördert chronische Bronchitis, Kehlkopf- und Lungenkrebs.
- Medikamente: Jedes Medikament hat Nebenwirkungen, die Ursache von neuen Erkrankungen sein können, z.B.
  - Teratogene (embryoschädigende) Medikamente, z.B. Fehlentwicklungen durch Contergan®
  - Suchtentwicklung: Beruhigungs-, Schmerz-, Schlafmittel
  - Pilzerkrankungen nach Antibiotikabehandlung und Veränderung der gesunden Darmflora
  - Infektionskrankheiten nach Zytostatikabehandlung.

⚡ VORSICHT

Die Wirkung eines Giftes ist abhängig von Menge und Konzentration, sowie von Art und Ort der Einwirkung. Viele Medikamente sind in überhöhter Dosierung Giftstoffe.

Lebende Krankheitsursachen

Lebende Krankheitserreger werden je nach ihrer Größe als Parasiten oder Mikroben bezeichnet.

- Mikroben sind mit bloßem Auge nicht sichtbar und verursachen Infektionskrankheiten:
  - Einzeller (Protozoen): Tierische Lebewesen (Amöbenruhr, Malaria, Toxoplasmose)
  - Pilze: Pflanzliche Lebewesen (Mykosen, Pilzinfektionen: Soor, Fußpilz)
  - Bakterien: Kleinste pflanzliche Lebewesen, vermehren sich durch einfache Zellteilung, können auf Nährboden gezüchtet werden, sind im Lichtmikroskop sichtbar. Werden nach ihrer Form eingeteilt: Kugelbakterien, Stäbchenbakterien, Schraubenbakterien
  - Viren: Kernlose Kleinstlebewesen, können sich nur in lebenden Zellen vermehren. Nur im Elektronenmikroskop sichtbar. Können z.B. Röteln, Masern, Windpocken, Grippe, Hepatitis, AIDS auslösen.
- Parasiten sind meist mit bloßem Auge erkennbar:
  - Würmer: Leben und vermehren sich meist im Verdauungskanal
  - Läuse, Flöhe, Zecken, Milben: Hauterkrankung, Allergien, Übertragung von Mikroben.

2.2.2 Innere Krankheitsursachen

Wachstumsstörungen

Rückbildungen
- Atrophie: Schrumpfung, Abnahme der Zellzahl oder Abnahme der Zellgröße
- Degeneration: Abnutzung, Verschleiß (einhergehend mit Verschlechterung der Leistung, Veränderung der Gestalt oder chemischen Struktur von Zellen oder Geweben)
- Nekrose: Absterben von Zellen, Geweben oder Organteilen im lebenden Organismus.

Neubildung
- Hypertrophie: Vergrößerung von Organen oder Organteilen durch Vergrößerung der einzelnen Zellen
- Hyperplasie: Vergrößerung von Organ oder Organteilen durch Zellvermehrung
- Tumor: Volumenzunahme durch örtlich gesteigertes Zellwachstum (gutartig/bösartig).

Missbildung
Fehlentwicklungen im Aufbau des Organismus oder einzelner Organe vor der Geburt.

Kreislaufstörungen

- Hindernisse des Blutdurchflusses
- Mangeldurchblutung (Ischämie)
- Erhöhter/erniedrigter Blutdruck
- Blutung durch Gefäßriss
- Thrombose: Gerinnselbildung in einem Gefäß
- Embolie: Gefäßverschluss durch ein angeschwemmtes Blutgerinnsel.

Allergien

Überempfindlichkeitsreaktion auf körperfremde, unschädliche Stoffe.

Erbkrankheiten

Genetische Krankheiten. Familiär gehäuft auftretende oder durch spontane Mutationen verursachte Krankheiten. Die körperlichen, geistigen oder kombinierten Veränderungen werden auf nachfolgende Generationen vererbt, z.B. Bluterkrankheit, Down-Syndrom/Trisomie 21, Mukoviszidose.

Stoffwechselstörungen

- Kohlenhydratstoffwechsel, z.B. Diabetes mellitus (➤ Kap. 8)
- Harnsäurestoffwechsel, Gicht (➤ Kap. 14.5.2)
- Fettstoffwechsel, z.B. Hyperlipoproteinämie (➤ Kap. 14.5.3).

Hormonelle Störungen

Über- oder Unterfunktionen, z.B. der Hirnanhangdrüse (Hypophyse), der Schilddrüse, der Nebennierenrinde, der Sexualorgane.

2.2.3 Psychische Krankheitsursachen

Psychosomatische Erkrankungen

Störung mit Schädigung des Gewebes oder anhaltender physiologischer Funktionsstörung, von der man glaubt, dass emotionale Faktoren bei der Krankheitsentstehung eine erhebliche Rolle gespielt haben. Die krankhaften Veränderungen spielen sich im Allgemeinen im vegetativen Nervensystem ab und wirken sich an einem Organsystem aus (Definition der WHO).

Psychische Störungen

Internationale Klassifikation psychischer Störungen (ICD-10) der WHO:
• Phobische Störungen: Zwangsbefürchtungen, soziale Phobien
• Angststörungen
• Posttraumatische Reaktionen
• Dysthymia (früher als neurotische Depression bezeichnet)
• Hypochondrische Störungen
• Zwangsstörungen.

2.3 Entzündung

Entzündung: Abwehrreaktion des Körpers auf schädigende Einflüsse (Noxen) mit dem Ziel, die Noxen zu beseitigen.

Ursachen
• Infektiös bedingte (septische) Entzündung: Ursachen sind Krankheitserreger (Parasiten, Mikroben)
• Nicht infektiös (aseptisch) bedingte Entzündung: Ursachen sind Fremdkörper, Hitze, Kälte, Gifte, Strahlen, Allergene
• Durch Autoimmunreaktion bedingte Entzündung: Die körpereigene Abwehr ist gegen körpereigene Strukturen gerichtet
• Autogene Ursachen: Zellzerfall, Urämie.

Örtliche Entzündungssymptome
• Functio laesia: Beeinträchtigung der Funktion des betroffenen Gewebes
• Rubor (Rötung): Schädigende Substanz löst Reiz aus, Botenstoffe werden freigesetzt, lokale Gefäßerweiterung mit vermehrter Durchblutung des Gewebes

- Tumor (Schwellung): Durch die Gefäßerweiterung und die Wirkung der Prostaglandine werden die Gefäßwände durchlässig, Blutplasma tritt ins Gewebe aus (entzündliche Exsudation), Bildung eines Ödems (Flüssigkeitsansammlung im Gewebe)
- Calor (Hitze): örtliche Überwärmung durch vermehrte Durchblutung
- Dolor (Schmerz): Ödem drückt auf Nervenendigungen, typische Stoffe erregen die Nervenendigungen.

Systemische Entzündungssymptome
Entstehen, wenn sich die Entzündung auf den gesamten Körper ausbreitet:
- Allgemeinzustand verschlechtert sich, Krankheitsgefühl, Müdigkeit
- Fieber, Körpertemperatur steigt über 38 °C
- Anstieg der Anzahl der weißen Blutkörperchen
- Vermehrte Bildung bestimmter Bluteiweiße.
Eine Entzündung ist eine Abwehrreaktion des Körpers. Der Körper schützt sich vor einem Angreifer und besitzt dazu unterschiedlichste Möglichkeiten.

Infektionswege
- Tröpfcheninfektion: Über die Atemwege (beim Niesen, Husten)
- Schmutz- und Schmierinfektionen: durch mangelhafte hygienische Maßnahmen gelangen über Stuhl und Urin ausgeschiedene Krankheitserreger in den Organismus z.B. fäkal-oral
- Kontaktinfektion: Kontakt mit Haut oder Schleimhaut (sexuelle Übertragung)
- Parenterale (unter Umgehung des Magen-Darmtraktes) Infektion: Über Infusion, Transfusion, verunreinigte Kanülen gelangen Krankheitserreger in die Blutbahn
- Orale Infektion: Aufnahme infizierter Nahrungsmittel.

Infektiosität und Inkubationszeit
- Infektiosität: Die Zeitdauer, während der ein infizierter Patient andere anstecken kann
- Inkubationszeit: Zeit zwischen dem Eindringen der Erreger in den Körper (Invasion) und dem Ausbruch der Erkrankung/Auftreten von Symptomen.

Immunität

Immunität: Abwehrfähigkeit des Körpers gegen Erreger oder deren Giftstoffe (Toxine).
Ursachen: Antigen-Antikörper-Reaktion.
- Antigen: Körperfremde Substanz (Eiweiß, bestimmte Kohlenhydrate)
- Antikörper: Speziell gegen jedes Antigen gerichteter Eiweißkörper (Globuline), können Antigene verkleben oder auflösen und damit unschädlich machen. Antikörper werden von B-Lymphozyten bzw. Plasmazellen gebildet. Die Antikörper werden auch als Immunglobuline bezeichnet. Es sind fünf Immunglobulin-Klassen bekannt. Sie sind durch spezielle Laboruntersuchungen unterscheidbar und zur Diagnostik nutzbar.

Immunglobuline (Ig)	
Ig G	In großer Menge vorhanden, wird erst nach einer Erstinfektion gebildet, bei erneuter Infektion ist sofort passende Immunantwort vorhanden. Ist plazentagängig und in der Muttermilch vorhanden (Nestschutz).
Ig A	Immunologische Schleimhautbarriere. Kommt in Sekreten und in der Muttermilch vor
Ig M	Wird sofort nach Erstkontakt mit dem Antigen gebildet

Ig D	Nötig für die Aktivierung der Lymphozyten
Ig E	Abwehr von Parasiten. Tritt bei Sofortallergien auf

Immunität entsteht
- Als Folge durchgemachter Erkrankung (erworbene Immunität)
- Durch natürliche Antikörper, die ohne vorhergehenden Kontakt im Körper vorhanden sind (z.B. gegen fremde Blutgruppenantigene) (natürliche Immunität)
- Nestschutz: Neugeborene weisen eine Immunität gegen viele Krankheiten auf. Die Antikörper stammen noch von der Mutter. Nach ca. ½ Jahr verliert sich der Nestschutz (angeborene Immunität).
- Durch aktive oder passive Impfung (erworbene Immunität).

Aktive Impfung	**Passive Impfung**
Antigen wird verabreicht. Körper muss Antikörper erst bilden. Als Antigene dienen: • Abgeschwächte Erreger • Abgetötete Erreger • Entgiftete Toxine.	Antikörper wird verabreicht. Antikörper stammen aus Serum von • bereits immunen Menschen • Tieren.
Vorteile: • Guter Infektionsschutz • nachhaltige Antikörperbildung	 • Sofortwirkung • Kann als Behandlung eingesetzt werden
Nachteile: • Wirkungseintritt erst nach 10 bis 14 Tagen • Impfreaktionen • Impfwiederholung nötig	 • Wirkung hält nur 2 bis 4 Wochen an • Körperfremdes Eiweiß, dadurch allergische Reaktion möglich

2.3.1 Infektionen im Alter

Bei alten Menschen treten Infektionen häufiger auf und der Schweregrad der Infektionen nimmt mit steigendem Alter zu, die Mortalität kann bis dreimal höher sein als bei jungen Menschen. Auch ist die Diagnosestellung schwieriger, da wichtige Kennzeichen einer Infektionskrankheit nur schwach oder gar nicht vorhanden sein können (z.B. Fieber), andererseits atypische Symptome wie Verwirrtheit und Müdigkeit die Infektion verschleiern können.

Ursachen
Ursachen für die Infektanfälligkeit im Alter sind vielfältig:
- Verminderte Abwehr
- Chronische Grunderkrankungen
- Verminderte physiologische Reserve
- Schlechteres Ansprechen auf antibiotische Therapien und vermehrtes Auftreten von Nebenwirkungen.

Häufige Infektionen
Häufige Infektionen in Altenheimen sind:
- Harnwegsinfektionen (komplizierte Formen, da bei älteren Menschen andere Keime beteiligt sind)
- Infektionen des Respirationstrakts

- Haut- und Weichteilinfektionen inklusive Dekubitus
- Sepsis
- Influenza
- Tuberkulose
- Herpes Zoster.

Prävention
- Impfungen: Influenzaviren, Pneumokokken
- Frühzeitige Mobilisierung
- Vitaminreiche Ernährung, Exsikkose verhindern
- Atemtherapie.

2.4 Allergie

Allergie: Krankhaft gesteigerte Reaktion des Körpers gegenüber bestimmten körperfremden, sonst harmlosen Substanzen.

Ursachen
Allergieauslösende Substanz (Antigen ➤ Kap. 2.3) wirkt als Allergen und ruft eine Antigen-Antikörper-Reaktion hervor.

Inhalationsallergene
- Zufuhr: Atemwege
- Beispiele: Pflanzen- und Gräserpollen, Hausstaub (eigentlich die Exkremente der Hausstaubmilben), Tierhaare, Bettfedern, Lacke, Farbstoffe, Schimmel
- Symptome: Bindehautentzündung, wässriger Schnupfen, Asthma.

Nahrungsallergene
- Zufuhr: Verdauungstrakt durch die Nahrung
- Beispiele: Fisch, Eier, Milch, Erdbeeren, Nüsse, Arzneimittel (z.B. Penicillin)
- Symptome: Generalisierte Reaktion mit Hautrötung, Fieber, Gelenkschmerzen, Übelkeit, Durchfälle.

Kontaktallergene
- Zufuhr: Haut
- Beispiele: Seife, Kosmetika, Modeschmuck
- Symptome: Lokale Reaktion mit Rötung, Juckreiz.

Injektionsallergene
- Zufuhr: Einspritzung in die Blutbahn
- Beispiele: Ameisenbiss, Wespenstich, blutgruppenungleiches Blut
- Symptome: Kreislaufschock (anaphylaktischer Schock) mit Blutdruckabfall und Pulsanstieg, Bewusstlosigkeit, Tod.

Diagnose
- Genaue Anamnese
- Hauttests: Mögliche Allergene werden unter die Haut gespritzt und die Reaktion des Körpers beobachtet. Dadurch kann das Allergen erkannt werden.

Therapie
- Vermeidung des Allergens
- Hyposensibilisierung (unempfindlicher machen): Durch Verabreichung kleinster Mengen eines Allergens soll der Körper daran gewöhnt und so eine allergische Reaktion bei erneutem Kontakt vermieden werden.
- Medikamente:
  - Antihistaminika
  - Kortikosteroide: Unterdrücken Antigen-Antikörper-Reaktion
  - Kalzium: Dämpft die allergische Reaktion
  - Lokalanästhetika: Juckreizstillend, schmerzstillend.

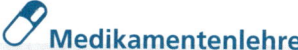
Medikamentenlehre

Antihistaminika

Histamin ist ein: Körpereigener Stoff (Gewebshormon), der
- Bei einer allergischen Reaktion übermäßig freigesetzt wird
- Schwellung, Bläschenbildung, Juckreiz hervorruft.

Antihistaminika sind Arzneistoffe, die die Wirkung des Histamins aufheben.

Indikation:

Antihistaminika können lokal und systemisch eingesetzt werden bei Heuschnupfen, Insektenstichen, Kontaktallergien, Arzneimittelallergien.

Nebenwirkungen:

Bei einigen, älteren Antihistaminika wie Clemastin, Dimetidin:
- Einschränkung des Reaktionsvermögens (Fahrtüchtigkeit beeinträchtigt)
- Sedierende (müde machende) Wirkung.

Präparate

- Clemastin: Tavegil®
- Dimetinden: Fenistil®
- Terfenadin: Teldane®
- Loratadin: Lisino®
- Levocapastinhydrochlorid: Livocap®
- Cetirizinhydrochlorid: Zyrtec®.

2.5 Tumoren

Tumoren: Lokale Volumenzunahme durch Zellvermehrung (Geschwülste)
- Zellteilung erfolgt nicht begrenzt
- Zelldifferenzierung lässt nach
- Zellfunktionen werden gar nicht oder unvollständig wahrgenommen.

Gutartige (benigne) Tumoren

- Wachsen langsam und verdrängend
- Dringen nicht in Gefäße und gesundes Nachbargewebe ein
- Bilden keine Metastasen (Tochtergeschwülste)
- Sind nach operativer Entfernung geheilt.

Bösartige (maligne) Tumoren

- Wachsen schnell und infiltrierend (zerstörend)
- Dringen schnell in Blut- und Lymphwege sowie in gesundes Nachbargewebe ein
- Bilden Metastasen (Tochtergeschwülste).

Semimaligne Tumoren, halb-bösartige Tumoren: Wachsen infiltrierend und zerstören das Nachbargewebe, bilden aber in der Regel keine Metastasen, z.B. Basaliom (Tumor der Haut).

Metastasen
Bildung von Tochtergeschwülsten durch Verschleppung von Tumorzellen:
- Über Lymphwege (lymphogen) in Lymphknoten
- Über Blutwege (hämatogen) in andere Organe
- In Brust- und Bauchfell.

Entstehung malignen Tumorwachstums
Maligne Tumoren entstehen durch Umwandlung normaler Körperzellen in überschießend wachsende Geschwulstzellen. Dabei verändert sich das genetische Material einer Zelle. Nach einer Latenzzeit kommt es zum unkontrollierten Wachstum dieser Zelle und damit zum Tumor. Begünstigt wird die Tumorentstehung durch folgende Faktoren:
- Kanzerogene (Substanzen oder Faktoren, die für die Entstehung von malignen Tumoren verantwortlich gemacht werden) z.B. Chemische Substanzen (Arsen, Asbest, Chromate), Röntgenstrahlen, UV-Strahlen, Viren, Nikotin, Alkohol
- Erbliche Anlage
- Chronische Reize (z.B. bei chronischen Entzündungen) spornen die Zellen zu erhöhter Vermehrung an
- Lebensalter: Am häufigsten treten Tumoren zwischen dem 55. und 75. Lebensjahr auf.

Alarmsymptome
- Gewichtsverlust
- Anämie
- Nachtschweiß
- Appetitlosigkeit
- Müdigkeit, Abgeschlagenheit
- Chronischer Husten, Heiserkeit. Bronchial-Karzinom
- Blutungen nach den Wechseljahren: Gebärmutterhalskrebs
- Knoten in der Brust: Brustkrebs
- Blut im Urin: Blasenkrebs, Nierenkrebs
- Schwarze Verfärbung der Haut: Hautkrebs
- Schlecht heilende Wunden: Hautkrebs
- Blut im Stuhl: Darm- oder Magenkrebs.

Therapie maligner Tumoren
- Operative Entfernung: Nur in frühen Stadien und an gut zugänglichen Stellen Erfolg versprechend
- Strahlenbehandlung: Bei strahlensensiblen Tumoren, zur Nachbehandlung nach einer Operation, zur Tumorverkleinerung vor Operationen
- Medikamentöse Behandlung: Zytostatika, Hormone.

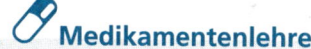
Medikamentenlehre

Zytostatika

Arzneimittel, die hemmend auf das Zellwachstum wirken, indem sie z.B. in die Zellteilumsphase der Zellen eingreifen.

Indikation:

Als alleinige Therapie bei Tumoren, die nicht operativ beseitigt werden können, z.B. Leukämie, Lymphogranulomatose.

Zytostatika werden auch häufig in Kombination mit anderen therapeutischen Maßnahmen eingesetzt.

Nebenwirkungen:

Hervorgerufen, da immer auch gesunde Zellen zerstört oder gehemmt werden. Betroffen vor allem Zellen, die sich schnell teilen, z.B.

- Schleimhäute: Magen-Darm-Störungen (Übelkeit, Erbrechen, Durchfall)
- Knochenmark: Blutbildveränderungen
- Haarzellen: Haarausfall.

Präparate

- Alkylantien: Chlorambucil, Busulfan, Cisplatin
- Anthrazykline: Doxorubicin, Mitoxantron
- Mitosehemmer: Vincristin, Taxane
- Antimetabolite: Methotrexat, 5-Fluorouracil, Purinanaloga.

Tumormarker

Substanzen, die normalerweise nicht oder nur in geringer Menge im Blut oder Serum vorkommen und vom Tumorgewebe freigesetzt oder vom Organismus als Reaktion auf den Tumor gebildet werden. Sind wichtig zur Diagnose und Verlaufskontrolle eines Tumors.

Maligne Erkrankungen im Alter

Statistisch gesehen stirbt jeder 5. Mensch (20 % der Gesamtbevölkerung) an einem Karzinom. In den nächsten Jahren wird es in allen westlichen Industrienationen zu einer deutlichen Zunahme der Älteren bei gleichzeitig schrumpfender Gesamtbevölkerung kommen. Die Folge ist, dass sich die demographisch bedingte Zunahme der Tumorerkrankungen bis 2030 auf über 60% der Bevölkerung belaufen kann. Bereits heute wird jede 2. Krebsdiagnose bei Menschen über 65 gestellt. Je älter ein Mensch ist, desto wahrscheinlicher ist er ein Krebspatient. Die Häufigkeit der meisten Tumore steigt mit dem Alter: Zwei Drittel bis drei Viertel aller Patienten mit Dickdarm-, Prostata- oder Lungenkrebs sind älter als 65 Jahre.

Brustkrebs ist der häufigste Tumor der älteren Frau. Über 70-jährige Frauen haben ein relatives Risiko von 1:14, über 80-Jährige von 1:10 einen nicht entdeckten Tumor zu haben. Leider erfolgt die Diagnosestellung oft sehr spät, obwohl die Mammographie gerade bei älteren Frauen die besten Ergebnisse erzielt und auch das Mammakarzinom der älteren Frau hinsichtlich Rezidivhäufigkeit und Tumorwachstumsrate günstig abschneidet.

Prostatakrebs ist primär ein Krebs älterer Männer, bei mehr als 60 % der neu entdeckten Fälle ist der Mann über 65 Jahre, bei über 20 % über 75 Jahre alt. Jedoch sterben die meisten älteren Männer eher mit als an einem Prostatakarzinom. Der Arzt muss jene Tumore finden, welche innerhalb der erwarteten Lebensspanne immerhin 10 bis 20 Jahren unbedingt eine aktive Therapie benötigen.

3 Richtlinien im Umgang mit Medikamenten

3.1 Beschaffenheit und Formen von Arzneimitteln

3.1.1 Feste Arzneiformen

Filmtablette und Dragee

Filmtabletten sind Tabletten, die mit feinem Film besprüht wurden. Ein Dragee ist eine Tablette mit Zucker-überzug.

Vorteile:

- Verschiedene Farben, dadurch bessere Arzneimittelsicherheit
- Glatte Oberfläche, dadurch oft wesentlich verbesserte Einnahme
- Schlechter Geschmack oder Geruch wird eingeschlossen
- Lösen sich nicht im Mund, Schäden der Mundschleimhaut durch bestimmte Arzneistoffe werden verhindert
- Tablette selbst wird vor Feuchtigkeit und anderen Einflüssen geschützt
- Magensaftresistenter Überzug möglich: Im Magen herrscht durch Magensäure saures Milieu, im Darm durch Verdauungssäfte ein alkalisches Milieu. Überzug löst sich nur im Alkalischen, in saurer Umgebung bleibt er bestehen
- Ein magensaftresistenter Überzug wird eingesetzt, damit
  - Arzneistoffe vor dem Magensaft geschützt werden
  - Arzneistoffe vom Magen besser vertragen werden (z.B. Eisenpräparate)
  - Arzneistoffe erst im Darm lokal wirken.

⚡ **V O R S I C H T**

Magensaftresistent überzogene Tabletten nie zerkleinern oder kauen.

Schichttablette

1. Teil: Löst sich rasch auf, **2. Teil:** Ist magensaftresistent, löst sich erst später im Darm. Depot-Arzneimittel (Retard-Arzneimittel) = Arzneimittel mit verlängerter Wirkung.

Vorteil: Tabletten können seltener genommen werden.

Brausetablette

Brausetabletten enthalten Hilfsstoffe, die sich in Wasser sprudelnd lösen, dabei wird auch der Arzneistoff in Lösung gebracht und kann getrunken werden.

Tabletten zur Anwendung im Mund

- Lutschtablette: Lokale Wirkung des Arzneistoffes an der Mundschleimhaut während des Lutschens
- Sublingualtablette ("unter der Zunge"): Arzneistoff wird von der Mundschleimhaut aufgenommen, ohne den Magen passieren zu müssen, dadurch schnellerer Wirkungseintritt.

Kapsel

Von einer Gelatinehülle umgebenes Pulver (Wirkstoff und Füllstoff) oder Flüssigkeit. Es werden unterschieden:

- Hartgelatinekapsel mit festem Inhalt, z.B. Pulver, Granulat, kleine Tabletten oder Kügelchen
- Weichgelatinekapsel mit festem oder flüssigem Inhalt.

Vorteile:

- Wie bei überzogenen Tabletten, aber schonende Herstellung für die Arzneistoffe, da das Pressen entfällt
- Kapseln können magensaftresistent überzogen sein
- Inhalt kann auch aus Kügelchen bestehen, die unterschiedlich dick magensaftresistent überzogen sind, dadurch lösen sich Kügelchen unterschiedlich schnell auf (Depotwirkung).

Pulver und Puder

Feste, trockene Arzneiform.

- Pulver: Anwendung innerlich
- Puder: Anwendung äußerlich.

Suppositorium (Zäpfchen)

- Wirkstoff + Grundlagen (Hartfett, Kakaobutter)
- Muss unter 37 °C (Körpertemperatur) schmelzen.

⚡ VORSICHT
Zäpfchen nicht wärmer als 37 °C lagern. Vorsicht im Urlaub!

Anwendung durch Einführen in After (rektale Applikation) oder Vagina (vaginale Applikation).

Vorteile:

- Umgehung des Magen-Darm-Trakts
- Anwendung auch bei Säuglingen, Kleinkindern und Bewusstlosen möglich.

Push-Pull-Systeme bei Tabletten

Wirkstoff, z.B. bei blutdrucksenkenden Medikamenten, ist in einer Tablettenhülle verpackt, in die mit einem Laserstrahl ein winziges Loch gebohrt ist. Nur durch dieses Loch tritt der Wirkstoff kontinuierlich aus. Die Tablettenhülle wird unverändert ausgeschieden. Dadurch:

- Gleichmäßiger Wirkstoffspiegel
- Geringere Wirkstoffbelastung.

⚡ VORSICHT
Tabletten mit einem Push-Pull-System auf keinen Fall zerkleinern, in Wasser auflösen oder zerteilen.

Transdermale-therapeutische Systeme

Wirkstoffhaltige Pflaster, z.B.:

- Herzpflaster (enthält Nitrat-Präparat)
- Nikotinpflaster zur Raucherentwöhnung
- Östrogenpflaster
- Pflaster gegen Reisekrankheit.

Vorteile:
- Kontinuierliche Wirkstoffabgabe über längeren Zeitraum
- Geringe Dosierung → geringere Belastungen
- Einfache Anwendung: Täglich oder seltener ein Pflaster auf wechselnde Hautstellen aufkleben.

Therapeutische Gele
Wirkstoff ist in einem meist alkoholischen Gel gelöst. Nach dem Auftragen reichert sich der Wirkstoff in der Haut an und diffundiert (wandert) aus diesem Depot langsam in den Körper (keine lokale Wirkung), z.B. östrogenhaltige Gele anstelle eines Östrogenpflasters.

3.1.2 Halbfeste Arzneiformen

- **Salbe:** Streichfähiges Arzneimittel, bei dem der Wirkstoff in einer fettigen Grundlage gelöst bzw. fein verteilt ist. Grundlagen: z.B. Wollwachs, Bienenwachs, Vaseline, Schweinefett
- **Creme:** Wasserhaltige, streichfähige Grundlage, leicht zu verteilen. Meist konserviert; enthält einen Emulgator (Vermittler zwischen fettiger und wässriger Phase).
- **Paste:** Streichfähige Grundlage, in die ein hoher Feststoffanteil (Pulver) eingearbeitet ist. Haben oft eine abdeckende, schützende Funktion.
- **Schüttelmixtur:** Öl mit hohem Feststoffanteil (Pulver), ähnlich Paste nur leichter zu verteilen bzw. aufzutragen.
- **Gel:** Gelierte Flüssigkeiten, mit Hilfe geeigneter Quellmittel hergestellt. Durch das verdunstende Lösungsmittel wird oft ein kühlender Effekt erzielt. Beim Auftragen kann auf das manchmal Schmerzen verursachende Einreiben verzichtet werden.
  Man unterscheidet:
  – Filmbildende Gele
  – Nicht-filmbildende Gele.

3.1.3 Flüssige Arzneiformen

- **Solutio:** Lösung eines festen oder flüssigen Arzneistoffes in einem Lösungsmittel. Es entsteht eine klare Lösung
- **Suspension:** Verteilung eines festen Stoffes in einer Flüssigkeit. Muss vor jeder Anwendung geschüttelt werden
- **Emulsion:** Verteilung zweier nicht miteinander mischbarer Flüssigkeiten mit Hilfe eines Emulgators (z.B. Öl und Wasser). Muss vor jeder Anwendung geschüttelt werden.

3.1.4 Gasförmige Arzneiformen

- **Aerosol:** Verteilung einer Flüssigkeit in einem Gas
- **Puder- oder Pulverspray:** Verteilung eines Feststoffes in einem Gas.

3.1.5 Sterile Arzneimittel

Augentropfen
Klare Lösungen in Wasser oder Öl zum Eintropfen in den Bindehautsack.

Augensalbe

Sehr weiche Salbe, bei der als Grundlage besonders feine Augen-Vaseline verwendet wird, ist reizlos, keimfrei (oder mindestens keimarm).

Parenteral anzuwendende Lösungen

Lösungen, die mit einer Spritze und einer Kanüle (Hohlnadel) direkt durch die Haut in das Körperinnere eingebracht werden (parenteral = unter Umgehung des Magen-Darm-Traktes)

Anforderungen:

- Absolute Sterilität (Freiheit von lebenden, vermehrungsfähigen Keimen)
- Absolute Dichtheit des Behälters bis zur Entnahme
- Abwesenheit von unlöslichen Teilchen, Schwebstoffen
- Weitgehende Anpassung an den Säurewert des Blutes (pH-Wert). ·

Infusion

Einfließen größerer, steriler, wässriger Flüssigkeitsmengen über einen längeren Zeitraum in den Körper, entweder i. v. (intravenös) oder selten i. a. (intraarteriell) oder selten s. c. (subcutan, unter die Haut).

Indikation:

- Auffüllen des Gefäßsystems nach großen Blutverlusten
- Deckung des Energiebedarfs („künstliche Ernährung")
- Zufuhr von Medikamenten (Zugabe von Medikamenten in die Infusionslösung ist möglich)
- Kontrastmittelinfusionen.

Injektion

Relativ rasches Einbringen steriler Flüssigkeiten in den Körper.

Indikation:

- Sofortige Wirkung
- Lokale Wirkung
- Umgehung des Magen-Darm-Kanals, kein Wirkstoffverlust durch schlechte Resorption, keine Belastung des Magens durch den Wirkstoff
- Auch bei bewusstlosen Patienten möglich.

Ort der Injektion:

- i. c. = intrakutan = in die Haut
- s. c. = subkutan = unter die Haut, genauer in das Unterhautfettgewebe
- i. m. = intramuskulär = in den Muskel
- i. v. = intravenös = in die Vene
- i. a. = intraarteriell = in die Arterie
- intrakardial = in das Herz
- intrathekal = in den Liquorraum.

Art der Flüssigkeit:

- Wässrige Lösungen
- Ölige Lösungen (nur i. m.)
- Suspensionen (z.B. Insulin).

3.2 Umgang mit Arzneimitteln

3.2.1 Informationen zum Arzneimittel

Fertigarzneimittel sind Arzneimittel, die von der Industrie abgabefertig in den Handel gebracht werden und einen Handelsnamen haben. Diese Bezeichnung ist meist ein Phantasiename, sie sagt nichts über die Inhaltsstoffe des Arzneimittels aus. Diese Handelsnamen sind als geschützte Warenzeichen eingetragen (sichtbar am kleinen ® rechts oberhalb des Namens) und im Besitz des Herstellers. Daneben muss auf jedem Arzneimittel die wissenschaftliche Kurzbezeichnung der Inhaltsstoffe angegeben sein. Diese ist weltweit gleich und von der WHO (Weltgesundheitsorganisation) als „International Non Proprietary Name" (INN) anerkannt. Nur anhand dieser Bezeichnungen können die Inhaltsstoffe erkannt und verschiedene Handelspräparate verglichen werden.

Es gibt auch viele Fertigarzneimittel, die ohne Handelsnamen, nur unter der wissenschaftlichen Kurzbezeichnung im Handel sind. Man nennt diese Fertigarzneimittel Generika. Meist ist der Patentschutz der Inhaltsstoffe abgelaufen, so dass Generika fast immer billiger sind.

Weitere Angaben zum Arzneimittel:
- Mono: Nur ein Wirkstoff
- Compositum (kurz: comp.): Verschiedene Wirkstoffe
- Mite: Geringerer Wirkstoffgehalt
- Forte: Höhere Wirkstoffmenge
- Retard: Verzögerte Wirkstofffreisetzung
- Zahlen: Oft Hinweis auf Wirkstoffgehalt.

Beipackzettel/Gebrauchsinformation
Der Beipackzettel enthält eine ausführliche Beschreibung des Arzneimittels sowie wichtige Gebrauchsinformationen für den Patienten. Der Beipackzettel enthält immer den neuesten Wissensstand über das Arzneimittel.

⚡ **VORSICHT**

Die Erkenntnisse über ein Arzneimittel können sich ändern. Deshalb auch bei häufiger verwendeten, bekannten Arzneimitteln immer den Beipackzettel lesen.

Inhalt des Beipackzettels
Auf jedem Beipackzettel müssen nach gesetzlicher Vorschrift folgende Punkte aufgeführt sein:
- Handelsname des Arzneimittels und Herstelleradresse
- Zusammensetzung pro Einzeldosis bzw. Einheit
- Anwendungsgebiete (Indikationsgebiete)
- Gegenanzeigen (Kontraindikationen): Hierbei handelt es sich um Krankheiten, bei denen das Arzneimittel nicht oder nur auf ausdrückliche Anweisung des Arztes eingenommen werden darf
- Nebenwirkungen: Hier werden alle jemals weltweit aufgetretenen unerwünschten Wirkungen des Arzneimittels aufgeführt. Sie müssen nicht auftreten bzw. können auch nach kurzer Zeit von alleine verschwinden. Bei ernsten oder länger andauernden Nebenwirkungen sollte man den Arzt befragen. Das Arzneimittel nicht ohne Rücksprache mit dem Arzt absetzen.
- Wechselwirkungen: Hier sind andere Arzneimittel aufgeführt, die sich mit dem beschriebenen Präparat nicht vertragen bzw. gegenseitig ihre Wirkung verstärken, abschwächen oder verändern. Deshalb jedem

neu aufgesuchten Arzt alle Dauermedikamente nennen. Bei Selbstmedikation den Hausarzt oder Apotheker fragen, ob Wechselwirkungen mit anderen Arzneimitteln auftreten können
- Eigenschaften
- Dosieranleitung: Hier sind Applikationsart, -ort und -häufigkeit angegeben
- Handelsformen.

3.2.2 Haltbarkeit und Aufbewahrung

Allgemeine Regeln
- Aufgedrucktes Verfallsdatum unbedingt beachten. Medikamente regelmäßig, am besten monatlich, mindestens jedoch zweimal jährlich auf Verfall kontrollieren. Immer zuerst ältere, angebrochene Packung aufbrauchen
- Aufbrauchfristen von geöffneten halbfesten oder flüssigen Arzneimitteln sind häufig kürzer als das Verfallsdatum und variieren bei unterschiedlichen Arzneimitteln stark. Daher die Aufbrauchfrist bei der Apotheke erfragen und diese sowie das Anbruchdatum gut sichtbar auf der Packung beim ersten Öffnen vermerken
- Angebrochene Arzneimittel nach Ablauf der Aufbrauchfrist vernichten
- Sind mehrere Packungen eines Arzneimittels vorhanden, die angebrochenen Packung kennzeichnen
- Augenarzneien sind höchstens 6 Wochen nach Anbruch haltbar (Anbruchdatum auf dem Arzneimittel vermerken)
- Arzneimittel in einem abschließbaren Arzneimittelschrank aufbewahren, möglichst nicht im feucht-warmen Badezimmer, besser ist ein kühler Raum (Flur, Schlafzimmer) geeignet.
- Steht nichts anderes im Beipackzettel, Arzneimittel bei Raumtemperatur lagern
  - Raumtemperatur: 15–20 °C
  - Kalt: 6–15 °C
  - Kühlschrank: 0–6 °C
  - Tiefgekühlt: -15–0 °C
- Zum Schutz vor Licht, Luft, Keimen und Verwechslung: Arzneimittel in der Originalpackung belassen. Beipack immer mit aufheben
- Arzneimittel nicht umfüllen, Beschriftung nicht verändern
- Verfallene oder nicht mehr benötigte Arzneimittel an die Apotheke zurückgeben.

Aufbewahrung von Arzneimitteln in Alten- und Pflegeheimen
Das Heim darf keinen Arzneimittel-Vorrat anlegen, um daraus Bewohner zu versorgen. Ausnahme ist nur der von der Berufsgenossenschaft geforderte Erste-Hilfe-Satz für Notfälle. Alle Krankheiten der Bewohner werden ausschließlich vom Arzt behandelt. Arzneimittel werden nur auf ärztliche Anweisung beschafft. Wenn auf Wunsch des Patienten verschreibungsfreie Arzneimittel beschafft und angewendet werden oder vom Patienten selbst erworben werden, ist der Arzt nachträglich darüber zu informieren.

Allgemeine Regeln
Wie oben.
- Arzneimittel und Medizinprodukte werden in abschließbaren Medizinschränken aufgewahrt, der Schlüssel im Rahmen des Dienstplans weitergegeben
- Medizinische Einwegartikel und Verbandsmaterialien müssen in gesonderten verschließbaren Schränken sauber und staubfrei aufbewahrt werden
- Nur bedarfsgerechte Arzneimittel-Mengen bevorraten
- Arzneimittel sind Eigentum des Bewohners

- Jedes Arzneimittel wird mit dem Namen des Bewohners gekennzeichnet, am besten geschieht dies bereits in der beliefernden Apotheke
- Für jeden Bewohner ist ein mit dessen Namen beschrifteter Kasten für die Aufbewahrung seiner Arzneimittel zu verwenden
- Lagerschränke müssen monatlich einmal gereinigt und auf folgende Punkte hin kontrolliert werden:
  - Lagervorschriften (Kühlartikel?)
  - Ordnung alt vor neu
  - Menge noch bedarfgerecht?
  - Verfalldatum
  - Öffnungsdatum bei Augenarzneien
- Lagerorte werden jährlich von der beliefernden Apotheke oder dem Arzt kontrolliert.
- Kühl zu lagernde Arzneimittel
- Separate Medikamentenkühlschränke müssen bei Bedarf vorhanden sein, diese müssen mit einem Minimum – Maximum – Thermometer ausgestattet sein
- Die Lagertemperatur muss täglich kontrolliert und dokumentiert werden
- Für die Lagerung im Kühlschrank müssen gegebenenfalls Kästen für jeden Bewohner wie im Arzneimittel-Schrank angelegt werden. Ist der Kühlschrank nicht abschließbar, müssen die Kästen verschließbar sein
- Insuline sind nach Anbruch im Kühlschrank nicht länger als 4 Wochen haltbar, Pens werden nach dem Anbruch nicht im Kühlschrank gelagert.

Arzneimittel, die dem Betäubungsmittelgesetz unterliegen
- Betäubungsmittel müssen diebstahlsicher in einem verschlossenen Schrank gelagert werden (Stahlschrank, Sicherheitsstufe A)
- Führen eines BtM-Buches mit fortlaufend nummerierten Seiten, Karteikarten oder auch mittels EDV
- Zugang, Abgang und Bestand sind einzutragen. Mit Rezeptkopien wird der Zugang belegt, an Hand der Dosiervorschrift des Arztes die Abgangsmenge. Name und Anschrift der Lieferapotheke sowie der Empfänger sind zu verzeichnen
- Hier ist mindestens einmal im Monat eine Bestandskontrolle durchzuführen, die vom behandelnden Arzt abgezeichnet werden sollte.

Entsorgung von Arzneimitteln
- Arzneimittel, die nicht mehr benötigt werden (verfallen Arzneimittel oder Arzneimittel von verstorbenen Bewohnern) sollten mit Zustimmung des Patienten oder seiner Erben vernichtet werden. Die Vernichtung erfolgt nach den örtlichen Bestimmungen entweder im verknoteten Beutel über den Hausmüll oder über die Apotheke
- Auf ärztliche Anweisung abgesetzte Arzneimittel werden für den Patienten bis zum Ende des Verfalldatums aufbewahrt
- Arzneimittel, die dem Betäubungsmittelgesetz unterliegen, dürfen den Erben nicht übergeben werden. Sie müssen entweder in Anwesenheit von zwei Zeugen dokumentiert, vernichtet oder der Apotheke zur Vernichtung (Bestätigung einholen für die Dokumentation) übergeben werden.

3.2.3 Vorbereitung der Verabreichung

Stellen von Arzneimitteln
Die Portionierung von Arzneimitteln für den Bewohner für die jeweils benötigten Einnahmezeitpunkte im Voraus nennt man „Stellen". Das Stellen erfolgt durch qualifiziertes Personal oder auch durch die beliefernde Apotheke:

- Ruhiger, heller, sauberer Arbeitsplatz
- Tragen von Einmalhandschuhen
- Regelmäßig Überprüfung der gestellten Arzneimittel durch eine 2. Person
- Einnahmeplan muss vorliegen
- Stellen muss dokumentiert werden
- Feste Arzneimittel (Tabletten, Dragees, Kapseln, Suppositorien): Täglich stellen, höchstens alle 2 Tage
- Flüssige AM (Tropfen, Säfte): Stellen unmittelbar vor der Einnahme, längstenfalls am Tag der Einnahme
- Pulver und Granulate: Entnahme direkt vor der Einnahme, da feuchtigkeitsempfindlich
- Nicht konservierte Spüllösungen (NaCl 0,9%, Ringer) sind höchsten 12 Stunden nach dem Anbruch verwendbar
- Injektionslösungen aus Mehrdosenbehältnissen
  - Anbruchdatum und Uhrzeit auf das Behältnis schreiben
  - Nach Desinfektion wird die Durchstichkappe jeweils neu angestochen
  - Spritzen dürfen grundsätzlich nur unmittelbar vor der Injektion (allerhöchstens innerhalb einer Stunde) aufgezogen werden
  - Entnahme aus konservierten Mehrdosenbehältnissen ist ca. 2 bis 4 Wochen zulässig
  - Entnahme aus unkonservierten Mehrdosenbehältnissen ist innerhalb von 12 Stunden zulässig, dann verwerfen
- Reste aus unkonservierten Einmaldosenbehältnissen sind sofort zu verwerfen.

Teilen und Zerkleinern von festen Arzneiformen

Aus wirtschaftlichen Gründen, wenn die benötigte Dosis als Fertigarzneimittel nicht erhältlich ist oder wenn die Dosierung langsam gesteigert bzw. ausgeschlichen wird, ist ein Teilen von Tabletten oft sinnvoll bzw. nötig. Um feste Arzneimittel über eine Sonde in den Magen, Zwölffingerdarm oder Dünndarm einzubringen, ist ein Mörsern des Arzneimittels nötig. Zuerst sollte jedoch immer Rücksprache mit der Lieferapotheke gehalten werden, ob das Teilen oder Zerkleinern ohne Risiko möglich ist. Magensaftresistente Überzüge, therapeutische Systeme oder Retardformen dürfen nicht geteilt oder zerkleinert werden, da sonst massive Wirkungsveränderungen oder Nebenwirkungen auftreten können.

Ist das Teilen zulässig, so muss dennoch bedacht werden, dass mit der Entnahme aus der Packung und zusätzlich noch durch das Teilen die Stabilität gegenüber Umwelteinflüssen (z.B. Licht, Sauerstoff, Feuchtigkeit, Mikroben) und damit die Haltbarkeit des Arzneimittels abnimmt. Tabletten dürfen nicht auf Vorrat geteilt werden, immer die geteilte Tablette unverzüglich verbrauchen. Halbe Tablette in verschließbaren, mit Patientendaten und Arzneimittel-Bezeichnung versehenen Behälter aufbewahren und bei der nächsten Einnahme verbrauchen. Ist ein exaktes Teilen schwer möglich, Tablettenteiler verwenden.

3.2.4 Verabreichung/Applikation von Arzneimitteln

- Gebrauchsinformation lesen
- Beim Stellen der Arzneimittel genau an die ärztliche Verordnung halten
- Dosierung nicht eigenmächtig ändern
- Vorgeschriebene Einnahmezeiten möglichst genau einhalten
- Niemals Arzneimittel mit Alkohol einnehmen
- Niemals auf Rat von „Amateur-Medizinern" Arzneimittel „ausprobieren"
- Tabletten, Dragees, Kapseln möglichst im Stehen oder aufrechten Sitzen mit Flüssigkeit einnehmen
- Arzneimittel nicht mit Milch, sauren Säften oder heißen Getränken einnehmen.

Lokale und systemische Applikation

Lokale Applikation: Wirkungsort = Anwendungsort
- Oral: Wirkung auf der Mundschleimhaut
- Vaginal: In der Scheide
- Nasal: Auf der Nasenschleimhaut
- Kutan: Auf der Haut
- Pulmonal: In den Bronchien.

Systemische Applikation: Wirkungsort = Anwendungsort
- Parenteral: Unter Umgehung des Magen-Darm-Traktes
  - Sublingual: Aufnahme über die Mundschleimhaut, z.B. Zerbeißkapseln, Sprays
  - Intravenös: Gabe direkt in die Blutbahn, z.B. Injektionen, Infusionen
- Enteral: Aufnahme über den Magen-Darm
  - Per os (oral) = Aufnahme über den Mund, z.B. Tabletten, Tropfen, Saft
  - Rektal = Aufnahme über die Darmschleimhaut, Suppositorien.

Gabe von Arzneimitteln über eine Sonde

Wenn die Gabe eines Arzneimittels über eine enterale Sonden nötig ist, muss der Arzt entscheiden, welche Arzneimittel weiterhin verabreicht werden müssen und ob ein Ausweichen auf flüssige Zubereitungen oder Darreichungen unter Umgehung der Sonde möglich ist. Werden Arzneimittel über enterale Sonden verabreicht, müssen bestimmte Regeln beachtet werden:
- Grundsätzlich dürfen Arzneimittel nicht miteinander gemischt werden
- Gemörserte, feste Arzneimittel mit 20 ml Wasser verrühren
- Zähe (visköse) Flüssigkeiten mit 60 ml Wasser verrühren
- Zuerst unveränderte Flüssigkeiten, dann verdünnte Flüssigkeiten, dann mit Wasser aufgenommene zerkleinerte feste Arzneimittel geben
- Vor, nach und zwischen der Gabe von Arzneimitteln die Sonde mit Wasser spülen.

3.3 Arzneimitteltherapie im Alter

Ältere und alte Menschen sind keine homogene Gruppe, für die allgemeingültige Dosierungsregeln für Medikamente getroffen werden können. Es ist vielmehr eine individuelle Arzneimittelauswahl und Festlegung der Dosierung nötig.

Physiologische Veränderungen im Alter

Ein höheres Lebensalter bringt auch physiologische Veränderungen mit sich, die Resorption, Verteilung und Ausscheidung von Arzneimitteln verändern:
- Durch geringere Durchblutung des Magen-Darm-Traktes, verlangsamte Motilität und Magenentleerung erfolgt eine verzögerte Resorption von Arzneimitteln
- Verringerte Nierenleistung führt zu verminderter Nierenclearance und damit zu längerer Halbwertszeit von Arzneimitteln. Die Dosierung muss an die Nierenfunktion des Einzelnen angepasst sein (d.h. eventuell reduzierte oder seltenere Einnahme), wenn kein Ausweichen auf nicht nierenpflichtige Arzneimittel möglich ist
- Verringerte Leberfunktion führt ebenfalls zu längeren Halbwertszeiten

- Nervensystem kann auf Grund von degenerativen Prozessen empfindlicher auf Arzneimittel reagieren, so dass Verwirrtheit und Bewusstseinsstörungen auftreten können
- Nicht alle Beschwerden benötigen eine eigene Therapie und gerade neu auftretende Symptome sollten daraufhin überprüft werden, ob es sich nicht um eine unerwünschten Arzneimittelwirkung eines anderen Arzneimittels handelt
- Arzneimittel sollten daraufhin überprüft werden, ob sie die Sturzgefahr erhöhen (z.B. Benzodiazepine).

Polymedikation im Alter

Die Zahl der eingenommenen Medikamente steigt mit den Lebensjahren meist an. Nach der Statistik nimmt ein 60-Jähriger im Durchschnitt drei verschreibungspflichtige Arzneimittel ein, jeder Dritte zwischen 75 und 85 Jahren sogar mehr als acht Medikamente ein. Man bezeichnet dies als Polymedikation oder Multimedikation.

Ursachen

- Dauermedikation für mehrere chronische Erkrankungen bei alten Menschen
- Selbstmedikation
- „Verschreibungskaskaden", wenn zur Linderung von unerwünschten Wirkungen neue Medikamente verordnet werden
- Kommunikationsprobleme, da durch ungenaue Symptombeschreibungen eventuell ungenaue Diagnosen gestellt werden und somit nicht indizierte Arzneimittel verordnet werden.

Probleme

- Gefahr von Nebenwirkungen bzw. unerwünschten Arzneimittelwirkungen steigt
- Schlechtere Compliance
- Wahrscheinlichkeit von Medikationsfehlern steigt
- Interaktionen nehmen zu.

3.4 Compliance

Bereitschaft eines Patienten zur Zusammenarbeit mit einem Arzt bzw. zur Mitarbeit bei diagnostischen und therapeutischen Maßnahmen.

Formen der Non-Compliance

- Absolute Non-Compliance: Patient verweigert eine Therapie, da er nur bestimmte Heilmethoden akzeptieren kann oder aus religiöser Überzeugung
- Primäre Non-Compliance: Patient verweigert nur einen bestimmten Teil der Therapie, z.B. löst er ein Rezept nicht ein oder kommt nicht zur physikalischen Heilbehandlung
- Sekundäre Non-Compliance: Patient ändert eigenmächtig Dosis, Einnahmedauer oder -häufigkeit, nimmt andere Arzneimittel als verordnet.

Ursachen für Non-Compliance

- Fehlende Krankheitseinsicht oder fehlendes Krankheitsempfinden des Patienten, z.B. bei Hypertonie
- Offene Fragen des Patienten
- Zweifel, ob das Medikament überhaupt hilft

- Patient hat falsche Vorstellungen, wie lange er ein Medikament einnehmen muss
- Angst vor
  - unerwünschten Wirkungen des Arzneimittels (Nebenwirkungen auf dem Beipackzettel)
  - Abhängigkeit
  - Gewöhnung an das Medikament und somit einer verminderten Wirksamkeit
- Verständigungsprobleme zwischen Patient und Arzt durch medizinische Fachsprache oder Zeitmangel
- Komplizierte Therapievorschriften: Multimorbidität fordert oft viele verschiedene Arzneimittel, die zu verschiedenen Zeitpunkten regelmäßig eingenommen werden müssen.

✓ **BEISPIEL**

Untersuchungen haben gezeigt, dass 50 % der Asthmapatienten ihre Arzneimittel nicht nach Vorschrift nehmen. Bei Erkrankungen, die für den Patienten derzeit ohne Symptome sind, z.B. erhöhte Harnsäurewerte, nehmen nur ca. 30 % die Arzneimittel richtig ein.

Spezielle Compliance-Probleme alter Patienten
- Schwierige Handhabung der Medikamentenverpackung
- Eigene falsche Theorien über die Krankheit
- Sensorische Probleme z.B. ungefärbte Tropflösungen können schlecht gesehen werden
- Gedächtnisprobleme
- Vorurteile gegenüber Medikamenten
- Starre Meinungen zu Therapien und Arzneimitteln
- Tendenz, verordnete Arzneimittel durch überlieferte Hausmittel zu ersetzen.

Folgen der Non-Compliance
- Eingenommene Dosis entspricht nicht der verordneten Dosis
- Dosis wird zum falschen Zeitpunkt eingenommen
- Eine oder mehrere Einnahmen werden vergessen
- Behandlung wird unter- oder sogar abgebrochen.

Möglichkeiten zur Compliance-Verbesserung
- Zu Beginn der Therapie: Behandlung, Ziele und Notwendigkeit ausführlich und für den Patienten verständlich erklären
- Übersichtlicher Einnahmeplan, der über Einnahmezeitpunkt, Art der Einnahme und Dosis aufklärt
- Medikamente durch Pflegeperson vorrichten
- Falls nötig die Einnahme kontrollieren
- Bei komplizierten Applikationsformen (Asthmasprays, TTS, Spritzen zur Selbstapplikation, kindersichere Verschlüsse, Dosierspender) mit dem Patienten üben, evtl. Demonstrationsmuster in der Apotheke oder beim Hersteller anfordern
- Fragen des Patienten ernst nehmen, evtl. den Arzt um weitergehende Aufklärung bitten
- Regelmäßige Überprüfung der Compliance.

KAPITEL

4 Aufbau des Körpers

4.1 Zelle

4.1.1 Aufbau der Zelle

Zelle: Kleinste Bau- und Funktionseinheit des Körpers. Jede Zelle besteht aus Zellplasma, das die Zellorganellen enthält, dem Zellkern und ist durch die Zellmembran abgegrenzt. Der menschliche Körper besteht aus ca. 10^{13} Zellen, wobei ständig Zellen neu gebildet bzw. abgebaut werden.

Zellkern

- Steuerung der lebenswichtigen Vorgänge in der Zelle
- Enthält die Chromosomen als Träger der Erbeigenschaften. Der Zellkern enthält 23 Chromosomenpaare (→ 46 Chromosomen). Ein Chromosomenpaar wird von den Geschlechtschromosomen gebildet (bestimmen das Geschlecht des Organismus).

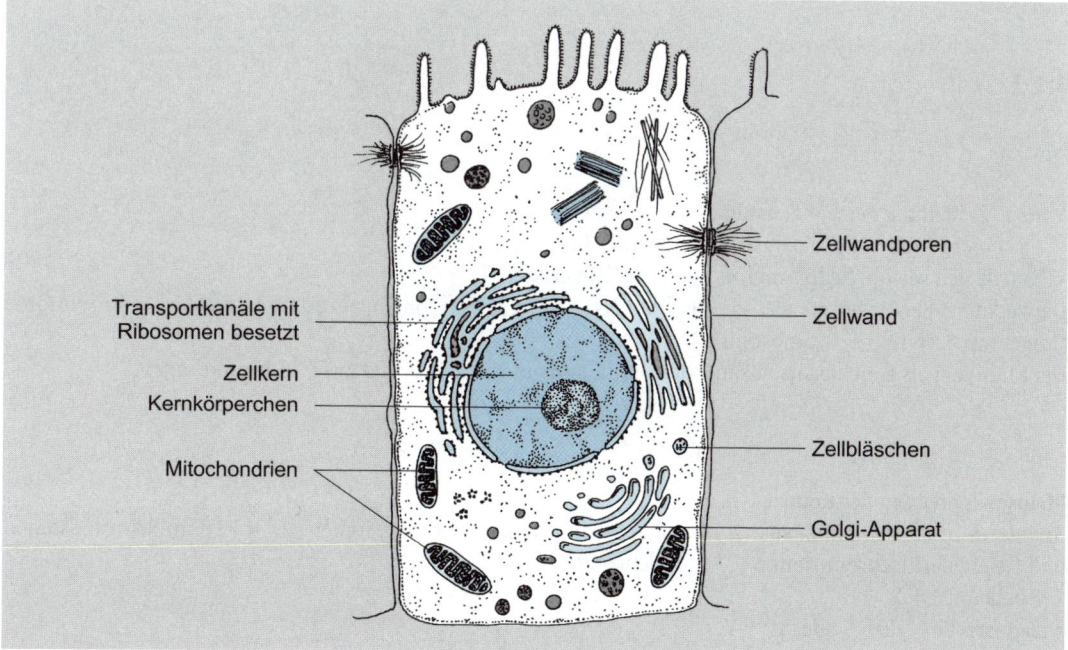

Abb. 4.1 Aufbau einer Zelle. [L190]

Zellplasma

- Gelartige Substanz, 75 % Wasser, 25 % Eiweiß, Fette, Kohlenhydrate, Salze
- Umgibt die **Zellorganellen**
  - Golgi-Apparat: Bildet eiweißhaltige Sekrete, Material für die Zellwand und verpackt Substanzen in kleine Kügelchen zum Transport aus der Zelle
  - Endoplasmatisches Retikulum (ER): Dient der Eiweiß- und Fettsynthese
  - Mitochondrien: Energiegewinnung auf chemischen Weg (ATP-Produktion)
  - Peroxisomen, Lysosomen: Verdauungsapparat der Zellen, baut sowohl abgenutzte Bestandteile der Zellen, als auch aufgenommene Substanzen ab
  - Ribosomen: Beteiligt an der Eiweißbildung (Proteinsynthese).

Zellmembran

- Grenzt Intrazellulärraum vom Extrazellulärraum ab
- Semipermeabel (= halbdurchlässig): Durchlässig für ausgewählte Substanzen in beide Richtungen: Wasser, Sauerstoff und Kohlendioxid können ungehindert passieren
- Die Durchlässigkeit ist abhängig von der Größe, der elektrischen Ladung und der Fettlöslichkeit der Teilchen. Je lipophiler (fettlöslicher), kleiner und unipolarer eine Substanz ist, desto leichter kann sie in die Zelle gelangen
- Carriermoleküle (Trägersubstanzen): Transportieren Substanzen durch die Zellwand
- Sowohl aktiver Transport (unter Energieverbrauch) als auch passiver Durchgang, z.B. durch Ausgleich von Konzentrationsgefällen möglich
- An der Zellmembran befinden sich Informationsaufnehmer (= Rezeptoren).

4.1.2 Zellteilung

Mitose

Mitose: Zellteilung beim Wachstum.
- Aus einer Mutterzelle bilden sich zwei identische Tochterzellen
- Es teilt sich sowohl Zellplasma als auch der Zellkern.
Die Tochterzellen haben ebenso wie die Mutterzellen 22 Chromosomenpaare und 2 Geschlechtschromosome (insgesamt = 46 Einzelchromosome).
Der Mann hat als Geschlechtschromosome ein X und ein Y, die Frau hat zwei X Chromosomen.

Meiose

Meiose: Zellteilung der Keimzellen.
Aus der Mutterzelle bilden sich 2 Tochterzellen mit halbem Chromosomensatz = 22 Einzelchromosomen und 1 Geschlechtschromosom (= 23 Einzelchromosome)
- Eizelle = 22 + X
- Samenzelle = 22 + X *oder* 22 + Y.

Interphase (Ruhephase)
Der Zellkern enthält das Chromatin (körnige Masse)

Zellkern
Zellplasma

Prophase
Das Chromatin verändert sich: Fädige Chromosomen werden sichtbar. Von jeder Chromosomenart sind noch 2 vorhanden (eines vom Vater, eines von der Mutter).

Metaphase (Verdopplungsphase)
Die Kernmembran löst sich auf, die Chromosomen ordnen sich in der Mitte der Zelle an. Sie werden dicker und kürzer. 2 Hälften werden sichtbar. Spindelfasern bilden sich aus.

Anaphase (Chromosomentrennphase)
Alle Chromosomen bestehen aus 2 identischen Teilen. Spindelfasern setzen an den Chromosomen an und ziehen die Hälften auseinander.

Telophase (Zelltrennphase)
In der Mitte der Mutterzelle bildet sich neue Zellwand aus. Es bilden sich neue Kernmembranen. Die Spindelfasern verschwinden.

Zwei Tochterzellen sind entstanden, die Chromosomen werden wieder unsichtbar.

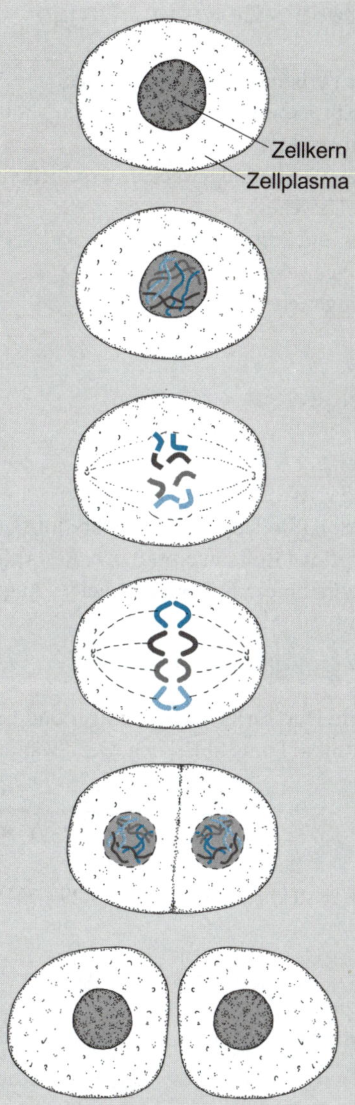

Abb. 4.2 Phasen der Mitose. [L190–201]

Zellarten beim Menschen

Alle Zellen stammen von einer Zelle ab, entstanden aus der Verschmelzung von Ei-Samenzelle (je mit dem halben Chromosomensatz).
Alle Zellen
- Haben denselben Chromosomensatz und ein einheitliches Grundschema
- Spezialisieren sich je nach Aufgaben.

4.1.3 Zelle – Gewebe – Organ

Gewebe: Verband gleichartiger Zellen.
Organ: Körperbestandteil, der eine Einheit bestimmter Gestalt und Funktion darstellt und aus verschiedenen Geweben gebildet wird.
Es werden vier Grundgewebe unterschieden:

- Epithelgewebe
- Binde- und Stützgewebe
- Muskelgewebe
- Nervengewebe.

Epithelgewebe

Aufgaben:
- Schutz
- Sekretion (Stoffabgabe), z.B. Sekretionsepithel für Schleim im Darm
- Resorption (Stoffaufnahme), z.B. Resorptionsepithel für Nährstoffe im Darm
- Reizaufnahme, z.B. Sinnesepithel im Auge.

Plattenepithel – einschichtig

Funktion: Durchtritt fester, flüssiger und gasförmiger Stoffe
Vorkommen: Lungenbläschen, Gefäßwände, Kapillaren (Haargefäße); Brust- und Bauchfell

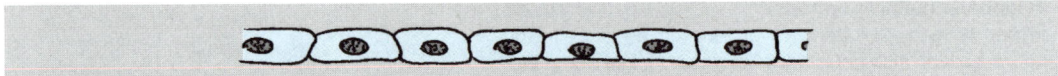

Abb. 4.3 Einschichtiges Plattenepithel. [L190–201]

Plattenepithel – mehrschichtig

Funktion: Schutz
Vorkommen: verhornt → Haut, unverhornt → Schleimhaut (Speiseröhre, Anus, Scheide).

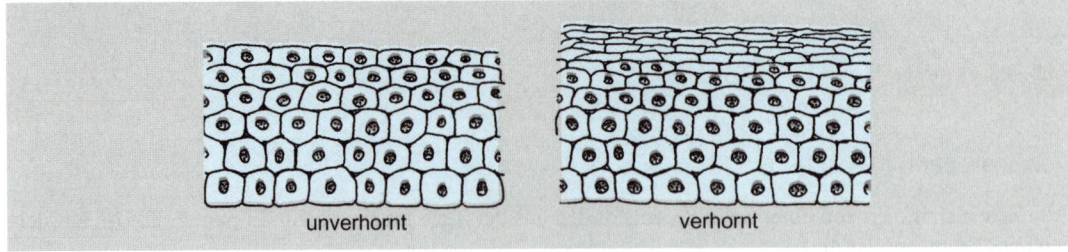

unverhornt   verhornt

Abb. 4.4 Mehrschichtiges Plattenepithel. [L190–201]

Flimmerepithel

Funktion: Reinigung, Anfeuchtung, Transport
Vorkommen: Atemwege. Eileiter

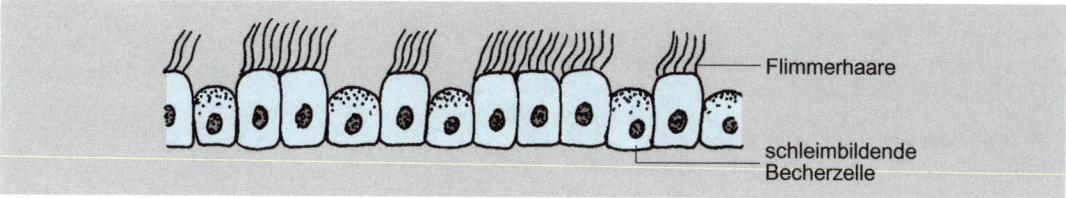

Abb. 4.5 Flimmerepithel. [L190–201]

Zylinderepithel

Funktion: Resorption an vergrößerter Oberfläche
Vorkommen: Magen, Darm

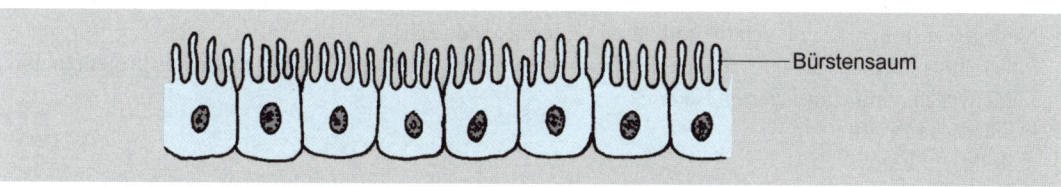

Abb. 4.6 Zylinderepithel. [L190–201]

Sinnesepithel

Funktion: Reizaufnahme
Vorkommen: Sinneszellen

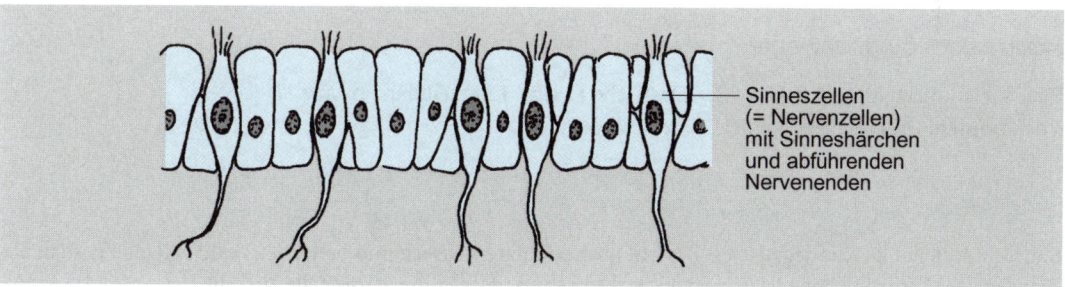

Abb. 4.7 Sinnesepithel. [L190–201]

Binde- und Stützgewebe

Aufgaben:
• Formerhaltung der Organe
• Ausfüllen von Hohlräumen zwischen Organen oder Organteilen
• Umhüllung von Nerven und Gefäßen
• Bildet das Grundgewebe von Organen
• Speicherung von Wasser
• Umgebendes Gewebe für Abwehrzellen.

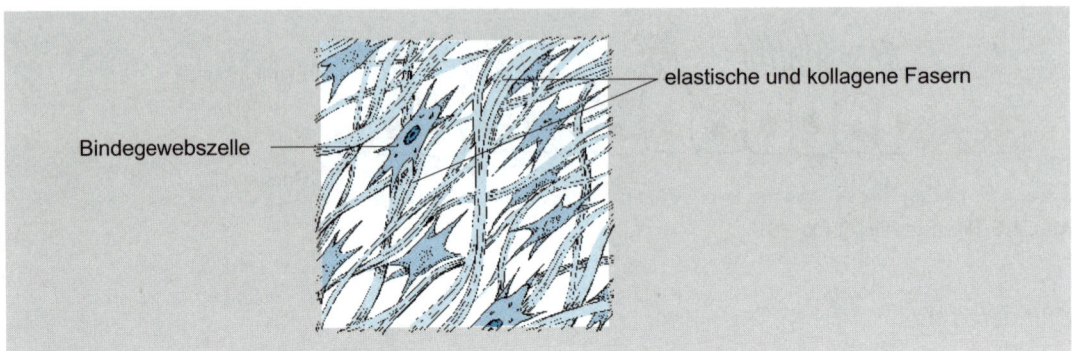

Abb. 4.8 Bindegewebe. [L190]

Aufbau:
- Bindegewebszellen: Kleine, relativ weit auseinander liegende Zellen
- Interzellularsubstanz: Struktur, die den Raum zwischen den Zellen ausfüllt, bestehend aus Proteinen und Kohlehydraten mit eingelagerten Fasern:
  - Elastische Fasern
  - Kollagenfasern
  - Retikuläre Fasern.

Faserarmes Bindegewebe

Bau: Weitmaschige Verknüpfung von Bindegewebszellen und wenig Fasern, weite Interzellularräume mit viel Interzellularsubstanz
Vorkommen: Grundgewebe lymphatischer Organe, z.B. Milz, Lymphknoten und Knochenmark.

Faserreiches Bindegewebe

Bau: Viele Kollagenfasern und wenige elastische Fasern, Interzellularsubstanz
Vorkommen: Organhüllen, Sehnen, Gelenkkapseln.

Fettgewebe

Bau: Sonderform des Bindegewebes. Besteht aus retikulären Fasern und Fettzellen. Jede Fettzelle enthält ein eingelagertes Fetttröpfchen, das soweit anwachsen kann, dass es die ganze Zelle ausfüllt.
Fettgewebe wird durch Kapillargefäße mit Blut versorgt.
Funktion:
- Speicherfett: Energiespeicher, Kaloriendepot
- Baufett: Auspolsterung besonders beanspruchter Körperteile, Schutz für Organe
- Isolationsfett als Kälteschutz.
Vorkommen: z.B. Unterhautgewebe.

Knorpelgewebe

Bau: Besteht aus Knorpelzellen, Kollagenfasern, Interzellularsubstanz, keine Blutgefäße und Nerven. Knorpel werden mit Gelenkschmiere versorgt.

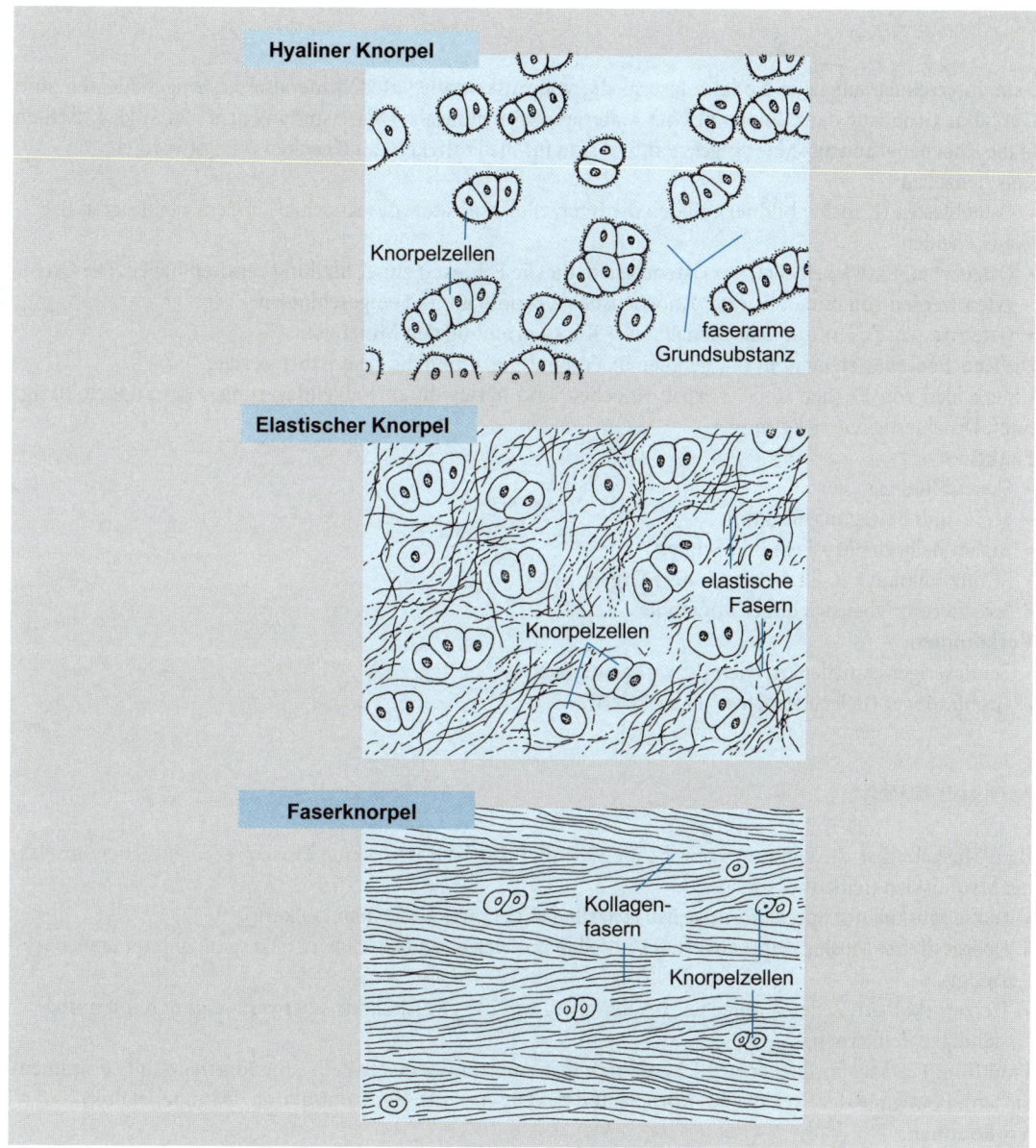

Abb. 4.9 Die drei Knorpelarten unterscheiden sich durch Faseranteil und -qualität. [L190]

Funktion: Hohe Druckfestigkeit 1,5 kg/mm^2

Vorkommen: Je nach Zusammensetzung werden drei Knorpelarten unterschieden

- Hyaliner Knorpel (druckfest und elastisch, wenige Kollagenfasern): embryonales Skelett, Epiphysenfugen, Gelenkknorpel, Kehlkopf, Luftröhren- und Bronchialknorpel
- Elastischer Knorpel (sehr elastisch, elastische Fasern und Kollagenfasern): Epiglottis (Kehldeckel), Ohrmuschel, Ohrtrompete, kleine Bronchien
- Faserknorpel (Grundsubstanz besteht fast völlig aus Kollagenfasern, sehr robust gegen mechanische Belastungen): Bandscheiben, Menisken (Knorpel im Kniegelenk).

Knochengewebe

Bau: Interzellularsubstanz: Kollagenfasern, die von auskristallisierten Mineralsalzen eingeschlossen sind (verkalkte Grundsubstanz: ⅓ organisches Material, ⅔ Kalziumsalze) Salze sind in Form von Mikrokristallen in die Knochengrundsubstanz eingelagert und sind für die Festigkeit des Knochens verantwortlich
Knochenzellen:
- Osteoblasten (Knochenbildner): Bilden die Interzellularsubstanz des Knochens, indem sie Mineralsalze ausscheiden
- Osteozyten: Entwickeln sich aus Osteoblasten, die die Fähigkeit zur Zellteilung verloren haben. Die Osteozyten werden von mineralisierter Knochensubstanz umbaut und eingeschlossen
- Osteoklasten: Zellen zum Knochenabbau → Rückgewinnung von Mineralien.

Die Knochenzellen stehen mit Blutgefäßen in Verbindung, durch die sie ernährt werden.
Unterschied von Kochen und Knorpel: Knochen sind härter durch Kalkeinlagerung, Zugfestigkeit 10 kg/mm^2, Druckfestigkeit 15 kg/mm^2

Funktion:
- Skelettbildung
- Stütz- und Bewegungsfunktion
- Ansatzstelle von Muskeln und Sehnen
- Schutzfunktion z.B. für Gehirn, innere Organe
- Speicherung lebenswichtiger Mineralien

Vorkommen:
- Feinfaseriger Lamellenknochen (Erwachsenenskelett)
- Grobfaseriger Geflechtknochen (Babyskelett).

Muskelgewebe

Bau: Muskelzellen, die von Bindegewebe umhüllt sind. Die langgestreckten Muskelzellen enthalten im Plasma Myofibrillen (feine Proteinfasern).
- Glatte Muskulatur: Spindelförmige Muskelzellen mit zentral gelegenem Zellkern
- Quergestreifte Muskulatur: Langestreckte Zellen mit vielen randständigen Zellkernen, untereinander verzweigt
- Herzmuskulatur: Zellen ähnlich wie bei der quergestreiften Muskulatur, aber verzweigt und mit mittelständigen Zellkernen.

Funktion: Die Myofibrillen ermöglichen durch ihre Anordnung in der Zelle eine Kontraktion (Zusammenziehen). Bewegung des Skeletts, des Körpers und der Organe (z.B. Herzkontraktion, Darmperistaltik)

Vorkommen:
- Glatte Muskulatur: Magen-Darm-Trakt, Urogenitaltrakt, Blutgefäße
- Quergestreifte Skelettmuskulatur: Skelettmuskulatur
- Quergestreifte Herzmuskulatur: Muskulatur des Herzens (➤ Abb. 4.10).

Nervengewebe

Bau: Nervenzellen (Neuronen) und Gliazellen (Stütz- und Nährgewebe).
Neurone haben einen oder mehrere Nervenzellfortsätze. Nervenzellfortsätze, die Informationen von anderen Nervenzellen aufnehmen und zum eigenen Zellzentrum leiten, heißen Dendriten. Neuriten, die die Informa-

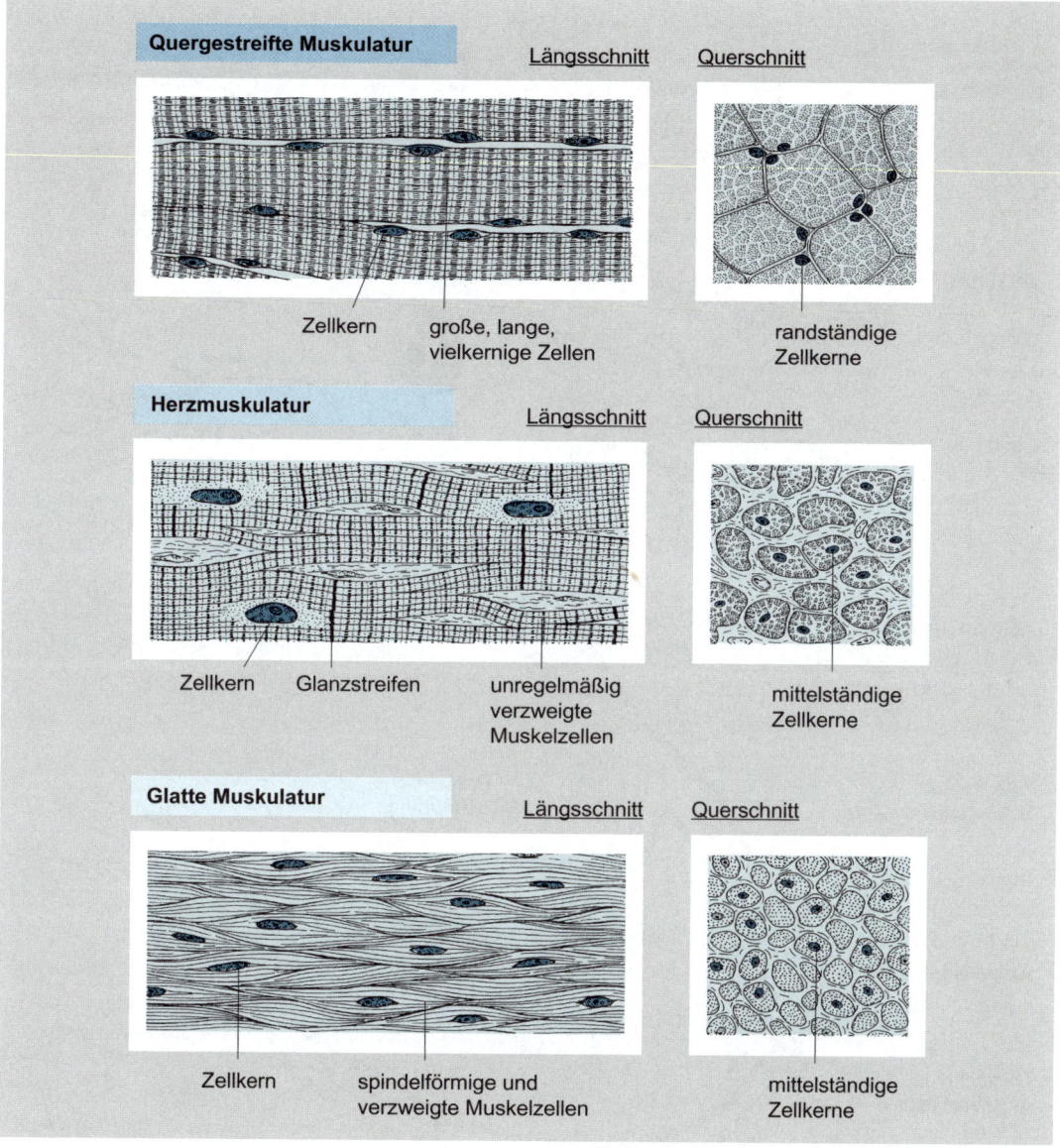

Abb. 4.10 Längs- und Querschnitt durch einen Skelettmuskel (quer gestreifter Muskel), einen Herzmuskel (quer gestreifter Muskel) und einen Eingeweidemuskel (glatter Muskel). [L190]

tion in Richtung einer anderen Zelle (Muskel-, Drüsen- oder andere Nervenzelle) weiterleiten werden als Axon (Neurit) bezeichnet . Das Axon kann bis 1 m lang werden.

Die Neuronen sind über Synapsen miteinander und mit dem Erfolgsorgan verbunden. Viele Neurone bilden, umgeben von Gliazellen, einen Nerv.

Funktion: Aufnahme, Weiterleitung, Verarbeitung und Speicherung von Informationen

• Dendriten: Reizauf- oder Reizübernahme

• Axone: Reizabgabe, -weiterleitung.

Vorkommen: Nerven durchziehen den ganzen Körper (> Abb. 4.11).

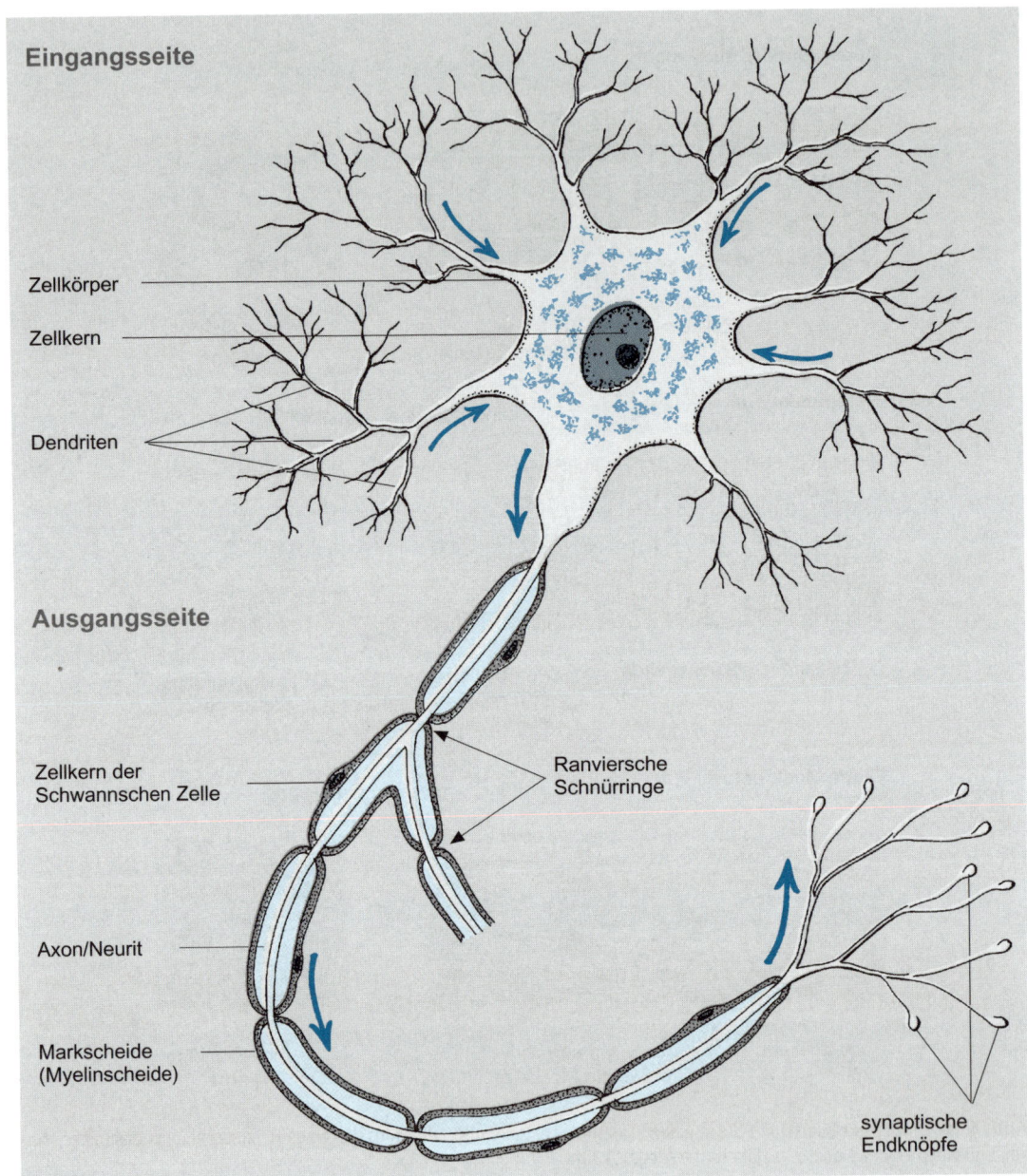

Eingangsseite

Zellkörper

Zellkern

Dendriten

Ausgangsseite

Zellkern der
Schwannschen Zelle

Ranviersche
Schnürringe

Axon/Neurit

Markscheide
(Myelinscheide)

synaptische
Endknöpfe

Abb. 4.11 Aufbau einer Nervenzelle. [A400-190]

5 Der Bewegungsapparat und seine Erkrankungen

5.1 Anatomie und Physiologie

Der Bewegungsapparat wird vom Skelett- und Muskelsystem gebildet. Zum passiven Bewegungsapparat gehören Knochen (➤ Kap. 4.1.3), Knorpel (➤ Kap. 4.1.3) und Gelenke des Körpers. Die die Knochen bewegenden Skelettmuskeln werden als aktiver Bewegungsapparat bezeichnet.

5.1.1 Knochen (Os)

Das Skelett besteht aus über 200 Knochen. Es gibt den Weichteilen des Körpers Halt und ist ein wichtiger Speicher für Kalzium und Phosphat.

Knochenformen

- Platte Knochen: Schulterblatt, Beckenknochen, Schädel, Brustbein
- Kurze Knochen: Hand-, Fußwurzel
- Röhrenknochen: Arme, Beine
- Sesambeine: In Sehnen und Bänder eingefügte runde Knochen (Kniescheibe, Daumenwurzel, Großzehenwurzel)
- Irreguläre Knochen: Wirbel, Knochen des Gesichts.

Knochenauf- und Knochenabbau

Im Mutterleib werden die späteren Knochen zunächst als Knorpel vorgebildet, später wird der Knorpel zunehmend durch Knochen ersetzt (Ossifikation, Verknöcherung). Auch im Erwachsenenalter wird Knochengewebe ständig auf- und wieder abgebaut, um die Stabilität des Knochens dauerhaft zu erhalten. Der nötige Druck auf den Knochen wird dabei durch den Zug der Muskeln bei Bewegung erzeugt. Knochen kann sich ständig an neue Erfordernisse, z.B. an starke Belastung, anpassen. Es besteht ein kontinuierlicher Umbau. Die Auf- und Abbauprozesse müssen im Gleichgewicht sein. Im Alter verschiebt sich das Gleichgewicht zum vermehrten Abbau hin. Dadurch lässt die Knochenstabilität nach. Es resultiert eine erhöhte Knochenbrüchigkeit im Alter.

Aufbau eines Röhrenknochens

Röhrenknochen bestehen aus dem Schaft, der **Diaphyse** und zwei verdickten Enden, den **Epiphysen.** Zwischen Epi- und Diaphyse befindet sich die Längenwachstumszone, die **Metaphyse,** die zur Epiphyse hin durch die **Epiphysenfuge** begrenzt wird. In der Metaphyse bilden sich bis zum Ende der Pubertät Knorpelzellen, die ständig in Richtung Diaphyse verknöchern. Nach der Pubertät wird weniger Wachstumshormon ausgeschüttet, so dass die Epiphysenfuge verknöchert und das Längenwachstum beendet ist.

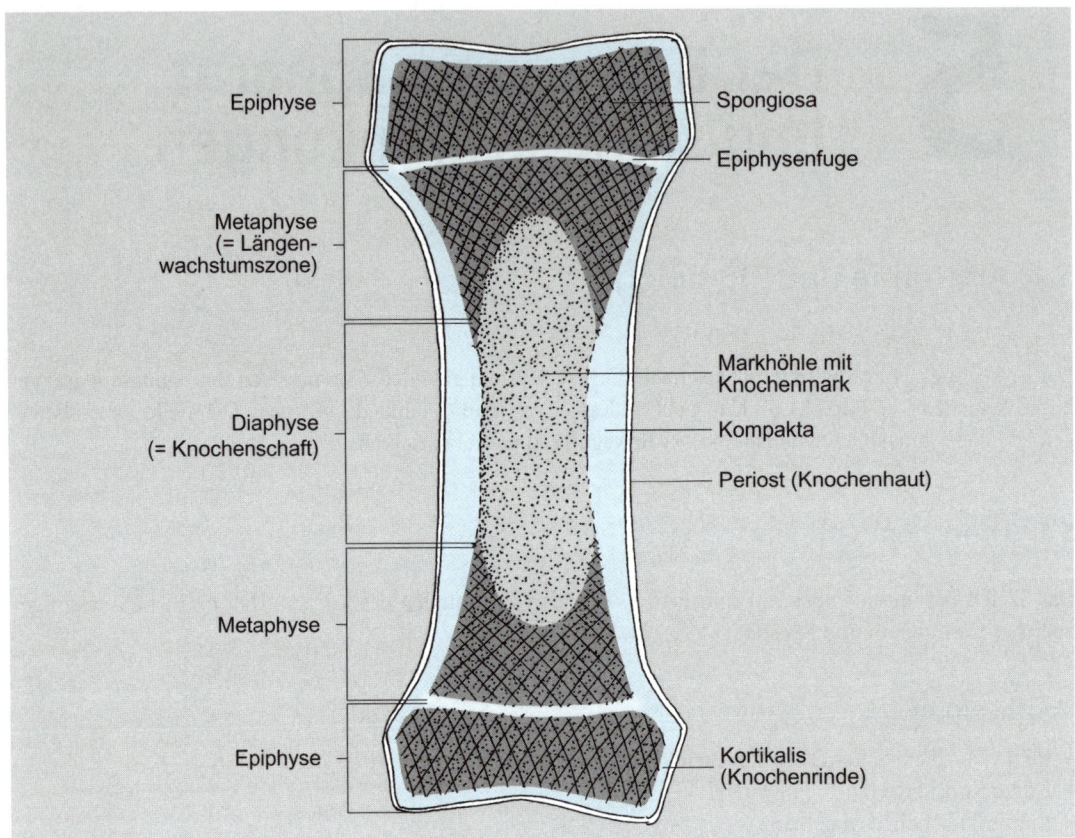

Abb. 5.1 Aufbau eines Röhrenknochens. [L190–201]

Die Außenschicht des Knochens besteht aus massivem Knochengewebe, der **Kortikalis.** Die Kortikalis ist im Bereich der Diaphyse eines Röhrenknochens besonders dick und heißt hier **Kompakta.** Im Inneren des Knochens bilden feine Knochenbälkchen die **Spongiosa,** die sich durch ständigen Auf- und Abbau an wechselnde Beanspruchungen anpasst und sehr viel leichter als vollkompakter Knochen ist.

Die Räume zwischen den Knochenbälkchen sowie die Markhöhle sind mit **Knochenmark** (Medulla ossium) gefüllt. Das rote Knochenmark enthält viele rote Blutkörperchen und deren Vorstufen und ist für die Blutbildung zuständig. Es findet sich in den platten Knochen, vor allem im Brustbein und Beckenschaufeln. Beim Erwachsenen überwiegt das gelbe Knochenmark (Fettgewebe). Außen ist der Knochen von einer **Knochenhaut,** dem **Periost)** umhüllt, die die Blutgefäße zur Ernährung und sensible Nerven des Knochens enthält.

5.1.2 Gelenke

Bewegliche Verbindungen zwischen zwei oder mehreren Knochen werden als Gelenk bezeichnet. Echte Gelenke (Diarthrosen) erlauben je nach Konstruktion Bewegungen in mindestens einer Ebene, während unechte Gelenke (Synarthrosen) mit Bindegewebe verbunden sind und nur eine geringe Beweglichkeit ermöglichen.

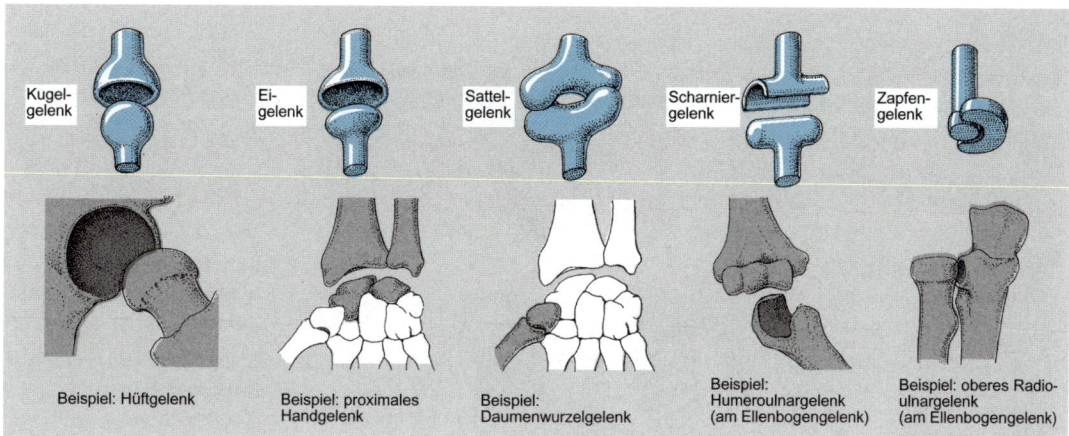

Abb. 5.2 Verschiedene Gelenkformen.

Echte Gelenke (Diarthrosen)

Nach ihren Bewegungsmöglichkeiten und ihren Formen werden verschiedene Gelenke unterschieden.

Aufbau eines Gelenkes
- Gelenkflächen (Facies articulares): Kopf und Pfanne mit hyalinem, sehr glattem Knorpelüberzug, der weder Blutgefäße noch Nerven besitzt und durch Gelenkflüssigkeit ernährt wird. Durch regelmässige Belastung und Entlastung des Gelenks werden die Nährstoffe in den Knorpel eingearbeitet. Wird das Gelenk über längere Zeit zu wenig oder zuviel bewegt, degeneriert der Knorpel auf Grund von Nährstoffmangel.
- Gelenkkapsel (Capsula articularis) umschließt zwei Knochenenden (Gelenkpfanne und Gelenkkopf):
  - Außen: straffes Bindegewebe (Membrana fibrosa)
  - Innen: gefäß- und nervenreiche Bindegewebsschicht (Membrana synovialis, Synovialmembran), die die Gelenkflüssigkeit absondert
- Gelenkhöhle (Cavitas articularis): enthält Gelenkflüssigkeit (Synovia).
  Aufgabe der Synovia:
  - Ernährung des Gelenkknorpels
  - Gelenkschmierung (vermindert die Reibung).

Besonderheiten
- Gelenkbänder (Verstärkung bei besonderen Belastungen) Wird ein Gelenk für längere Zeit ruhig gestellt, verkürzen sich die Bänder, wodurch die Beweglichkeit stark eingeschränkt wird.
- Schleimbeutel (Bursa synovialis): Pufferfunktion bei besonders druckbelasteten Gelenken
- Zwischenscheiben (Disci und Menisci articulares): Pufferwirkung, Ausgleich bei schwieriger Gelenkstellung z.B. im Kniegelenk oder die Zwischenwirbelscheiben.

Unechte Gelenke (Synarthrosen)

Verbindungen zweier Knochen durch Bindegewebe. Diese ermöglichen nur geringe Bewegungen.
- Syndesmosen: Verbindung erfolgt über Bindegewebe, z.B. Schädelnähte
- Synchondrosen: Verbindung erfolgt über knorpelige Verbindungen, z.B. Symphyse

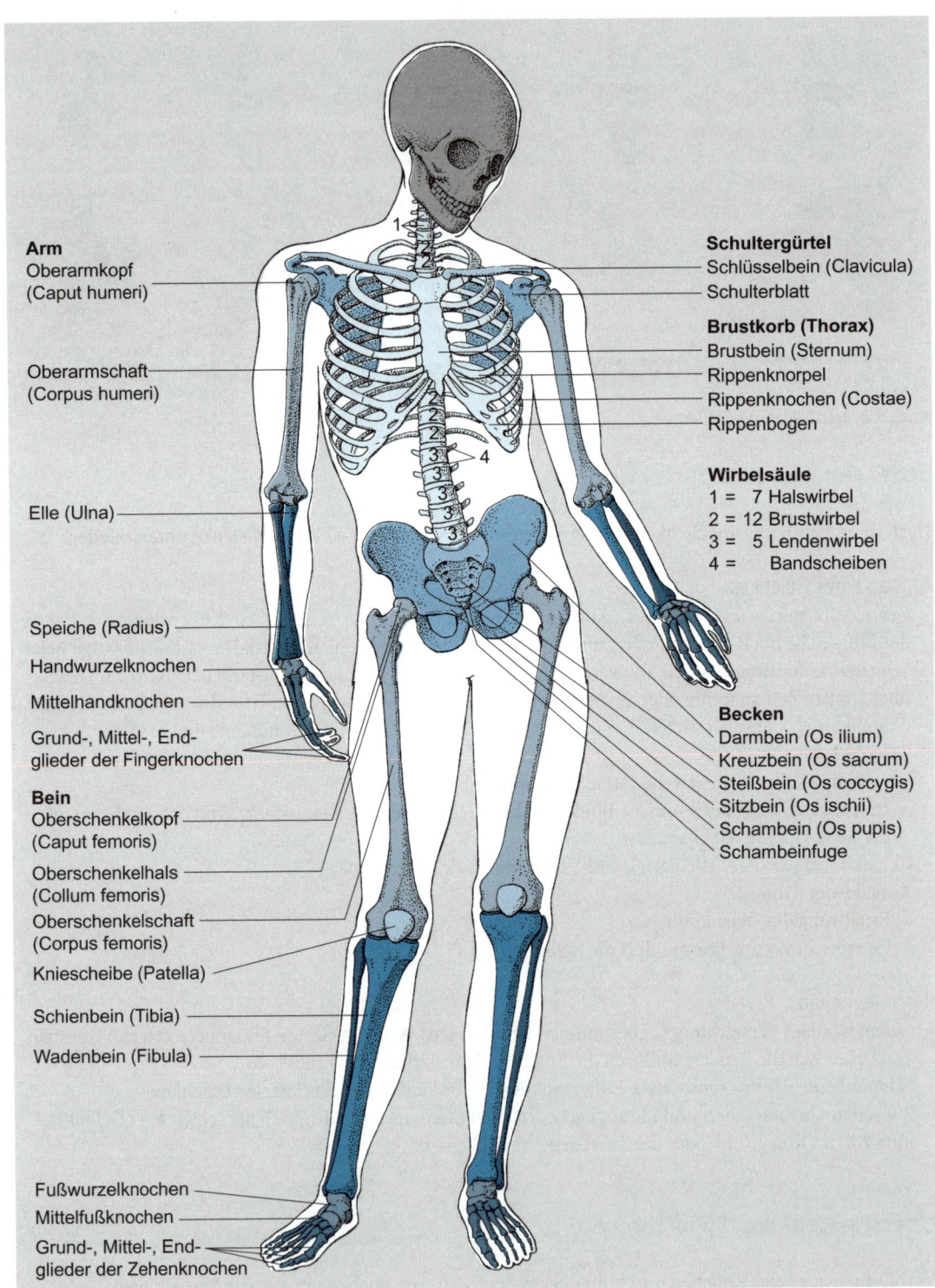

Arm
Oberarmkopf
(Caput humeri)

Oberarmschaft
(Corpus humeri)

Elle (Ulna)

Speiche (Radius)

Handwurzelknochen

Mittelhandknochen

Grund-, Mittel-, End-
glieder der Fingerknochen

Bein
Oberschenkelkopf
(Caput femoris)

Oberschenkelhals
(Collum femoris)

Oberschenkelschaft
(Corpus femoris)

Kniescheibe (Patella)

Schienbein (Tibia)

Wadenbein (Fibula)

Fußwurzelknochen

Mittelfußknochen

Grund-, Mittel-, End-
glieder der Zehenknochen

Schultergürtel
Schlüsselbein (Clavicula)
Schulterblatt

Brustkorb (Thorax)
Brustbein (Sternum)
Rippenknorpel
Rippenknochen (Costae)
Rippenbogen

Wirbelsäule
1 = 7 Halswirbel
2 = 12 Brustwirbel
3 = 5 Lendenwirbel
4 = Bandscheiben

Becken
Darmbein (Os ilium)
Kreuzbein (Os sacrum)
Steißbein (Os coccygis)
Sitzbein (Os ischii)
Schambein (Os pupis)
Schambeinfuge

Abb. 5.3 Menschliches Skelett. [L190]

• Synostosen: Verbindung durch Knochengewebe, z.B. im Kreuzbein sind 5 einzelne Wirbel durch Knochengewebe verwachsen

5.1.3 Muskulatur

Es gibt drei verschiedene Muskelgewebe: Quergestreifte Skelettmuskulatur, glatte Muskulatur, quer gestreifte Herzmuskulatur (➤ Kap. 4.1.3).

Skelettmuskulatur

Der Skelettmuskel zieht über ein oder mehrere Gelenke. Er ist durch Sehnen am Knochen befestigt (Bänder dagegen sind Bindegewebsverbindungen von Knochen untereinander). Diese Befestigungsstellen können beispielsweise Befestigungsleisten, Knochenvorsprünge, Aufrauungen oder Dornfortsätze sein.
Beim Muskel unterscheidet man:
• Ursprung: Befestigung am weniger beweglichen Skelettteil, wird auch als Muskelkopf bezeichnet
• Muskelbauch: In der Mitte liegender Muskelanteil
• Ansatz: Befestigung an dem stärker beweglichen Skelettteil bzw. bei den Gliedmaßen die körperfernen Skelettstücke.

Agonist und Antagonist
Durch die Kontraktion, d. h. die Verkürzung des Muskels, bewegen sich die Knochen, mit denen der Muskel verbunden ist, aufeinander zu. Um diese Bewegung wieder rückgängig zu machen, ist ein zweiter Muskel nötig.

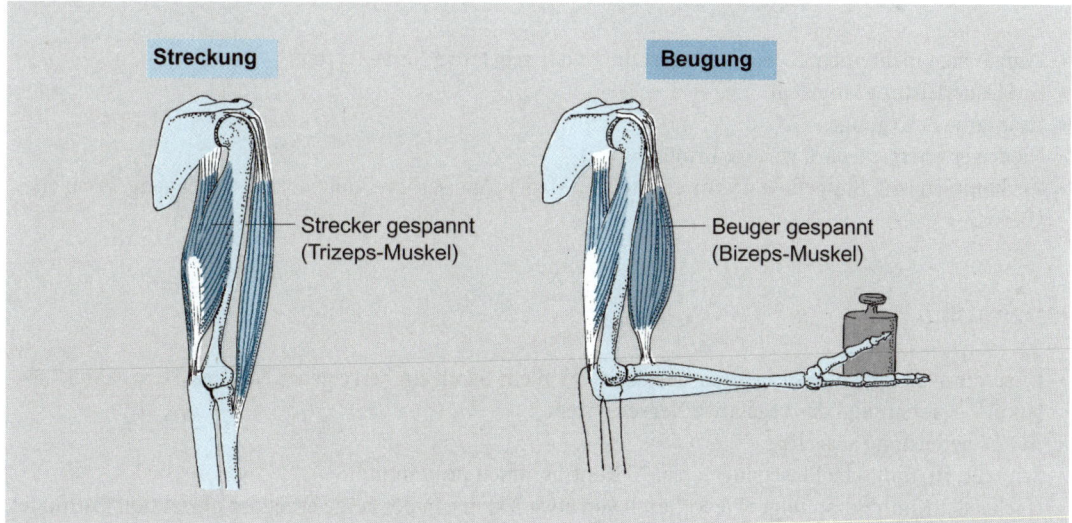

Abb. 5.4 Wirkung von Agonist und Antagonist am Beispiel Oberarm. [L190]
Agonist: Der zweiköpfige Beugemuskel (Bizeps) am Oberarm hat seinen Ursprung über zwei Sehnen am Schulterblatt, der Ansatz liegt an der Speiche des Unterarms. Verkürzt sich der Bizeps, nähert sich die Speiche zusammen mit der Elle dem Oberarm und der Unterarm wird gebeugt.
Antagonist: Dem Beugemuskel wirkt ein Streckmuskel entgegen. Hier der dreiköpfige Trizeps. Der Trizeps ist an der Schulter und am Oberarmknochen befestigt (Ursprung), der Ansatz liegt an der Elle des Unterarms. Verkürzt sich der Trizeps, entfernt sich der Unterarm vom Oberarm, der Unterarm wird gestreckt. Gleichzeitig entspannt sich der Bizeps.

- Agonist (Spieler): Muskel, der die Bewegung in eine Richtung ausführt
- Antagonist (Gegenspieler): Muskel, der die entgegengerichtete Bewegung ausführt.

Jeder der Muskeln kann sowohl Agonist als auch Antagonist sein, je nach dem wohin die Bewegung gerichtet sein soll.

Energie für Muskelarbeit

Muskelarbeit verbraucht viel Energie: Die benötigte Energie wird hauptsächlich aus Kohlenhydraten (Glukose, Traubenzucker) gewonnen. Diese werden unter Sauerstoffverbrauch chemisch in Energie umgewandelt. Als Abbauprodukt entsteht Kohlendioxid. Nur knapp die Hälfte der eingesetzten Energie kann in Muskelarbeit umgesetzt werden. Der Rest wird als Wärme abgegeben.

Bei Dauerleistung kann der Bedarf an Sauerstoff nicht völlig gedeckt werden. Bei Sauerstoffmangel reichert sich ein Zwischenprodukt des Stoffwechsels, die Milchsäure, im Muskel an. Es kommt zur Übersäuerung des Muskels und zu muskulärer Ermüdung. Die Fähigkeit zur Kontraktion nimmt immer mehr ab. Der Muskel legt eine Zwangspause ein. Die Muskelarbeit wird beendet. In der folgenden Erholungspause wird die Milchsäure abgebaut. Dieser Mechanismus dient dem Schutz vor Überlastung. Skelettmuskeln sind auf zeitlich begrenzte Leistungen ausgelegt.

Kontraktion durch Nervenimpuls

Skelettmuskeln führen unserem Willen unterworfene, aktive Bewegungen aus. Sie werden durch das zentrale und periphere Nervensystem gesteuert. Um eine Bewegung auszuführen, muss der Muskel bzw. die Muskelfaser den Befehl zur Kontraktion über einen Nerv erhalten. Nerv und Muskel sind über Synapsen miteinander verbunden.

Glatte Muskulatur

- Dem Willen nicht unterworfen, gesteuert durch das vegetative Nervensystem
- Auf Dauerleistung ausgelegt
- Langsame Bewegungen
- Niedriger Energiebedarf, geringe Ermüdbarkeit
- Vorkommen: z.B. Blutgefäße, Darm, Harnblase, Magen, Speiseröhre, Gallenblase, Gallengang, Harnleiter, Uterus.

Herzmuskulatur

- Unserem Willen nicht unterworfen, gesteuert vor allem durch ein herzeigenes Nervensystem (Sinusknoten, AV-Knoten) und das vegetative Nervensystem
- Auf Dauerleistung ausgelegt
- Schnelle, rhythmische Bewegungen (ca. 70 Kontraktionen pro Minute)
- Nach jeder Kontraktion folgt eine Ruhezeit von etwa 300 ms, in der keine erneute Kontraktion stattfindet (Refraktärzeit).

5.2 Erkrankungen des Bewegungsapparates

5.2.1 Entzündliche Erkrankungen der Gelenke

Rheumatoide Arthritis

Die **Rheumatoide Arthritis** (Chronische Polyarthritis) ist eine schwere chronisch-entzündliche Erkrankung des Bindegewebes mit der Tendenz zu Deformitäten der Gelenke besonders der Hände und Füße. Sie verläuft schubförmig. Es sind 1 bis 2,0 % der Bevölkerung betroffen, dreimal mehr Frauen als Männer.

Ursachen

Bisher nur unvollständig geklärt. Möglicherweise führen Infektionen bei entsprechender genetischer Veranlagung zu Fehlreaktionen der Immunabwehr, die dann körpereigene Strukturen angreift und zerstört. Der im Blut nachweisbare Rheumafaktor ist ein Antikörper gegen ein körpereigenes Eiweiß. In der Folge werden entzündliche Gewebsreaktionen ausgelöst, die zu einer Zerstörung des Gelenkknorpels und Deformierung der Gelenke führen. Der Krankheitsbeginn liegt meist zwischen dem 25. und 45. Lebensjahr.

Begünstigende Faktoren
- Erbfaktor, familiäre Häufung
- Geschlecht, 70 % der Erkrankten sind Frauen
- Psychische Belastung
- Hormonelle Einflüsse
- Auslösung auch durch virale oder bakterielle Infektionen möglich.

Symptome
- Fatigue: Allgemeines Krankheitsgefühl, Müdigkeit, Abgeschlagenheit
- Appetitlosigkeit
- Gewichtsverlust
- Leichtes Fieber
- Ausgeprägte Morgensteifigkeit der Gelenke (länger als eine Stunde andauernd), auch nach längeren Ruhepausen
- Gelenkschwellungen (seit wenigstens sechs Wochen)
- Symmetrischer Befall von Gelenkregionen (seit wenigstens sechs Wochen)
- Entzündung der Gelenkinnenhaut mit den typischen Entzündungssymptomen
- Gelenknahe Knochenentkalkung
- Symptome, die nicht die Gelenke betreffen: Perikarditis, Herzklappenveränderungen, Pleuritis, Lungenfibrose, Vaskulitis, Leberenzymerhöhung.

Diagnose
- Rheumafaktor im Blut nachweisbar
- Entzündungswerte (BSG, CRP) im Blut erhöht
- Röntgen, Gelenksonographie, MRT der betroffenen Gelenke
- Biopsie der Synovia
- Krankheitsaktivität: Lässt sich mit dem Disease Activity Score = DAS 28: Mit einem Punktewert zwischen 0 und 10 werden Druckschmerz und Schwellung an 28 Gelenken, sowie Gesamteinschätzung des Patien-

ten und die Blutsenkungsgeschwindigkeit (Entzündungsmerkmal) angegeben → Punktewerte über 5 geben eine hohe Aktivität an.
- Funktionskapazität (Was kann der Patient noch?): Wird mit dem Health Assessment Questionnaire, HAQ angegeben.

Therapie
Keine kurative Therapie möglich. Medikamentös werden gegeben:
- Nichtsteroidale Antirheumatika: Lassen Schwellungen abklingen und lindern Steifigkeit der Gelenke und Schmerzen, können den fortschreitenden Verlauf und die Folgeschäden der Erkrankung aber nicht aufhalten, Linderung der akuten Symptome, Einsatz bis zum Wirkungseintritt der Basistherapeutika
- Kortikosteroide
- Basistherapeutika: Ziel ist die vollständige Unterdrückung des Krankheitsprozesses und das Erreichen einer Remission. Jeder Patient benötigt unmittelbar nach einer gesicherten Diagnose eine Basistherapie, um bereits in der Frühphase die Progression der Erkrankung zu bekämpfen.

Ergänzende Therapiemaßnahmen, um den Erhalt der Gelenkfunktion und eine Verbesserung der Beweglichkeit zu erreichen:
- Krankengymnastik, Schwimmen, Laufen
- Physikalische Therapie an einzelnen Gelenken
- Chirurgische Behandlung
  - Frühstadium: Entfernung der Gelenkinnenhaut
  - Später: Operation zur Verbesserung der Funktion, Ersatz von Gelenken.

Ernährungsempfehlung
- Gewichtsreduktion bei Übergewicht
- Erfolge durch kurzfristiges Fasten konnte beobachtet werden (evtl. durch die Erhöhung des körpereigenen Kortisonspiegels)
- Ausreichende Kalziumzufuhr (1 g pro Tag)
- Fettoptimierte, überwiegend lacto-vegetabile Kost. Zwei Fleischmahlzeiten pro Woche sind sinnvoll. Außerdem zweimal wöchentlich Seefisch (Hering, Lachs, Makrele, Tunfisch) oder alternativ Kapseln mit hochkonzentriertem Fischöl. Anstelle gesättigter Fette sollten hochwertige Pflanzenöle verwendet werden (Olivenöl, Rapsöl)
- Alkohol vermeiden.

Borreliose

Die Borreliose wird durch das Bakterium Borrelia burgdorferi hervorgerufen. Sie kann zu unterschiedlichen Manifestationen führen, aber nur sehr selten entwickelt ein Patient das Vollbild der Krankheit.

Ursachen
Borrelien, die durch Zecken übertragen werden.

Symptome
- Haut:
  - Erythema migrans: Tage bis Wochen nach dem Biss auftretender kleiner roter Fleck an der Bissstelle, dieser vergrößert sich langsam und bleibt über Tage, zum Teil über Monate bestehen. Schmerzen und Juckreiz können auftreten.
  - Acrodermatitis chronica atrophicans: Entzündliche Hautveränderung an Händen und Füßen

- Nervensystem: Zu jeder Zeit im Verlauf der Erkrankung kann es zu neurologischen Erkrankungen kommen z.B. zu einer aseptischen Meningitis
- Herz: Myokarditis, Reizleitungsstörungen
- Gelenke: Asymmetrischer Befall meist der großen Gelenke mit Schwellung und Überwärmung.

Vorbeugung
Zeckenschau. In Endemiegebieten sind bis zu 40% der Zecken mit Borrelien infiziert, daher nach einem Aufenthalt im Freien den Körper nach Zecken absuchen und die Zecken möglichst sofort entfernen.

Diagnose
- Anamnese
- Sich kreisförmig ausbreitende Hautrötung bei ca. 40% der Patienten, Erythema migrans
- Antikörpernachweis im Blut.

Therapie
Antibiotika: Doxycylin oder Amoxicillin, bei fortgeschrittener Erkrankung Ceftriaxon.

Reaktive Arthritis

Ursache
- Postenteritisch: 2 bis 4 Wochen nach Infektionen des Darmes (z.B. durch Salmonellen) auftretende Gelenkentzündungen
- Posturethritisch: 2 bis 4 Wochen nach Infektionen der Harnröhre (z.B. durch Chlamydien) auftretende Gelenkentzündungen.

Symptome
Entzündung mehrerer Gelenke, bevorzugt an den unteren Extremitäten, asymmetrisch auftretend.

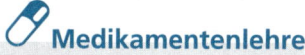 **Medikamentenlehre**

Nichtsteroidale Antirheumatika (NSAR) oder nichtsteroidale Antiphlogistika

Nichtsteroidale Antirheumatika hemmen die Produktion von Prostaglandinen im Körper. Dadurch wirken sie:
- Schmerzstillend (analgetische Wirkung)
- Entzündungshemmend (antiphlogistische Wirkung)
- Fiebersenkend (antipyretische Wirkung).

Zu den NSAR zählen:
- Acetylsalicylsäure: Aspirin®, ASS® Ratiopharm
- Diclofenac: Voltaren®, Diclo-Puren®, Effecton®, Allvoran®, Monoflam®, Diclofenbeta®
- Ibuprofen: Ibuhexal®, Ibuprofen Sandoz®
- Indometacin: Indomet-ratio®
- Acemetacin: Rantudil®
- Piroxicam: Felden®
- Naproxen: Proxen®
- COX-2-Hemmer: Celecoxib, Parecoxib

Nebenwirkungen der NSAR:

- Gastrointestinale Beschwerden wie Magenschmerzen, Sodbrennen, Magen- oder Zwölffingerdarmgeschwür. Das Risiko für eine Schädigung der Magenschleimhaut ist abhängig von der Dosis und Dauer der Anwendung der NSAR und steigt mit dem Lebensalter der Patienten überproportional an. Gleichzeitige Einnahme von Glukokortikoiden verstärkt diesen Effekt.
- Nierenschädigende Wirkung
- Zentralnervöse Störungen wie Kopfschmerzen, Schwindel.

Basistherapeutika

Disease modifying antirheumatic drugs (DMARDs). Meist wurde die Wirksamkeit zufällig entdeckt, keine homogene Stoffklasse. Der Wirkungsmechanismus ist meistens unbekannt. Der Wirkungseintritt erfolgt verzögert nach 2 bis 3 Monaten. Der Erfolg der Therapie wird anhand subjektiver Berichte des Patienten, Dauer der Morgensteifigkeit, Zahl der geschwollenen und entzündeten Gelenke usw. beurteilt. Angestrebtes Ziel ist es, die Entzündung zu unterdrücken und die Häufigkeit der entzündlichen Schübe zu verringern.

Methotrexat (MTX)®
Zytostatikum mit immunsuppressiver Wirkung. Einmal wöchentlich oral oder parenteral angewendet. Rascher Wirkungseintritt nach ca. 3 Wochen. Hohe Wirksamkeit bei geringer Dosierung. Am Tag der MTX-Einnahme dürfen keine NSAR eingenommen werden!
Nebenwirkungen: Übelkeit, Erbrechen am Einnahmetag. Lebertoxisch bei gleichzeitigem Alkoholkonsum und höherer Dosierung, für eine sichere Kontrazeption (auch bei Männern) muss gesorgt werden.

Sulfasalazin
Azulfidine®: RA
Wirkungseintritt nach ca. 6 Wochen, 75 % der Patienten sprechen auf die Therapie an.
Nebenwirkungen: Appetitlosigkeit, Übelkeit, Erbrechen, allergische Hautreaktionen.

Hydroxychloroquin
Quensyl®
Nicht ganz so wirksam wie andere Basistherapeutika, bei ca. 50 % der Patienten nach mehrmonatiger Behandlung Rückgang der Beschwerden. Bei regelmäßiger längerer Anwendung sehr langsame Elimination aus dem Körper.

Biologicals

Monoklonale Antikörper, hemmen entzündliche und immunologische Vorgänge im Körper.
In Verbindung mit Methotrexat konnte ein völliger Stillstand der Gelenkzerstörung erreicht werden. Bereits bestehende Zerstörungen können aber nicht mehr rückgängig gemacht werden. Bisher nur als Injektion möglich, alle 14 Tage s. c. Es gibt speziell geformte Einmalspritzen, die auch bewegungsbehinderten Patienten eine Selbstverabreichung ermöglichen.

- Infliximab: Remicade®
- Adalimumab: Humira®
- Etanercept: Enbrel®
- Anakinra: Kineret®

Nebenwirkungen: allergische Reaktionen bis zum anaphylaktischen Schock, gesteigerte Infektanfälligkeit. Wegen des sehr hohen Preises und der noch unklaren Nebenwirkungslage werden Immuntherapeutika derzeit nur nach dem Versagen zweier Basistherapeutika (darunter Methotrexat) eingesetzt.

5.2.2 Degenerative Erkrankungen der Gelenke

Spondylose

Spondylose (Spondylosis deformans): Degenerative Erkrankung der Wirbelsäule. Röntgenologisch lassen sich mit steigendem Lebensalter zunehmend degenerative Veränderungen an der Wirbelsäule erkennen, die aber nicht immer mit Beschwerden verbunden sind.

Ursachen
- Abnutzung
- Überlastung
- Fehlbelastung.

Symptome
- Plötzlich auftretende starke Schmerzen im Lendenwirbel- oder Kreuzbeinbereich (Lumbago, Hexenschuss)
- Bewegungseinschränkungen der Wirbelsäule
- Degenerative Veränderungen an den Bandscheiben
- Deformierung der Wirbelkörper
- Degenerative Veränderung der Zwischenwirbelgelenke

Am häufigsten betroffen ist die Lendenwirbelsäule.

Therapie
- Schonung
- Gewichtsabnahme
- Heilgymnastik.

Lumbaler Bandscheibenvorfall

Der innere Gallertring der Bandscheibe (Nucleus pulposus) wölbt sich in Richtung Rückenmark (Protrusion) oder quillt aus der Bandscheibe heraus (Prolaps). Durch Druck auf die Spinalnerven kommt es zu Funktionsstörungen. Häufig im Lendenwirbelbereich.

Symptome
- Plötzlich auftretende Schmerzen und Bewegungseinschränkungen im Bereich z.B. der unteren Wirbelsäule
- Ausstrahlung der Schmerzen und Sensibilitätsstörungen in den unteren Gliedmaßen
- Verstärkung der Schmerzen beim Husten und Niesen
- Schwache oder keine Reflexe
- Bewegungseinschränkung, Schonhaltung
- Evtl. Lähmungen.

Komplikationen
- Lähmung von Blase und Schließmuskel des Darmes mit Entleerungsstörungen
- Querschnittslähmung.

Therapie
- Bettruhe, Stufenbettlagerung
- Schmerzstillende und muskelrelaxierende Medikamente
- Lokalanästhetika
- Physiotherapie, Rückenschule, Gymnastik
- Evtl. Operation (bei drohenden Komplikationen sofortige Operation nötig!).

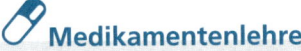 **Medikamentenlehre**

Zentrale Muskelrelaxanzien

Unter Muskelrelaxanzien versteht man Substanzen, die die Kontraktion der quergestreiften Muskulatur verhindern, bzw. eine Erschlaffung der Skelettmuskulatur erreichen. Zentrale Muskelrelaxanzien hemmen die motorischen „Befehle" bereits im Rückenmark.

Tetrazepam (Musaril®)
Gehört zur chem. Gruppe der Benzodiazepine. Diese Stoffe haben drei Wirkungen:
- Schlafeinleitende Wirkung
- Angstlösende Wirkung
- Muskelrelaxierende Wirkung.

Das Verhältnis dieser Wirkungen ist je nach Wirkstoff unterschiedlich. Bei Tetrazepam steht die muskelrelaxierende Wirkung im Vordergrund. Die beiden anderen Wirkungen sind aber latent vorhanden!
Nebenwirkungen:
- Benommenheit, Müdigkeit
- Beeinträchtigung des Reaktionsvermögens
- Gefahr der Gewöhnung!

Lokalanästhetika

Medikamente zur örtlichen Betäubung. Sie heben reversibel die Schmerzempfindlichkeit auf, indem sie die Weiterleitung von Impulsen an sensiblen Nervenendigungen und feinen sensiblen Nervenfasern blockieren.
Sie werden eingesetzt zur:
- Oberflächenanästhesie: Auf Wunden oder Schleimhäuten, z.B. Benzocain, Procain, Tetracain
- Infiltrationsanästhesie: Anästhetika werden ins Gewebe injiziert, z.B. Procain, Lidocain
- Leitungsanästhesie: Injektion erfolgt rings um einen Nerv, dessen Erregung dann blockiert wird, z.B. Procain, Lidocain.

Arthrose

Überwiegen die degenerativen Prozesse gegenüber den reparativen, führt dies zu Knorpeldefekten an den Gelenkflächen. Häufig Arthrose des Hüftgelenks (Koxarthrose) und des Kniegelenks (Gonarthrose). Man unterscheidet zwischen primärer Arthrose. (entstehen ohne ersichtlichen Grund) und sekundärer Arthrose. (entstehen auf Grund einer Vorschädigung oder Erkrankung).

Ursachen
Ungleichgewicht zwischen der für die Ernährung der Knorpelschicht nötigen und der tatsächlichen Belastung eines Gelenks. Abnutzung des Knorpels bis zum Untergang der Knorpelschicht durch Alter, Übergewicht, sportliche Überanstrengung, Fehlbelastung, hormonelle Einflüsse, Verletzungen oder Entzündungen.

Symptome
- Gelenksteifigkeit, vor allem morgens und nach Ruhepausen
- Anlaufschmerzen (nächtliches Auftreten, Wetterfühligkeit), Belastungsschmerz, später Dauerschmerz
- Gelenkgeräusche z.B. Reiben oder Knacken (Crepitus)
- Schwellungen
- Muskelschwund (Inaktivitätsatrophie)
- Gelenkdeformierungen mit Bildung von Randwülsten und unregelmäßigen Gelenkflächen
- Ausbildung von Kontrakturen (Verkürzungen von Muskeln, Bändern und Sehnen) und Gelenkfehlstellungen.

Aktivierte Arthrose: Akute Entzündung mit starker Schwellung und Überwärmung des betroffenen Gelenks, sehr schmerzhaft, oft Folge von Überlastung.

Verlauf
Der Verlauf ist immer ähnlich, egal welches Gelenk betroffen ist. Eine Arthrose entwickelt sich langsam.

Stadium 1:
Schmerzen nur bei starker Belastung, es können auch Muskelschmerzen durch Schonhaltung auftreten.
- Elastizität des Gelenkknorpels lässt nach
- Das Knorpelgewebe wird dünner und bekommt Risse, da Knorpelzellen absterben.

Stadium 2:
Schmerzen bei normalen Bewegungen, die Muskulatur ist verhärtet. Durch Verkürzung der Sehnen steigt der Druck auf das Gelenk. Entzündungen der Gelenkinnenhaut (Synovitis) führen zu Erguss und Schwellungen
- Der subchondrale Knochen verdichtet und verhärtet sich (subchondrale Sklerosierung)
- Randwulstbildung durch erhöhte Belastung.

Stadium 3:
Schmerzen treten auch in Ruhe auf. Zunehmender Gelenkerguss, zunehmende Muskulaturverkürzungen.
- Knochenvorsprünge (Osteophyten) verkleinern die Gelenkfläche
- Deformierung des Gelenks
- Gelenkbänder werden locker
- Knorpelflächen sind völlig abgerieben
- Versteifung des Gelenks.

Therapie
Eine Therapie, die das Gelenk wieder in seinen gesunden Zustand zurückversetzt, gibt es nicht. Ziel ist die Beschwerden zu reduzieren und die Gelenkzerstörung aufzuhalten.
- Gewichtsreduktion bei Übergewicht
- Physiotherapie
  - Gymnastik zur Muskelkräftigung
  - Wärme- oder Kältetherapie
  - Bewegungsbäder
- Sportliche Bewegung ohne Belastung: Keine Sportarten mit großen Impulsbelastungen und Extrembewegungen der Gelenke (wie z.B. Tennis) wählen. Grundsätzlich gut geeignet ist Walking, Schwimmen oder Aquajogging und Radfahren
- Ab Stadium 2 orthopädische Hilfsmittel (Bandagen) um die betroffenen Gelenke zu stützen und zu entlasten, Gehstock zur Entlastung.

- Medikamente
  - NSAR hemmen die Gelenkentzündung (als Tabletten oder Salbe/Gel)
  - Kortison (ins Gelenk injiziert, intraartikuläre Injektion) bei aktivierter Arthrose
  - Hyaluronsäure: Soll die Folgen der Synovitis korrigieren, intraartikulär injiziert. Erfolge bei älteren Patienten mit schwerer Gonarthrose.
- Akupunktur
- Chirurgische Maßnahmen
  - Lavage: Spülung des Gelenks, um Entzündungsstoffe und Knorpelabrieb zu entfernen
  - Shaving: Glättung der aufgerauten Knorpel
  - Débridement: Abtragung von Osteophyten,
  - Gelenkersatz in Form einer Totalendoprothese (Hüft- und Kniegelenk-TEP)
  - Gelenkversteifung (nur in Ausnahmefällen).

Operationsverfahren bei Hüftgelenksarthrose
Gelenkerhaltende Operationsverfahren – Osteotomie.
Durch Drehung des Hüftkopfes in der Pfanne soll die Belastung auf eine möglichst breite Gelenkfläche verteilt werden. Punktuelle Druckspitzen durch die Gelenkfehlstellung sollen beseitig werden. Vorteil dieser Methode ist, dass kein Knochenverlust auftritt und eine TEP als weitere Therapie möglich ist. Gelenkersatz mit einem künstlichen Hüftgelenk – totale Endoprothese (TEP).

Es wird sowohl ein Teil des Oberschenkels (Gelenkkopf) als auch ein Teil des Hüftknochens (Gelenkpfanne) ersetzt. Als Kopfersatz werden Legierungen von unterschiedlichen Metallen verwendet, als Pfannenersatz Keramik oder spezielle Kunststoffe. Die neue Pfanne wird in den Hüftknochen eingeschraubt. Der abgenutzte Kopf wird abgetragen und eine Höhle in dem Oberschenkelknochen angelegt. Der neue Kopf wird mit einem langen Stiel in dieser Höhle verankert.
Es gibt drei mögliche Operationstechniken, abhängig von den individuellen Gegebenheiten:
- Zementierte Implantationstechnik: Sowohl Kopf als auch Pfanne werden mit Knochenzement einzementiert. Damit wird größtmögliche Stabilität und schnelle Belastbarkeit erreicht
- Zementfreie Implantationstechnik, die Implantate wachsen ein
- Hybridimplantationstechnik: Mischtechnik, der Schaft wird einzementiert, die Pfanne zementfrei implantiert.
Die Haltbarkeit einer TEP liegt bei 10 bis 20 Jahren. Danach treten erneut Beschwerden auf und eine neue Operation ist von Nöten. Da bei jeder Operation erneut Knochen verloren geht, ist der Gelenkersatz nicht beliebig oft möglich.

Regeln für Arthrosepatienten
1. Medikamente nach Anweisung des Arztes regelmäßig einnehmen. Bei Therapien konsequent sein, um Chronifizierung des Schmerzes zu vermeiden.
2. Jeden Morgen Gymnastik machen, um Gelenke und Kreislauf in Schwung zu bringen.
3. Aufrechte Haltung beim Stehen, Gehen und Sitzen beachten.
4. Richtige Matratze beim Schlafen verwenden.
5. Richtiges Heben und Tragen von Lasten, schwere Lasten vermeiden.
6. Häufiges Treppensteigen und Gehen auf harten Böden vermeiden.
7. Bewegung an frischer Luft oder im Wasser.
8. Kälte per se verschlimmert die Beschwerden nicht! Verschlimmerung der Beschwerden im Winter liegt am Bewegungsmangel!
9. Tierische Fette reduzieren, da die hier höher konzentrierte Arachidonsäure Entzündungen fördert
10. Orthopädische Hilfsmittel wie Bandagen und Gehstock verwenden!

Hallux valgus

Deformation des Großzehengrundgelenks, begünstigt durch zu enge, spitze Schuhe, immer bei Spreizfuß (Absinken des Vorfußgewölbes mit Verbreiterung des Vorfußes und Fehlbelastung des Vorfußes). Betroffen besonders ältere Frauen.

Symptome
- Die Großzehe ist im Grundgelenk in Richtung der Kleinzehen abgeknickt, liegt z. T. unter oder über den Kleinzehen (➤ Abb. 5.5)
- Mittelfußknochen der Großzehe steht zur Körpermitte hin vor, darüber liegende Haut meist entzündet, wird vom Laien als Ballen bezeichnet
- Arthrose des Großzehengrundgelenks.

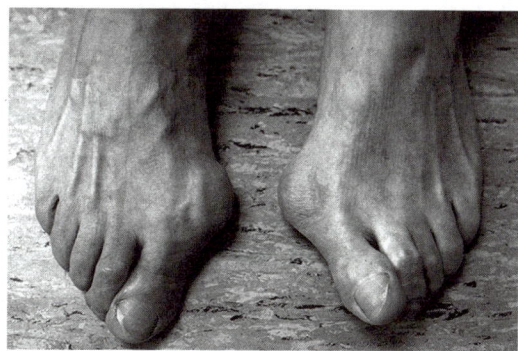

Abb. 5.5 Hallux valgus beidseits.

Therapie
- Im Frühstadium Hallux-valgus-Nachtschiene: Korrigiert die Fehlstellung der Großzehe
- Operation.

5.2.3 Erkrankungen der Knochen

Osteoporose

Skeletterkrankung, die durch eine unzureichende Knochenfestigkeit definiert ist und dadurch ein erhöhtes Frakturrisiko prädisponiert. Liegt eine Osteoporose vor und sind bereits Frakturen als Folge davon aufgetreten, so spricht man von einer manifesten Osteoporose.

In Deutschland sind derzeit mehr als 7 Millionen Menschen an Osteoporose erkrankt, davon 80% Frauen.

Ursachen
Missverhältnis zwischen Knochenabbau und -aufbau durch erhöhte Aktivität der Osteoklasten. Der Knochen wird porös und brüchig, meist ist das ganze Skelett betroffen.
- Primäre Osteoporose
  - Idiopathische Osteoporose bei jungen Menschen (selten)
  - Postmenopausale (nach der Menopause) Osteoporose (Typ I-Osteoporose): Lässt die Wirkung der Östrogene im Laufe der Wechseljahre nach, steigt das Osteoporose-Risiko an; ein Drittel aller Frauen leidet nach den Wechseljahren an einer Osteoporose

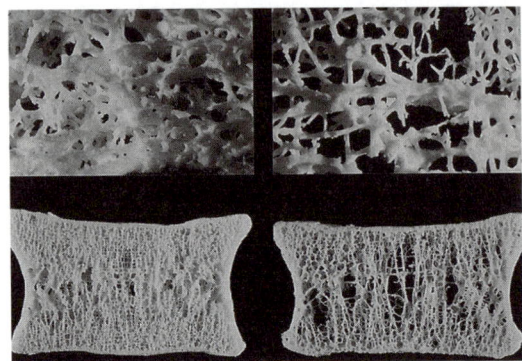

Abb. 5.6 Normaler Knochen (links) und osteoporotischer Knochen (rechts). [O136]

- Senile Osteoporose (Typ II-Osteoporose): ab dem 70. Lebensjahr, Zunahme bei beiden Geschlechtern, natürlicher Alterungsprozess, begünstigend wirken Bewegungsmangel und Mangel an Kalzium und Vitamin D
• Sekundäre (als Folge anderer Erkrankung) Osteoporose
  - Krankheiten (z.B. rheumatoide Arthritis, chronisch entzündliche Darmerkrankungen wie Colitis ulcerosa oder Morbus Crohn)
  - Immobilisation
  - Als Nebenwirkung einer Langzeiteinnahme von Glukokortikoiden (➤ Kap. 11.1.6)

Risikofaktoren
• Alter: Mit zunehmendem Alter nimmt die Knochenmasse ab
• Geschlecht: Frauen haben eine geringere Knochenmasse, die in der Menopause nochmals abnimmt
• Vorzeitige natürliche Menopause (≤ 45 Jahre)
• Späte Menarche (≥ 15 Jahre)
• Rauchen
• Geringe oder fehlende Sonnenlichtexposition
• Calcium- und Vitamin D-arme Ernährung (keine Milch, keine oder wenig Milchprodukte)
• Immobilität
• Untergewicht
• Genetische Faktoren.

Symptome
• Größenverlust durch Zusammensintern der Wirbelkörper mit typischem Tannenbaumphänomen der Rückenhaut (vom mittleren Bereich des Rückens nach außen schräg abwärts laufende Hautfalten)
• Witwenbuckel: Krummer Rücken durch Abbau der Wirbelkörper
• Signifikante Verminderung der Knochenmasse gegenüber den alters-/geschlechtstypischen Normwerten
• Knochenschmerzen (Rücken)
• Knochenbrüche (Frakturen) bei geringster Krafteinwirkung und Spontanfrakturen (Frakturen ohne Krafteinwirkung).

Diagnose
Wünschenswert ist eine möglichst frühe Diagnose, um durch präventive Maßnahmen Frakturen zu vermeiden.

- Knochendichtemessung
  - Osteodensitometrie durch Dual X-Ray Absorptiometry-Bestimmung (DXA)
  - Osteodensitometrie mittels Ultraschall, zeigt eine schlechtere Korrelation zwischen Messwert und theoretischem Frakturrisiko
  - Quantitative Computertomografie (QCT); wird z.B. bei Untersuchung der Speiche (Radius) oder des Schienbeines (Tibia) angewandt.
- Röntgenaufnahme: Zeigt erst Veränderungen an, wenn der Substanzverlust bei mehr als 30 % liegt, daher nicht zur Früherkennung geeignet.

Therapie
Nicht-medikamentöse Therapie und Prävention:
- Immer für ausreichende Bewegung sorgen, vor allem Sportarten, die Knochen und Wirbelsäule durch Zug und Druck (gemäßigt) belasten, fördern den Knochenaufbau. Als besonders geeignet gelten Walking, Jogging, Wandern, Wassergymnastik und Schwimmen, Radfahren
- Mäßiger Alkoholkonsum, kein Rauchen
- Regelmäßiger Aufenthalt im Freien, mindestens 30 Minuten
- Ernährung: Gesunde, ausgewogene Mischkost, reichlich Milch und Milchprodukte, grünes Gemüse, kalziumreiches Mineralwasser (200–600 mg/l)
- Kalziumzufuhr von 800–1500 mg pro Tag (1 l Milch enthält ca. 800 mg) in kleinen Mengen über den Tag verteilt, um eine optimale Aufnahme zu erreichen. Bei unzureichender Aufnahme über die Nahrung muss Kalzium in Form von Brausetabletten, Kautabletten oder Trinkampullen substituiert werden.
- Vitamin-D-Substitution: Zufuhr von Vit. D_3 (Cholecalciferol, 600–1000 I.E. pro Tag).Vitamin D ist notwendig für die Aufnahme von Calcium über den Darm. Die aktive Form des Vitamin D, das Vitamin D_3, wird in der Haut aus vorhandenen Vorstufen des Vitamin D bei Sonneneinstrahlung gebildet. Vitamin D ist besonders in fettreichen Fischen wie Hering und Lachs, Leber und Eiern enthalten.
- Ab dem 70. Lebensjahr jährliche Sturzanamnese, bei hohem Risiko muss die Ursache gefunden und wenn möglich beseitigt werden.
- Sturzprävention: Stützmieder, Hüftprotektor. Es sollte auch an richtiges Schuhwerk und passende Brille gedacht werden.

Medikamentöse Therapie:
Die Basis jeder medikamentösen Therapie ist eine ausreichende Kalzium- und Vitamin-D_3-Zufuhr.
- Bisphosphonate
- Strontiumranelat
- Raloxifen
- Parathormon
- Fluoride
- Calcitonin.

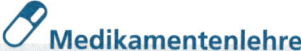 **Medikamentenlehre**

Bisphosphonate

Antiresorptive Wirkung durch Hemmung der Osteoklasten, Zunahme der Knochenmineraldichte wird durch Auffüllen vorhandener Lücken mit Knochensubstanz, außerdem wird der noch vorhandene Knochen mineralisiert.
- Etidronat: Didronel®:
  Hemmt die Knochenresorption, aber gleichzeitig auch die Mineralisation der Knochen! Deshalb nur für eine Therapiedauer von 14 Tagen einsetzbar. Dann erfolgt für 6 Wochen eine Knochenaufbautherapie mit 500 mg Kalzium, um einer Osteomalazie (Knochenerweichung) vorzubeugen.

- Alendronat: Fosamax®:
  Etwa 1000-fach stärker als Etidronat, Hemmung der Knochenresorption durch die Osteoklasten, gleichzeitig wird die Knochenneubildung nicht beeinflusst. Kontinuierliche Langzeiteinnahme möglich. Gut verträglich. Um Magenprobleme zu verhindern und eine möglichst hohe Resorption zu erreichen, sollten die Einnahmevorschriften beachtet werden. **Einnahme:** Einmal wöchentlich, möglichst im Stehen, auf nüchternen Magen mindestens 30 Minuten vor dem Essen mit viel kalziumarmem Wasser einnehmen, nach der Einnahme sitzen oder gehen, nicht mehr hinlegen, am Einnahmetag auf kalziumreiche Nahrung und Kalziumsubstitution verzichten.
- Risedronat: Actonel®
  Stärker wirksam als Alendronat, Osteoblastenaktivität und Knochenmineralisierung bleiben erhalten, Osteomalazie ist praktisch ausgeschlossen, schon im ersten Jahr der Anwendung sinkt das Wirbelkörperfrakturrisiko.
- Ibadronat: Bondronat®, Bonviva®
- Zolendronat: Aclasta®, Zometa® (nur zur Infusion, innerhalb dreijähriger Anwendung, einmal jährliche Infusion).

Strontiumranelat

- Protelos®: Dualer Wirkmechanismus. Vermehrung der Knochenmatix, indem es die Tätigkeit der Osteoblasten anregt, Hemmung der Abbauaktivität der Osteoklasten.

Selektiver Östrogen-Rezeptoren-Modulator (SERM)

- Raloxifen: Evista®, Optruma®
  Wirkt ähnlich wie Östrogen, aber selektiv nur am Knochen und teilweise auf den Cholesterinstoffwechsel. Keine Östrogenwirkung auf Uterus- und Brustgewebe, daher kein erhöhtes Krebsrisiko.

Parathormon

- Parathormon: Preotact®
  Ein kontinuierliches Einwirken von Parathormon (PTH) bewirkt einen Anstieg der Osteoklasten-Aktivität. Wird PTH aber periodisch/pulsierend gegeben, vermindert es die Aktivität der Osteoklasten und führt daher zu einem Anstieg der Osteoblastenzahl und damit zu einem Anstieg des Knochenaufbaus, der Knochenmasse und der Knochenfestigkeit
- Teriparatid: Forsteo®
  Der Wirkstoff ist ein biotechnologische hergestelltes, aktives Teilstück des humanen Parathormons. Er baut neues belastbares Knochengewebe durch die Stimulation der Osteoblasten-Aktivität auf, verloren gegangene Mikrostrukturen der Knochen werden wieder aufgebaut.
  Teriparatid wird einmal täglich subkutan mit einem Autoinjektor injiziert. Die Dauer der Anwendung ist derzeit noch auf 18 Monate begrenzt, Nebenwirkungen sind eher selten (Wadenkrämpfe, Schwindel).

Calcitonin

- Karil®:
  Hormon der Schilddrüse, hemmt die Osteoklastentätigkeit, allerdings beim Erwachsenen nur schwach, und wirkt analgetisch. Calcitonin muss injiziert werden, die nasale Applikation bringt noch geringere Wirkung.

Knochentumoren

- Primäre: Benigne (im Alter selten) oder maligne, die vom Knochen (Osteosarkom) ausgehen
- Sekundäre: Metastasen maligner Tumore von Brust, Prostata, Bronchien, Schilddrüse, Niere. Häufiger als primäre Tumoren.

Symptome
- Schmerzen
- Spontanbrüche (-frakturen).

Therapie
- Radikale operative Entfernung
- Zytostatika
- Bestrahlung (Verschwinden des Tumors oder wenigstens Schmerzlinderung)
- Bei Knochenmetastasen abhängig vom Primärtumor.

5.2.4 Erkrankungen der Muskeln

Wadenkrämpfe

Eine auf einen Muskel oder eine Muskelgruppe beschränkte schmerzhafte Verkrampfung.
Eigentlich keine Erkrankung, eher ein lästiges Problem. Warum manche Menschen häufiger von Waden-krämpfen heimgesucht werden als andere ist bisher nicht geklärt. Treten Wadenkrämpfe beim Schwimmen, Bergsteigen oder im Straßenverkehr auf, können sie lebensbedrohliche Folgen haben. Wadenkrämpfe kön-nen auch ein Symptom für eine Reihe von Erkrankungen sein.

Ursachen
- Übererregbarkeit der Muskulatur durch einen Mangel an Elektrolyten, vor allem Magnesiummangel. Der Magnesiummangel kann im ganzen Körper durch eine zu geringe Zufuhr an Magnesium, aber auch lokal durch Durchblutungsstörungen bestehen
- Intensive sportliche Belastung: Durch starkes Schwitzen entsteht nicht nur ein Flüssigkeitsmangel, son-dern es gehen auch Elektrolyte verloren
- Nächtliche Wadenkrämpfe: Kann Hinweis auf Varizen (Krampfadern) an den Beinen sein
- Kälte: Werden Wadenkrämpfe durch Kälte ausgelöst, kann dies ein Hinweis auf Durchblutungsstörungen sein
- Nebenwirkung von Arzneimitteln: Diuretika, Chemotherapeutika, Lithium, Beta-Blocker.

Symptome
- Sehr schmerzhaftes, heftiges Zusammenziehen von Muskelgruppen, kann sich bis in die Zehen fort-setzen
- Sehr heftige Wadenkrämpfe können einen Schmerz hinterlassen, der einem Muskelkater gleicht.

Therapie
- Ursache beheben, z.B. Substitution von Magnesium
- Sofortmaßnahme: Passive Dehnung der Muskulatur
- Durchblutungsanregung: Sport, wechselwarme Bäder (nicht bei arteriellen Durchblutungsstörungen)
- Ausreichende Flüssigkeitszufuhr mit magnesiumreichem Mineralwasser oder verdünntem Fruchtsaft

Bei nächtlichen Wadenkrämpfen: Chinin (Limptar N®), wirkt auf die Muskelzellen, verlängert die Erholungsphase und vermindert die Erregbarkeit des Muskels, die Krampfneigung sinkt.

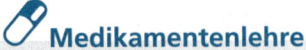

Medikamentenlehre

Magnesium

Magnesium ist ein lebensnotwendiges Mineral, es wird für zahlreiche Enzymreaktionen im Körper benötigt. Magnesium hat auch einen Einfluss auf die Konzentration des Kalziumspiegels im Blut. Dadurch ist Magnesium für die Regulation der Muskelaktivität (Herzmuskel!), für den Knochenstoffwechsel und für das Nervensystem wichtig. Der Magnesiumspiegel kann im Blut bestimmt werden und sollte zwischen 0,8 und 1,2 mmol/l liegen.

Sportler, Jugendliche, Schwangere und stillende Frauen haben einen erhöhten Magnesiumbedarf. Außerdem können bestimmte Erkrankungen (z.B. Durchfall, Erbrechen) oder die Einnahme von Arzneimitteln (z.B. Diuretika) den Bedarf an Magnesium erhöhen. Die Magnesiumsubstitution sollte über mindestens zwei Wochen mit 200 bis 400 mg Magnesium pro Tag durchgeführt werden. Magnesiumpräparate stehen als Brausetabletten, Granulat, Dragees oder Kautabletten zur Verfügung. Prinzipiell sollte Brausetabletten oder Granulaten der Vorzug gegeben werden, da hier der Wirkstoff bereits gelöst aufgenommen wird. Daraus resultiert ein schnellerer Wirkungseintritt, außerdem wird zusätzlich noch Flüssigkeit aufgenommen. Magnesium hat bei sehr hoher Dosierung eine abführende Wirkung. Es gibt zwei Arten von Magnesiumpräparaten:

- Magnesium als Salz gebunden:
  - Magnesiumoxid: Magnesiumoptopan®, Magnetrans® forte
  - Magnesiumcarbonat: Cebion Magnesium®
- Magnesium in organischer Form:
  - Magnesiumhydrogenaspartat: Magnesiocard®
  - Magnesiumbishydrogenglutamat: Magnesium Verla®
  - Magnesiumcitrat: Magnesium Diasporal®

Die Bioverfügbarkeit von organisch gebundenem Magnesium ist höher, d. h., dass der Körper einen höheren Prozentsatz davon aufnehmen kann. Lebensmittel mit hohem Magnesiumgehalt sind:

- Milchprodukte
- Getreide: Haferflocken, Hirse, ungeschälter Reis, Weizenkeime, Sojaprodukte
- Gemüse: Karotten, Kartoffeln, Spinat, Rosenkohl
- Obst: Bananen, Kirschen, Pflaumen
- Kakao, Schokolade
- Mineralwasser mit hohem Magnesiumgehalt.

⚡ VORSICHT

Magnesium darf nicht zusammen mit Eisen, Tetrazyklin, Digoxin und Isoniazid genommen werden.

Myalgie

Generalisierter oder lokalisiert auftretender Muskelschmerz, tritt häufig mit umschriebenen Muskelverhärtungen (Myogelosen) auf.

Myopathie

Sammelbegriff für entzündliche oder degenerative Muskelerkrankungen, die vom Muskel ausgeht und zur Lähmung des Muskels führt. Kann einzelne Muskeln oder Muskelgruppen erfassen. Schwere Verlaufsformen führen frühzeitig zum Tod.

Muskelatrophie

Muskelschwund

Ursachen
- Bettlägerigkeit
- Immobilität
- Umschriebener Bewegungsmangel durch Schmerzen aufgrund einer Erkrankung des Bewegungsapparats oder durch Ruhigstellung eines Körperteils (z.B. längerer Gipsverband).

Therapie
- Behandlung der zugrunde liegenden Erkrankung.
- Gymnastik
- Physiotherapie
- Isometrische Übungen: Die Muskulatur wird angespannt, es erfolgt aber keine Verkürzung des Muskels, keine Bewegung! Die Anspannung muss für ca. 10 Sek. gehalten werden, dann erfolgen 10 Sek. Pause, mind. 10 Wiederholungen von Spannung und Entspannung.

5.2.5 Traumatische Erkrankungen des Bewegungsapparates

Trauma: Verletzung durch äußere Gewalteinwirkung auf den Körper.

Fraktur

Knochenbruch (➤ Abb. 5.8)
- Geschlossener Bruch: Knochenverletzung ist mit intakter Haut bedeckt
- Offener Bruch: Über der Bruchstelle entsteht eine Hautwunde, z.B. bei Durchspießung der Haut von innen nach außen durch ein Knochenfragment. Es können leicht Erreger in die offene Wunde gelangen, Infektionsgefahr für den Knochen.

Ursachen
- Gewalteinwirkung
- Bei Osteoporose oder Knochentumoren oft schon bei leichtem äußeren Druck (Spontanfraktur)
- Ermüdungsfraktur bei Überlastung.

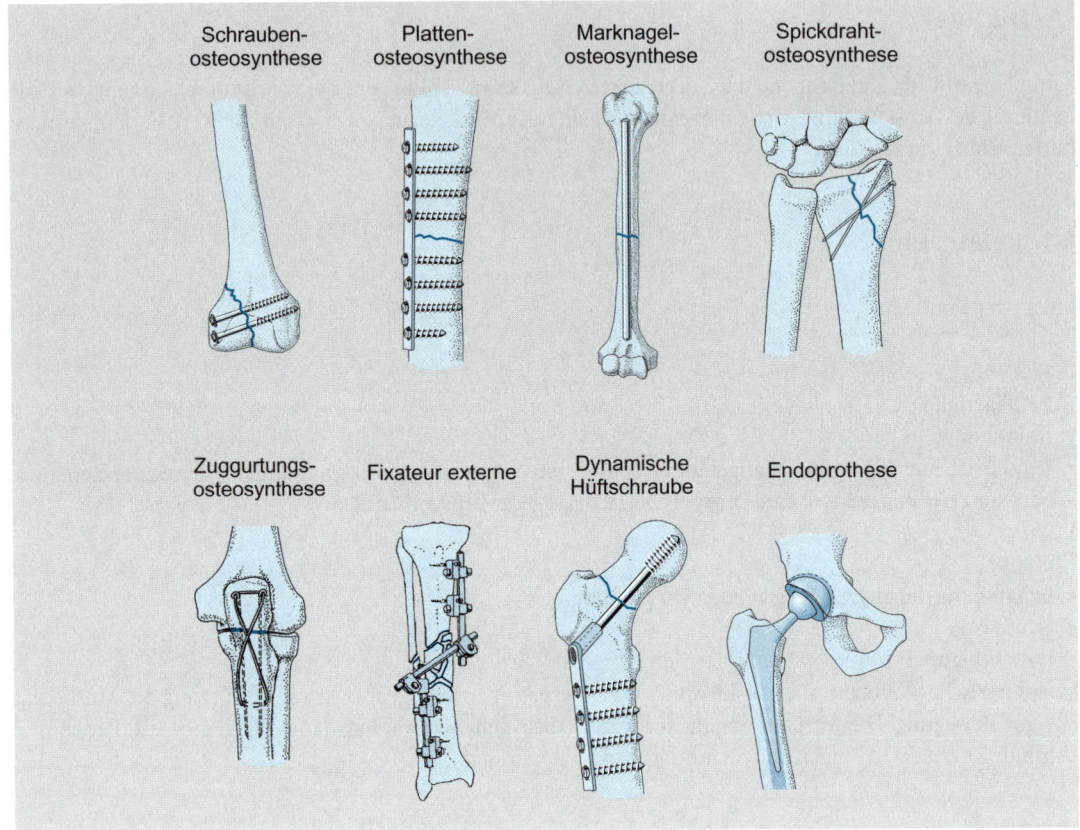

Abb. 5.7 Verschiedene Osteosyntheseverfahren. [A400-190]

Symptome
- Abnorme Stellung und Beweglichkeit
- Schmerzen in Ruhe, starke Schmerzen bei Bewegungen, Druck- und Stauchungsschmerz
- Schwellung, Hämatom
- Belastung unmöglich, gestörte Funktionsfähigkeit
- Sichtbare freie Knochenenden.

Therapie
- Erstversorgung: Ein offener Bruch muss schnellstmöglich steril abgedeckt werden, um die Infektionsgefahr zu verringern. Kein Versuch, den Bruch einzurichten!
- Bei verschobenen (dislozierten) Knochenbruchstücken: Einrichten (Reposition) der Fraktur (nach Röntgen)
- Ruhigstellen durch Gipsverband
- Bei komplizierten Frakturen: Operative Osteosyntheseverfahren, Bruchstücke werden mit Spickdraht, Nägeln, Schrauben, Platten verbunden (bessere Heilungsbedingungen, Mobilisierung eher möglich!)
- Bei offener Fraktur: Anbringen einer äußeren Schienung (Fixateur externe) ohne zusätzliche Verletzungen der Frakturstelle
- Gelenkersatz durch Endoprothese.

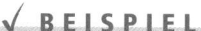

Schenkelhalsbruch

Ursachen
Sturz auf die Hüfte. Bei älteren Menschen genügt meist schon ein leichter Sturz, bei jungen Menschen sind starke Kräfte nötig. Der Schenkelhalsbruch ist die typische Fraktur des älteren Menschen mit Osteoporose.

Formen
- Medial (intraartikulär): Bruch des Oberschenkelkopfes innerhalb der Hüftgelenkskapsel
  - Adduktionsfraktur (in 80–90 % der Fälle), immer instabil
  - Abduktionsfraktur (in 10–20 % der Fälle), Kopf ist eingestaucht, meist stabil
- Lateral (extraartikulär): Bruchstelle des Oberschenkelkopfes liegt dicht am großen Rollhügel (Trochanter major), einem Knochenvorsprung des Oberschenkelknochens.

Symptome
- Starker Druckschmerz in der Hüfte
- Das betroffene Bein kann nicht belastet oder angehoben werden
- Gehen ist nicht mehr möglich, Beweglichkeit stark eingeschränkt
- Bein erscheint verkürzt, Fuß ist nach außen gedreht.

Komplikationen
- Unterbrechung der Blutzufuhr für den Gelenkkopf, Folge ist eine Hüftkopfnekrose
- Bei bestehender Osteoporose Probleme bei der Heilung und auch bei der Verankerung von Prothesen oder Schrauben

Therapie
- Konservative Therapie: Bei stabiler Abduktionsfraktur kann auf Operation verzichtet werden:
  - Ruhigstellung: Das betroffene Bein wird in einer Schaumstoffschiene gelagert. Bettruhe für ca. 2 Wochen (Wichtig: Thromboseprophylaxe, Atemtherapie), Nachteil Immobilität mit Folgen
  - Mobilisierung: Unterarmgehstützen oder Gehwagen, anfängliche Belastung bei 10 bis 20 kg, langsam steigernd, volle Belastung frühestens nach 12 Wochen.
  - Physiotherapie, Schmerztherapie
- Operation:
  - Osteosynthese: Knochenenden werden mit Schraube oder Dynamischer Hüftschraube zusammengeführt, die natürlichen knöchernen Strukturen bleiben erhalten
  - Totalendoprothese bei gleichzeitiger Gelenksarthrose
  - Vorteil der operativen Methoden ist eine sofortige Mobilisierung!
Die Therapie eines Oberschenkelhalsbruches hängt sehr stark vom einzelnen Patienten ab.

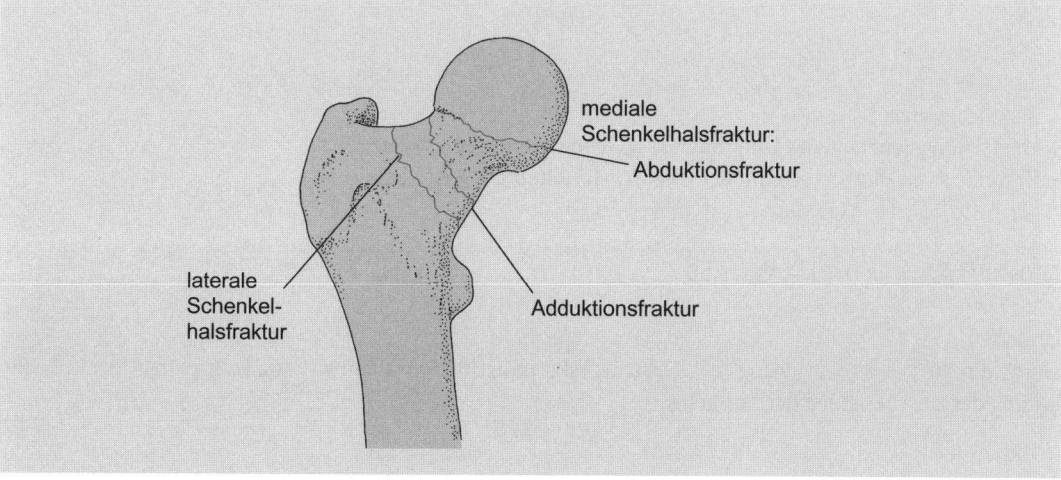

Abb. 5.8 Oberschenkelknochen – Frakturlinien bei Schenkelhalsbruch. [L190–201]

Luxation

Verrenkung, Ausrenkung: Verschiebung des Gelenkkopfes aus der Gelenkpfanne, wobei oft ein Teil der Gelenkkapsel zerreißt, begleitende Verletzung von Knorpel, Knochen, Gefäßen und Nerven möglich, häufig betroffen ist das Schultergelenk (45 %) und Ellenbogengelenk (20 %).
Habituelle Luxation: Aufgrund der überdehnten Gelenkkapsel und Bänder kann eine Luxation am selben Gelenk wiederholt auftreten.

Ursachen
Gewalteinwirkung durch direkten Zug auf das Gelenk oder Sturz auf das Gelenk.

Symptome
- Schmerzen
- Bewegungseinschränkung
- Abnorme Haltung.

Therapie
- Einrenken durch den Arzt (Reposition)
- Falls keine Reposition möglich ist oder Weichteilverletzungen vorliegen, ist eine Operation nötig
- Ruhigstellen, je älter der Patient, desto kürzer die Ruhigstellung (Gefahr der Einsteifung des Gelenkes)
- Kühlen.

⚡ **V O R S I C H T**
Kein Einrenken einer Luxation ohne Röntgenbild (Frakturausschluss)!

Prellung

Kontusion.

Ursache
Durch Stoß oder Schlag kommt es zur direkten Gewalteinwirkung auf Körperteile, wobei die Haut intakt bleibt.

Symptome
- Sehr schmerzhaft
- Quetschung der Haut, des Unterhautfettgewebes und der Muskulatur
- Zerreißen von Blutgefäßen mit der Bildung von Blutergüssen (Hämatome).

Muskelzerrung und -faserriss

Ursache
Durch direkte Gewalteinwirkung (z.B. Fußtritt) oder indirekte Gewalteinwirkung (z.B. plötzliche starke Belastung der Überbelastung der Muskeln).

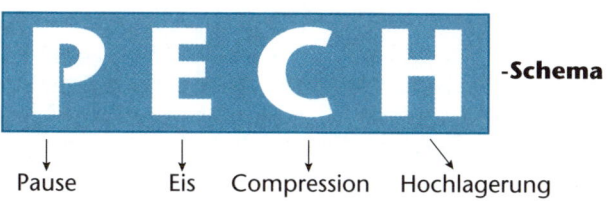

Abb. 5.9 PECH-Schema.

Symptome
- Krampfartiger Schmerz
- Zunehmendes Spannungsgefühl
- Beim Muskelfaserriss: Plötzlicher messerstichartiger spitzer Schmerz, Hämatombildung, Funktionsverlust.

Distorsion

Bänderzerrung.

Ursachen
Meist durch indirekte Gewalteinwirkung entstandene Fasereinrisse der Bänder. Häufigstes Vorkommen am oberen Sprunggelenk durch Umknicken des Fußes.

Symptome
- Starke Schwellung des betroffenen Gelenks, Hämatombildung
- Druckschmerz über dem geschädigten Bandapparat
- Instabilität und Funktionseinschränkung des Gelenks.

Therapie bei traumatischen Gewebeverletzungen
- **P**ause: Nicht weiter bewegen, da Gefahr einer Schwellung
- **E**is, Kühlung: Eisspray, zerkleinertes Eis im Plastikbeutel, Tuch mit kaltem Wasser
- **K**ompression: Breite elastische Binde verwenden, Druckverband großflächig anlegen, nach jeder Lage weiter kühlen, nach 30 Min. lösen, 2–3 Min. durchbluten lassen, neu wickeln
- **H**ochlagerung führt zu Minderdurchblutung und Abnahme der Schwellung.
Bei Verdacht auf Muskelfaserriss oder Distorsion Arzt aufsuchen.

6 Das Herz-Kreislauf-System und seine Erkrankungen

6.1 Anatomie und Physiologie

6.1.1 Herz

Gewebeschichten
Die Herzwand besteht aus drei Schichten:
- Endokard: Herzinnenhaut kleidet die Hohlräume aus
- Myokard: Muskelschicht, Herzmuskulatur, in der linken Kammer dicker als in der rechten
- Epikard: Herzaußenhaut
Nun folgt ein mit Flüssigkeit gefüllter Spalt, die Flüssigkeit setzt die Reibung herab
- Perikard: Bindegewebsschicht, nach unten mit dem Zwerchfell und seitlich mit der Pleura verwachsen, fixiert das Herz im Brustraum. Epikard und Perikard bilden den Herzbeutel.

Anatomische Räume
Das Herz (Cor) besteht aus 2 Hälften, dem rechten und dem linken Herzen. Sie sind durch eine Scheidewand (Septum cardiale) voneinander getrennt. Jede Herzhälfte besteht aus einem **Vorhof** (Atrium) und einer **Kammer** (Ventrikel). Die linke Kammer ist stärker gebaut als die rechte. Das Herz wiegt etwa 300 g. Es liegt hinter dem Brustbein im mittleren Brustraum zwischen den Lungenflügeln, dieser Bereich heißt Mediastinum.

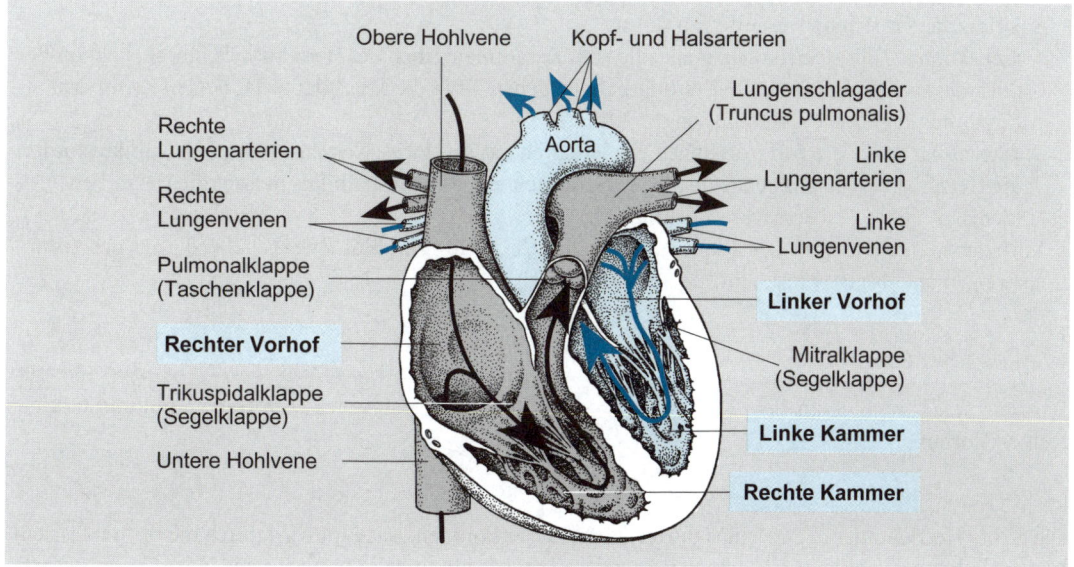

Abb. 6.1 Das Herz. [L190]

Die Herzvorhöfe sind durch die Segelklappen (re. Herzhälfte: Trikuspidalklappe, li. Herzhälfte: Mitralklappe) von den Kammern getrennt. Der Ausgang der Ventrikel wird durch die Taschenklappen (re. Ventrikel: Pulmonalklappe, li. Ventrikel: Aortenklappe) von den Schlagadern getrennt. Die Herzklappen lassen sich nur in eine Richtung öffnen. Sie haben eine Ventilfunktion.

Herzleistung

- Schlagfrequenz: Das Herz schlägt durchschnittlich 70 mal pro Minute
- Schlagvolumen: Pro Herzschlag werden jeweils 70 ml Blut von der rechten und von der linken Herzkammer ausgeworfen
- Herz-Zeit-Volumen: Unter normalen Bedingungen werden 5 l/min ausgeworfen, unter extremen Belastungen bis zu 25 l/min
- Ein Herzschlag dauert ca. 0,5 Sekunden. Dann erfolgt eine Pause von 0,3 Sekunden, während der der Herzmuskel nicht erregbar ist (Refraktärzeit). In dieser Zeit füllt sich das Herz wieder mit Blut.

Funktionsweise des Herzens

- Der Herzmuskel verrichtet seine Arbeit, indem er sich zusammenzieht. Ununterbrochene Folge von Zusammenziehen und Entspannen
- Beide Herzkammern ziehen sich zur selben Zeit zusammen und erweitern sich im selben Augenblick, es wird gleichzeitig Blut in Körper und Lunge gepumpt
- Systole: Anspannungs- und Austreibungsphase, das Myokard ist kontrahiert
- Diastole: Erschlaffungs- und Füllphase, das Myokard ist entspannt
- Das Herz passt seine Leistung an den jeweiligen Sauerstoffbedarf an
  - Ruhe = niedriger Sauerstoffbedarf = langsames Schlagen, 60–70 mal pro Minute
  - Kurzfristige Anstrengung: Herz schlägt schneller (Herzfrequenz steigt) und das Schlagvolumen wird erhöht
  - Langfristige hohe Belastung: Herz vergrößert sich (Herzmuskelhypertrophie), so dass bei jedem Schlag mehr Blut in die Gefäße ausgeworfen werden kann
- Das Herz steuert sich im wesentlichen selbst
  - Sinusknoten: Gibt elektrische Signale, die zum Zusammenziehen des Herzmuskels führen, liegt im Bereich des rechten Vorhofes. Reizleitungsbahnen gehen bis in die Muskulatur der beiden Kammern. Rhythmus liegt bei 60–80 Impulsen pro Minute
  - Anpassung an äußere Anforderungen erfolgt durch das vegetative Nervensystem: Sympathikus fördert die Herzarbeit (Schlagfrequenz und Schlagkraft steigen), Parasympathikus hemmt die Herzarbeit (Schlagfrequenz und Schlagkraft nehmen ab)
- Koronararterien (Herzkranzgefäße): Versorgen das Herz selbst mit Blut. Zwei Gefäße, die aus der Aorta abzweigen und das Herz kranzförmig umschließen.

Weg des Blutes

Das sauerstoffarme Blut aus dem Körper fließt durch die großen Hohlvenen zum Herzen hin und füllt den rechten Vorhof.

Rechte Herzhälfte

Die rechte Herzkammer (Ventriculus dexter) zieht sich zusammen. Das Blut wird durch die rechte Taschenklappe (Pulmonalklappe) in die Lungenschlagader (Truncus pulmonalis, im weiteren Verlauf Pulmonalarterien) gepresst. Gleichzeitig ist die Segelklappe, die Trikuspidalklappe, geschlossen. Sobald die Herzkammer geleert ist, schließt sich die Taschenklappe durch den hohen Druck in der Pulmonalarterie. Die Herzkammermuskulatur erschlafft, die Kammer erweitert sich. Es entsteht ein Sog: Blut strömt aus dem Vorhof durch die rechte Segelklappe in die Herzkammer ein.

Linke Herzhälfte

Die Herzkammermuskulatur zieht sich zusammen, die Taschenklappe (Aortenklappe) öffnet sich und das Blut wird in die Aorta gepresst. Die Herzkammermuskulatur erschlafft, die Herzkammer erweitert sich. Die Segelklappe öffnet sich. Das im Vorhof gesammelte Blut drückt in die Kammer. Die Aortenklappe schließt sich.

6.1.2 Blutgefäße und Blutkreislauf

Blutgefäße

In den Blutgefäßen wird das Blut vom Herzen in alle Regionen des Körpers und wieder zurück befördert. Es werden Arterien, Venen und Kapillaren unterschieden. Sie haben einen prinzipiell gleichen Wandaufbau:

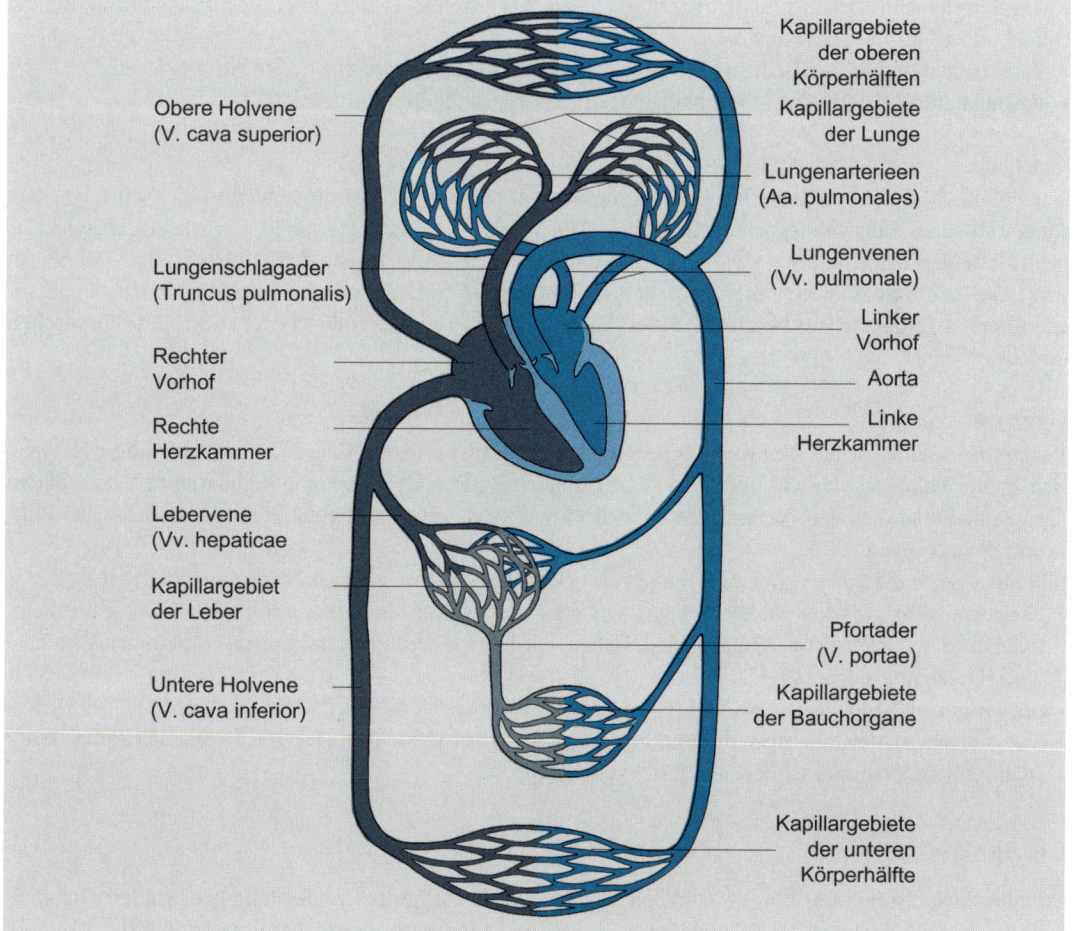

Abb. 6.2 Schema des Körper- und Lungenkreislaufes mit Pfortadersystem. [L157]

- Tunica interna: Gefäßendothel, Innenschicht aus einschichtigem Plattenepithel
- Tunica media: Mittelschicht, bestehend aus glatter Muskulatur, kollagenen und elastischen Fasern. Der Kontraktionszustand der Muskelzellen bestimmt die Gefäßweite
- Tunica externa Außenschicht, bestehend aus Bindegewebe, kollagenen und elastischen Fasern.

Arterien (Schlagadern)

Schlagadern sind Gefäße, die das Blut **vom** Herzen **weg** transportieren. Wegen des höheren Blutdruckes in den Arterien sind sie kräftiger gebaut als Venen. Bei jedem Herzschlag erweitern sich die Arterien und fangen so den Blutstoß auf. Danach (Herz erschlafft, Blutdruck sinkt) verengen sie sich und treiben das Blut vorwärts! Das Erweitern und Verengen ist bei oberflächlich liegenden Arterien als Puls tastbar:

- Handgelenk: Radialispuls
- Schläfe: Temporalispuls
- Hals: Karotispuls
- Fußrücken: Puls der Arteria dorsalis pedis
- Leiste: Femoralispuls.

Arteriolen

Kleine Arterien am Übergang zu den Kapillargefäßen. Nervenzellen steuern über die Muskelkontraktion die Durchblutung des Kapillargebietes:

- Vasokonstriktion: Muskelschicht zieht sich zusammen, Arteriole wird enger, der Blutdruck steigt
- Vasodilatation: Muskelschicht erschlafft, Arteriole wird weiter, der Blutdruck fällt.

Kapillaren

Haargefäße: Mikroskopisch dünne Gefäße, die den ganzen Körper in unterschiedlicher Dichte (je nach Sauerstoff- und Nährstoffbedarf) durchziehen. Die Wände der Kapillargefäße bestehen aus einschichtigem Plattenepithel (Endothel der Arterien), das wie eine semipermeable (teildurchlässige) Membran wirkt. Sie ist durchlässig für Blutwasser, gelöste Nährstoffen und Vitamine, Sauerstoff, Kohlendioxid sowie Abfallstoffe des Zellstoffwechsels. Sie ist nicht durchlässig für „große" Teilchen wie Blutkörperchen und Eiweiße.

Venen

Venen sind Gefäße, die das Blut vom Körper zum Herzen transportieren. Venen sind dünnwandiger als Arterien, da der Blutdruck in den Venen nicht mehr so hoch ist. Den Übergang von Kapillaren zu Venen bilden die Venolen oder Venulen. Venen können sich stark ausdehnen und dienen so als Blutspeicher bei Blutdruckschwankungen.

Blut muss gegen die Schwerkraft zum Herzen zurückströmen. Mehrere Mechanismen helfen dabei:

- Skelettmuskeln, zwischen die die Venen eingebettet sind, wirken als Muskelpumpe. Wenn diese Muskeln arbeiten, z.B. die Wadenmuskulatur beim Gehen, wird durch deren Kontraktion das Blut in den Venen zum Herzen hin gedrückt
- Sogwirkung des Herzens
- Venenklappen: Ausstülpungen des Endothels: Blut kann nur in Richtung Herzen fließen. Fließt das Blut in die andere Richtung, schließen sich die Venenklappen.

Der Blutkreislauf

Strömungswiderstand: Das Blut muss in den Gefäßen einen bestimmten Widerstand überwinden. Dieser ist je nach Gefäßdurchmesser, Fließfähigkeit des Blutes und Länge des Gefäßstückes unterschiedlich.

Blutdruck

Der Druck, den das Blut auf die Gefäßwände ausübt, nennt man Blutdruck. Er ist in allen Gefäßen in unterschiedlicher Höhe vorhanden. Der Blutdruck wird bestimmt durch die Herzleistung und den Strömungswiderstand. Im klinischen Alltag wird der Blutdruck der großen Arterien gemessen:

- Systolischer Wert: Druck in den Arterien während der Systole/Austreibung des Blutes, beträgt etwa 120 mmHg
- Diastolischer Wert: Druck in den Arterien während der Diastole/Herzerschlaffung, beträgt etwa 80 mmHg.

Körperkreislauf

Aus der linken Herzkammer wird das Blut in die Aorta gepumpt. Am Aortenbogen zweigen die große Arterien für Kopf, Hals und Arme ab. Im Bauchraum gehen die großen Gefäße für Magen, Darm, Leber und Nieren aus der Aorta ab. Die großen Gefäße verzweigen sich weiter bis zu den Kapillaren und gehen dann in das venöse System über. In den Kapillaren gibt das Blut Sauerstoff ab und nimmt Kohlendioxid auf. Auch der Austausch von Nährstoffen und Abfallprodukten des Stoffwechsels findet hier statt. Die Venen verlaufen ähnlich wie die Arterien nur in umgekehrter Richtung. Das Blut fließt über kleine, später große Venen in den Vorhof des rechten Herzens (➤ Abb. 6.2).

Lungenkreislauf

Aus der rechten Herzkammer wird sauerstoffarmes Blut in die Lungen gepumpt. Dort wird es in die Kapillaren gedrückt, welche die mit Luft gefüllten Lungenbläschen überziehen. An dieser Kontaktstelle gibt das Blut Kohlendioxid an die Atemluft ab und nimmt Sauerstoff auf. Durch die Lungenvene wird das sauerstoffreiche Blut in den linken Vorhof des Herzens befördert (➤ Abb. 6.2).

6.1.3 Lymphatisches System

Gefäßsystem für die Lymphe. Lymphe ist ein Blutfiltrat aus Wasser, Elektrolyten und Plasmaproteinen. Die Lymphe des Dünndarmbereiches enthält zusätzlich resorbierte Fette. Die Lymphbahnen durchziehen den gesamten Körper und laufen ungefähr parallel zu den Venen. Das Hauptlymphgefäß ist der Ductus thoracicus, der kurz vor dem Herzen in das venöse System mündet. Zu den lymphatischen Organen zählen Milz, Thymus, lymphatischer Rachenring, alle Lymphknoten und das lymphatische Gewebe des Darms.
Die Aufgaben des lymphatischen Systems sind:
- Immunabwehr
- Transport von Fettbausteinen
- Abfluss von Lymphe (Gewebsflüssigkeit).

Lymphknoten (Nodus lymphaticus)
Immer zu mehreren in die Bahnen der Lymphgefäße zwischengeschaltet, zu jeder Körperregion gehören bestimmte Lymphknoten.
- Linsen- bis bohnengroße Organe
- Fangen als Filter Fremdkörper, Toxine, Zellbruchstücke, Krankheitserreger und Tumorzellen ab
- Aktivieren Lymphozyten (gehören zu den weißen Blutkörperchen).

Milz (Lien)
Ca. 150–200 g schwer, im linken Oberbauch hinter dem Magen liegendes Organ, in den Blutkreislauf eingebaut.

Bau: Von Bindegewebskapsel eingeschlossen, innen Netzwerk aus Bindegewebe. In diesem Gerüst sind zwei Arten Milzgewebe *(Pulpa)* eingelagert. In die Milz tritt die Milzarterie ein und daneben verlässt die Milzvene das Organ.

- Weiße Pulpa: Lymphatisches Gewebe
- Rote Pulpa: Feines Bindegewebsnetz mit vielen roten und weißen Blutkörperchen.

Aufgaben:
- Abbau von überalterten oder beschädigten Blutkörperchen, vor allem von Erythrozyten
- Ausschüttung von T-Lymphozyten

Thymus

Hinter dem Brustbein, oberhalb des Herzens liegende zweilappige Drüse, die sich im Erwachsenenalter zurückbildet. Bei Kindern und Jugendlichen ist sie verantwortlich für die Entwicklung von T-Lymphozyten.

6.1.4 Blut

Aufgaben:
- Versorgung des Gewebes mit Sauerstoff und Nährstoffen
- Abtransport von Kohlendioxid und Stoffwechselendprodukten
- Verteilung von Hormonen, Enzymen und Abwehrkörperchen
- Wärmeregulation
- Abwehr von Krankheitserregern
- Schutz vor Blutverlusten.

Die Gesamtmenge des Blutes ist abhängig vom Körpergewicht: Ein 70 kg schwerer Mensch hat 5–6 Liter Blut, das entspricht ca. 8 % des Körpergewichts.

Blutzusammensetzung

Blut trennt sich in zwei Phasen, wenn man es zentrifugiert: 55 % flüssiger Anteil (Blutplasma) und 45 % feste Bestandteile (Blutkörperchen). Blutplasma enthält Gerinnungsfaktoren. Entfernt man diese, erhält man eine klare Flüssigkeit, die über den festen Blutbestandteilen steht, das Blutserum.

Blutplasma

- Wasser
- Eiweiß: Albumine, Globuline
- Gerinnungsfaktoren
- Elektrolyte
- Kleinmolekulare Substanzen: Glukose, Hormone, Vitamine.

Blutkörperchen

Erythrozyten (rote Blutkörperchen)
- **Aufgabe:** Sauerstoff- und Kohlendioxidtransport. In der Lunge bindet Sauerstoff (O_2) an das Eisen des Hämoglobins, wird mit dem Blut ins Gewebe transportiert und dort abgegeben. Aus dem Gewebe wird Kohlendioxid aufgenommen und zur Lunge transportiert.

- **Bau:** Kleine, runde, flache, in der Mitte eingedellte Scheiben. Sie werden im roten Knochenmark gebildet, beim Erwachsenen v. a. im Brustbein, weniger in den Beckenschaufeln. Die frühen Entwicklungsstufen der Erythrozyten besitzen noch einen Zellkern, verlieren ihn aber, bevor sie in die Blutbahn gelangen, Lebensdauer vier Monate
- **Abbau:** In der Milz werden alte Erythrozyten durch Fresszellen abgebaut. Ihr roter Blutfarbstoff (Hämoglobin) wird mit dem Blut zur Leber transportiert. Hämoglobin wird zu Bilirubin (Gallenfarbstoff) abgebaut. Über die Galle gelangen die Abbauprodukte in den Darm (Darmfarbstoff)
- **Ausscheidung:** Darm, kleiner Teil über die Niere.

Leukozyten (weiße Blutkörperchen)
Sammelbegriff für Granulozyten, Monozyten und Lymphozyten
- **Aufgabe:** Abwehr von Krankheitserregern und Fremdstoffen, aktiv beweglich, dringen in Zellzwischenräume, wandern auf den Schleimhäuten
- **Bau:** Haben einen Zellkern und können sich teilen. Durchwandern Gefäßwände. Werden im Knochenmark (Granulozyten, Monozyten) und in den Lymphknoten gebildet (Lymphozyten). Lebensdauer: wenige Tage.

Thrombozyten (Blutplättchen)
- **Aufgabe:** Blutstillung bei Verletzung einer Gefäßwand. Thrombozyten ballen sich zusammen und bilden innerhalb von 1–3 Minuten einen Blutpfropf (Thrombus). Geben Plättchenfaktoren frei, die die weitere Blutgerinnung aktivieren.
- **Bau:** Kernlose Scheiben, die im Knochenmark aus Megakaryozyten (Knochenmarksriesenzelle) abgeschnürt werden. Lebensdauer 5–10 Tage.

Blutbild

Die einzelnen Blutbestandteile liegen beim gesunden Menschen in bestimmten Mengen vor. Abweichungen von diesen Normalwerten weisen auf eine Erkrankung hin.

Rotes Blutbild
- Hb-Wert: Hämoglobinkonzentration in Gramm pro Deziliter Blut
  - Normalwert Mann: 14 bis 18 g/dl
  - Normalwert Frau: 12 bis 16 g/dl
- Ery's: Anzahl der Erythrozyten in Tausendmillionen Erythrozyten pro Liter Blut
  - Normalwert Mann: 4,6 bis 6,2 T/l
  - Normalwert Frau: 4,2 bis 5,4 T/l
- Hkt-Wert (Hämatokrit-Wert): Prozentualer Anteil der Blutkörperchen am gesamten Blutvolumen
  - Normalwert Mann: 40 bis 52 %
  - Normalwert Frau: 37 bis 47 %

Weißes Blutbild
- Leukos: Gesamtzahl der Leukozyten
- Normwert 4 bis 9 pro nl (entspricht 4.000–9.000 pro Mikroliter)
- Differenzialblutbild: Anzahl der verschiedenen weißen Blutkörperchen in Prozent der Gesamt-Leukos
  - Lymphozyten: Normwert 20 bis 50 %
  - Monozyten: Normwert 2 bis 6 %
  - Neutrophile Granulozyten: Normwert 50 bis 70 %
  - Eosinophile Granulozyten: Normwert 1 bis 5 %
  - Basophile Granulozyten: Normwert weniger als 0,5 %

Blutkörperchensenkungsgeschwindigkeit (BKS, BSG)

Suchtest für Entzündungsvorgänge im Körper. Bestimmung der Absinkgeschwindigkeit der Blutkörperchen in ungerinnbar gemachtem Blut. In einer 2 ml-Spritze wird 0,4 ml 3,8 % Natriumcitrat-Lösung (das Citrat entzieht dem Blut Kalzium, ohne das eine Blutgerinnung nicht möglich ist) und anschließend 1,6 ml Blut aufgezogen. Die Mischung wird in einer Spezialpipette senkrecht aufgestellt und nach einer Stunde wird abgelesen, um wie viele Millimeter sich die Blutkörperchen abgesenkt haben.
- Normwert Mann: 4 bis 10 mm/h
- Normwert Frau: 6 bis 20 mm/h.

Blutgruppen

Antigene Eigenschaften, die sich auf der Membranoberfläche der Erythrozyten befinden. Sie sind erblich und bleiben das ganze Leben bestehen. Sie können mit Hilfe bestimmter Antikörper nachgewiesen werden. Man kennt heute mehrere Hundert verschiedene Blutgruppensysteme.

ABO-System

An die Erythrozyten sind bestimmte Antigene gebunden, die man mit A und B bezeichnet. Je nachdem welche Stoffe im Blut vorhanden sind, unterscheidet man vier Blutgruppen.
- A: 50 % der Bevölkerung
- 0: 30 % der Bevölkerung
- B: 15 % der Bevölkerung
- AB: 5 % der Bevölkerung

Im Plasma befinden sich Antikörper gegen die Antigene der jeweils anderen Blutgruppe:
- Blutgruppe A besitzt Anti-B im Serum
- Blutgruppe B besitzt Anti-A im Serum
- Blutgruppe 0 besitzt Anti-A und Anti-B im Serum
- Blutgruppe AB besitzt weder Anti-A noch Anti-B im Serum

Treffen bei einer Bluttransfusion Antikörper auf Blutkörperchen einer **nicht** passenden Art, so führt dies zur Agglutination (das Blut verklumpt) und damit evtl. zum Tod des Patienten.

Blut-gruppe	Testserum		
	Anti-A	Anti-B	Anti-A+B
A			
B			
AB			
0			

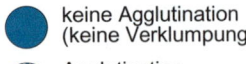
keine Agglutination
(keine Verklumpung)

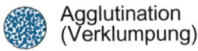
Agglutination
(Verklumpung)

Abb. 6.3 Blutgruppenbestimmung mit Testseren. [L190]

Rhesusfaktor

Menschen, deren Erythrozyten dieses Antigen (Antigen D) tragen, werden als Rhesus-positiv bezeichnet (85 %). Fehlt das Antigen, bezeichnet man die Menschen als Rhesus-negativ (15 %). Beide Blutarten vertragen sich nicht miteinander. Im Gegensatz zum AB0-System bilden sich hier die Antikörper gegen das Antigen erst nach einem Kontakt aus, die Antikörper sind also nicht angeboren.

Blutgerinnung

Blutgerinnung → Zusammenspiel vieler Faktoren nötig. Damit werden Risse und Einrisse an der Gefäßwand innerhalb weniger Minuten abgedichtet. Wundverschluss läuft in 3 Stufen ab:

1. Vasokonstriktion
Die betroffenen Blutgefäße ziehen sich zusammen, die austretende Blutmenge wird reduziert.

2. Blutstillung (= Thrombozytenaggregation)
Sofort nach der Verletzung haften sich Blutplättchen an den Wundrändern an und bilden einen pfropfartigen Verschluss = Thrombozytenthrombus. Es entsteht ein nicht sehr stabiler Verschluss nach 2–3 Minuten. Die Zeit, die bis zu diesem Wundverschluss vergeht heißt Blutungszeit.

3. Blutgerinnung
Die notwendige Festigkeit dieses Wundverschlusses wird erst durch die Fibrinbildung (Fibrin entsteht unter Einwirkung von Thrombin aus Fibrinogen) und die Bildung eines Gerinnungsthrombus erreicht. Dafür wird das Gerinnungssystem aktiviert. Dieses System besteht aus den Gerinnungsfaktoren I–XIII, die sich kaskadenartig gegenseitig aktivieren. Es kommt zur Bildung eines stabilen Maschenwerkes aus Fibrinfäden, in das auch Erythrozyten eingelagert werden.

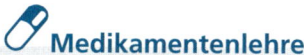 **Medikamentenlehre**

Plasmaersatzmittel

Indikation: Volumenmangel. Dieser entsteht durch:
- Starke Blut- oder Plasmaverluste bei Verletzungen oder Verbrennungen
- Massiv gesteigerte Wasserabgabe bei starkem Erbrechen oder Durchfällen
- Plötzliche Weitstellung der Kapillargefäße im Schock.

Ausmaß des Blutverlustes
- Bis ½ l: Vom Körper verkraftbar
- Über ½ l: Flüssigkeit muss von außen zugeführt werden
- Über 1½ l: Bluttransfusion nötig, in allen anderen Fällen genügen Plasmaersatzmittel

Körpereigene Ersatzflüssigkeiten

- Human-Albumin-Lösung (Albumin ist das wichtigste Bluteiweiß)
- Plasma-Protein-Lösung (enthält Albumin und Globuline)
- Gerinnungsaktive Präparate (fresh frozen plasma, FFP)
- Erythrozytenkonzentrate

Körperfremde Ersatzflüssigkeiten
- Sind blutkörperchenfrei
- Sollen möglichst lange im Gefäßsystem bleiben.

Präparate:
- Dextrane = Polysaccharide aus Glucoseeinheiten
  - Molekulargewicht 60.000 bis 75.000: Voluven® BD
  - Molekulargewicht 40.000: Thomaedex® 40
- Gelatine: Haemaccel®
  - Die Verweildauer im Körper ist geringer
  - Allergiegefahr auf das körperfremde Eiweiß ist höher.
- Hydroxyethylstärke (HES).

6.2 Herzkrankheiten

6.2.1 Herzinsuffizienz

Eingeschränkte Pumpfunktion des Herzens, so dass das vom Organismus benötigte Blut nicht mehr ausreichend ausgeworfen werden kann (Insuffizienz = eingeschränkte Leistungsfähigkeit).
Belastungsinsuffizienz: Leistungsminderung tritt nur unter körperlicher Belastung auf, wenn der Blutbedarf des Organismus steigt.
Ruheinsuffizienz: Beschwerden treten auch bei körperlicher Ruhe auf.
Nach der bevorzugt betroffenen Kammer werden unterschieden: Rechtsherzinsuffizienz, Linksherzinsuffizienz, Globalinsuffizienz.

Ursachen
- Myokarditis, Perikarditis
- Herzklappenfehler
- Durchblutungsstörungen des Herzens
- Hypertonie
- Herzrhythmusstörungen.

Einteilung nach der New York Heart Association (NYHA) in vier Stadien
1. Beschwerdefrei sowohl in Ruhe als auch unter Belastung, aber diagnostisch festgestellte Herzerkrankung
2. Beschwerden bei starker körperlicher Belastung
3. Beschwerden bei geringer körperlicher Belastung
4. Ständige Beschwerden, auch in Ruhe.

Rechtsherzinsuffizienz

Leistungsminderung des rechten Herzens. Das Herz wird über die großen Venen des Körpers mit Blut gefüllt und pumpt es in den Lungenkreislauf. Bei ungenügender Pumpleistung des rechten Herzens bleibt Blut in den rechten Herzhöhlen und staut sich in den Körper zurück. Als Folge wird in der Peripherie die Gewebsflüssigkeit vermindert rückresorbiert und sammelt sich im Gewebe (Ödembildung)

Symptome
- Ödeme am tiefsten Punkt des Körpers (beim stehenden Menschen: Beginn am Fußrücken, Knöchel, Unterschenkel bis in den Gesäßbereich möglich. Beim liegenden Menschen: Wadenbereich, Gesäß, Rücken)
- Nykturie (vermehrtes nächtliches Wasserlassen): In horizontaler Lage ist das Herz entlastet und arbeitet besser → vermehrte Rückresorption von Gewebsflüssigkeit in das Kreislaufsystem → zu viel Blutvolumen im Kreislauf → Niere scheidet Flüssigkeit aus
- Stauungsleber: Stark vergrößert, deutlich tastbar, Spannungsgefühl im rechten Oberbauch
- Magenschleimhautentzündung: Rückstau des Blutes in den Magen
- Hand-/Halsvenenstauung
- Pleuraerguss.

Linksherzinsuffizienz

Leistungsminderung des linken Herzens. Das linke Herz wird mit Blut aus dem Lungenkreislauf gefüllt und pumpt es in die Aorta. Bei ungenügender Pumpleistung des linken Herzens bleibt Blut in den linken Herzhöhlen und staut sich in die Lungen zurück. Es resultiert eine Flüssigkeitsansammlung im Lungengewebe (= Ödembildung).

Symptome
- Dyspnoe: Anfangs nur bei Belastung, später in Ruhe
- Herzasthma (Asthma cardiale): Nächtliche Hustenanfälle mit akuter Atemnot
- Lungenödem: Abpressen seröser Flüssigkeit in die Lungenbläschen
  - Zunehmende Dyspnoe
  - Blaufärbung des Gesichts (Zyanose)
  - Brodelndes Atemgeräusch
  - Todesangst
  - Abhusten schaumiger Flüssigkeit
- Tachykardie
- Nykturie
- Pleuraerguss
- Leistungsminderung
- Zerebrale Funktionsstörungen besonders bei älteren Menschen.

Globalherzinsuffizienz

Kombinierte Leistungsschwäche beider Herzhälften. Beginnt meist mit Linksherzinsuffizienz in deren Folge es auch zu einer Schwächung des rechten Herzens kommt.

Therapie
- Ursache beseitigen
- Herz entlasten: Bettruhe, keine körperliche und seelische Belastung, sobald die Symptome rückläufig sind, regelmäßig Bewegung
- Kochsalzarme Kost (Kochsalz bindet vermehrt Wasser im Körper)
- Medikamente:
  - ACE-Hemmer
  - Beta-Blocker
  - Herzglykoside
  - Diuretika

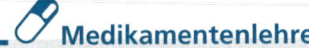
Medikamentenlehre

ACE-Hemmer

Medikamente, die das Angiotensin-Converting-Enzym (ACE) blockieren, nennt man ACE-Hemmer. Durch das Fehlen des Enzyms wird die Bildung von Angiotensin II reduziert und somit die Aldosteronausschüttung aus den Nieren gedrosselt. Die Blutgefäße erweitern sich, der Blutdruck sinkt und das Herz wird entlastet. Alle ACE-Hemmer, mit Ausnahme von Captopril, zeichnen sich durch einen langsamen Wirkungseintritt und eine lange Wirkungsdauer aus. Sie müssen nur einmal am Tag eingenommen werden.

Indikation:
- Herzinsuffizienz
- Hypertonie
- Zustand nach Herzinfarkt

Nebenwirkungen:
- Husten
- Blutbildveränderungen
- Schwindel
- Hautreaktionen

Präparate:
- Captopril: Lopirin®, Tensobon®
- Enalapril: Pres®
- Lisinopril: Acerbon®
- Moexipril: Fempress®, speziell bei postmenopausalen Frauen wirksam. Nach der Menopause entwickeln Frauen häufig eine Hypertonie, auch steigt das kardiovaskuläre Risiko stark an. Moexipril hat keinen negativen Einfluss auf den Knochenstoffwechsel.

Herzglykoside

Pflanzenwirkstoffe aus: Fingerhutblättern (Digitalis purpurea, Digitalis lanata), Strophanthus-Arten, Meerzwiebeln (Urginea maritima), Maiglöckchen (Convallaria majalis). Alle Präparate haben qualitativ die gleiche Wirkung. Sie unterscheiden sich nur in Wirkungseintritt und Wirkungsdauer, sowie der Aufnahme aus dem Magen-Darm-Trakt.

Wirkung:
- Steigerung der Kontraktionskraft des Herzens, Blutstauung geht zurück, Ödeme verschwinden.
- Verlangsamung der Schlagfrequenz
- Verlangsamung der Erregungsleitung
- Begünstigung einer Erregungsbildung außerhalb des Sinusknoten durch Senkung der Reizschwelle (Gefahr von Herzrhythmusstörungen).

Nebenwirkungen:
Geringe therapeutische Breite, d.h. die Grenze zwischen therapeutisch nutzbarer Dosis und schädlicher (giftiger) Menge ist sehr schmal. Schon durch eine leichte Überdosierung, aber auch im therapeutischen Bereich können bei älteren Menschen durch die verlängerte Halbwertszeit schwere Nebenwirkungen auftreten:
- Herzrhythmusstörungen, EKG-Veränderungen, z. B. Extrasystolen, lebensbedrohliches Kammerflimmern (Kammerfrequenz zw. 350–500 Schlagen/min.)
- Kopfschmerzen, Benommenheit, Sehstörungen, Übelkeit
- Erbrechen
- Verwirrtheit, Halluzinationen.

Präparate:

- Digitalis-Glykoside
  Langsamer Wirkungseintritt, lange Wirkungsdauer → gut zur Dauertherapie geeignet
  - β-Acetyldigoxin: Digotab®, Novodigal®, Stillaco®
  - Metildigoxin: Lanitop®
  - Digoxin: Lanicor®, Lenoxin®
  - Digitoxin: Digimerck®
- Strophanthus-Glykoside
  Schneller Wirkungseintritt → Gut zur Behandlung akuter Formen der Herzinsuffizienz, z.B. g-Strophanthin: Strodival®
- Scilla-Glykoside
  Schneller Wirkungseintritt, kaum Beeinflussung der Herzfrequenz → gut zur Behandlung von Insuffizienzformen mit verminderter Herzfrequenz.

Diuretika

Arzneimittel, die eine verstärkte Flüssigkeitsausscheidung durch Erhöhung des Harnvolumens bewirken.
Indikation:

- Herzinsuffizienz mit Ödemen
- Hypertonie.

Thiazide

Mittel der ersten Wahl bei Hypertonie. In der Niere werden vermehrt Natrium-, Kalium-, Chloridionen und Wasser ausgeschieden.
Nebenwirkungen:

- Hypokaliämie: Verringerung der Kalium-Konzentration im Blut. Dies verstärkt die Wirkung von Herzglykosiden (Vorsicht: Überdosierung), kann Herzrhythmusstörungen auslösen
- Gichtschub: Durch Flüssigkeitsmangel erhöht sich die Harnsäurekonzentration im Blut
- Blutzuckeranstieg.
Präparate:

- Hydrochlorothiazid: Esidrix®
- Butizid: Torrat®
- Chlorthalidon: Hygroton®.

Schleifendiuretika

Stark wirksame Diuretika mit schnell einsetzender und sehr heftiger Wirkung. Wirkprinzip und Nebenwirkungen siehe Thiazide.
Präparate:

- Furosemid: Lasix®, Ödemase®, Furorese®, Furosemid-Stada®
- Piretanid: Arelix®
- Etacrynsäure: Hydromedin®
- Torasemid: Unat®, Torem®
- Bumetanid: Burinex®.

Kaliumsparende Diuretika

Verstärkte Ausscheidung von Natrium-, Chloridionen und Wasser. Kalium wird nicht verstärkt ausgeschieden.

Nebenwirkungen:
- Hyperkaliämie
- Magen-Darm-Störungen.

Präparate:
- Triamteren: Diucomb® mild
- Amilorid: nur als Kombi
- Spironolacton: Osyrol®, Aldactone®

Häufig werden auch verschiedene Diuretika als Kombinationspräparate eingesetzt, so kann die diuretische Wirkung in Stärke und Wirkungsdauer besser gesteuert werden:
- Hydrochlorothiazid + Amilorid: Diursan®, Moduretik®
- Hydrochlorothiazid + Triamteren: Dytide H®, Nephral®, Triamteren comp.-ratiopharm®.

- Bei Lungenödem zusätzlich
  - Sauerstoffbeatmung
  - Beruhigungsmittel.

⚡ **VORSICHT**

Werden ACE-Hemmer bei Niereninsuffizienz eingesetzt, besteht die Gefahr eines akuten Nierenversagens.

⚡ **VORSICHT**

Ein digitalisierter Patient darf kein Kalzium i. v. erhalten.

6.2.2 Koronare Herzkrankheit (KHK)

Erkrankung der Herzkranzgefäße (vermehrte Arteriosklerosebildung), die sich durch eine Minderdurchblutung des Herzmuskels (Myokardischämie) zeigt. Es kommt zu einem Missverhältnis zwischen Sauerstoffbedarf des Herzmuskels und dem Sauerstoffangebot durch das Blut.

Ursachen
Arteriosklerose der Herzkranzgefäße (Koronarsklerose)

Arteriosklerose
Verhärtung, Verdickung, Verengung und Elastizitätsverlust der Gefäße infolge Einlagerungen von Fettstoffen in die innerste Schicht der Arterienwand. Die Fetteinlagerungen verkalken später und führen zu einer Aufrauung der Innenwand. Das Gefäßlumen ist verengt und es kommt zu Durchblutungsstörungen. Je nachdem, welche Gefäße betroffen sind, kann es zu folgenden Krankheitsbildern kommen:
- Koronare Herzkrankheit
- Periphere arterielle Verschlusskrankheit
- Hirninfarkt (Schlaganfall)
- Arteriosklerotisches Aneurysma.

Risikofaktoren einer Arteriosklerose
Je mehr Risikofaktoren zusammentreffen, desto größer ist das Risiko einer Arteriosklerose:

- Unbeeinflussbare Risikofaktoren
  - Alter
  - Männliches Geschlecht
  - Familiäre Disposition (Veranlagung)
- Beeinflussbare Risikofaktoren
  - Erhöhte Blutfettwerte z.B. Cholesterin (Hypercholesterinämie)
  - Hypertonie
  - Adipositas (Übergewicht)
  - Diabetes mellitus
  - Rauchen
  - Hyperurikämie (vermehrt Harnsäure im Blut)
  - Bewegungsmangel.

Angina pectoris

Symptome
- Starke Schmerzen hinter dem Brustbein (retrosternal)
- Dauer: höchstens 15 Minuten, Schmerzen gehen nach Medikamentengabe zurück
- Ausstrahlung: Hals, Schultergegend, in den linken/rechten Arm
- Auslösend sind oft körperliche oder seelische Belastung, Kälte oder schweres Essen
- Angst-, Krampf- und Enge-Gefühl
- Schweißausbruch und Blässe.

Es werden folgende klinische Formen unterschieden:

1. Stabile Angina pectoris
- Schmerzen treten nur bei körperlicher Belastung auf
- Beschwerden sind über Monate konstant

2. Instabile Angina pectoris
- Schmerzen treten neu auf
- Schmerzen nehmen an Dauer und Häufigkeit zu
- Beschwerden treten in Ruhe auf

3. Vasospastische Angina pectoris (Prinzmetal-Angina)
- Selten, verursacht durch Spasmen der Koronargefäße
- Schmerzen treten in körperlicher Ruhe ohne sonstige Belastung auf
  Angina pectoris: Anfallsartige, heftige Schmerzen hinter dem Brustbein.

⚡ **V O R S I C H T**

Die instabile Angina pectoris gilt als Vorstufe zum Herzinfarkt.

Diagnose
Ruhe-EKG, Belastungs-EKG, Herzkatheter.

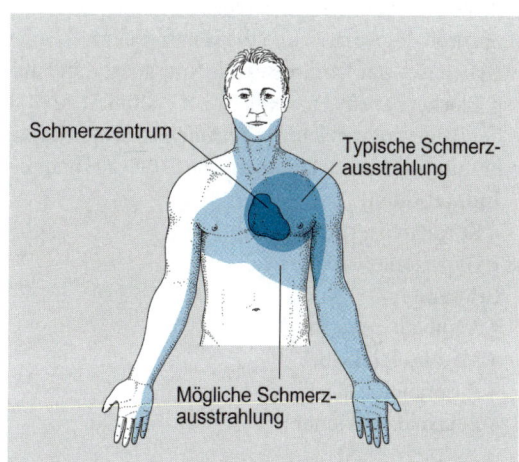

Abb. 6.4 Beim Angina-pectoris-Anfall strahlen die Schmerzen in typische Bereiche aus.

Therapie

Im Anfall:

- Kleidung lockern, Fenster auf, Patient beruhigen
- Patient mit erhöhtem Oberkörper lagern
- Nitroglycerin als Zerbeiß-Kapsel oder als Spray (Aufnahme über die Mundschleimhaut)

Anfallsprophylaxe, Intervalltherapie:

- Körperliches Training (unterhalb der Leistungsgrenze!)
- Rauchen aufhören
- Normalgewicht anstreben
- Cholesterinwerte durch Diät und/oder Medikamente normalisieren
- Medikamentöse Therapie:
  - Acetylsalicylsäure oder Clopidogrel
  - β-Blocker
  - Nitropräparate, Molsidomin
  - Kalziumantagonisten
  - Statine (Cholesterinsynthesehemmer, CSE-Hemmer).

Operative Therapie:

- Koronare Ballondilatation, PTCA (perkutane transluminale koronare Angioplastie): Erweiterung verengter Gefäße. Ein Ballonkatheter wird in die verengte Gefäßstelle geschoben und aufgeblasen und so die Stenose erweitert.
- Koronarstent: Nach erfolgter Dilatation wird ein Implantat (feinmaschige Netz in Röhrenform) über den Katheter in die Arterie eingeführt, um diese auf Dauer offen zu halten.
- Bypass-Operation, ACVB (aorto-koronarer Venenbypass): Gefäßumgehung. Die verengte Stelle wird mit einem Teilstück der Beinvene überbrückt, wobei die verengte Koronararterie nicht entfernt wird.

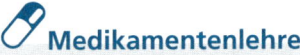 **Medikamentenlehre** ———

β-Blocker, β-Sympatholytika

β-Blocker (Betarezeptorenblocker) binden an die β_1-Rezeptoren des Herzens. Sie senken so die Kontraktionskraft des Herzens und die Herzfrequenz, d.h. der Sauerstoffbedarf des Herzens sinkt. Für die Therapie eignen sich nur kardioselektive (nur ausgewählt auf das Herz wirksame) β-Blocker. Nicht-kardioselektive β-Blocker haben eine vergleichbare Affinität zu β_1- und β_2-Rezeptoren. Durch die unerwünschte Blockade der β_2-Rezeptoren kann ein Bronchospasmus ausgelöst werden, außerdem kann es zu peripheren Durchblutungsstörungen kommen. Die β-Blocker hemmen außerdem die Stoffwechseleffekte der Katecholamine.

Indikationen:

- Koronare Herzkrankheit
- Hypertonie.

Präparate:

- Atenolol: Tenormin®
- Metoprolol: Beloc®
- Propranolol: Dociton®
- Betaxolol: Kerlone®.

Nitrate

Nitrate wirken als Prodrugs, d. h. sie werden erst im Körper in ihre Wirkform umgewandelt. Nitrate spalten Stickstoffmonoxid ab (NO) und imitieren dadurch einen körpereigenen gefäßerweiternden Faktor, der in den innersten Zellschichten der Blutgefäße gebildet wird.

Wirkung:

Nitrate verbessern das Verhältnis von Sauerstoffbedarf zu Sauerstoffangebot:

- Venenerweiterung: Venen halten mehr Blut im Körper zurück, Blutrückstrom zum Herzen wird vermindert
- Arterienerweiterung: Widerstand gegen den das Herz anpumpen muss wird geringer, Herzarbeit wird verringert, Sauerstoffbedarf des Herzens sinkt
- Alle Nitrate wirken ähnlich, unterschiedlich ist nur Wirkungseintritt und Wirkungsdauer
- Nitrate werden rasch aus dem Magen-Darm-Trakt oder von Haut und Schleimhaut resorbiert.

Nebenwirkungen:

Folgen der Gefäßerweiterung: Schwindel, Übelkeit, Kopfschmerzen, Hautrötung. Verschwindet meist nach einigen Tagen der Anwendung.

Präparate:

- Glyceroltrinitrat
  - Schneller Wirkungseintritt nach 1–5 Minuten
  - Kurze Wirkung bis höchstens 40 Minuten
  - Sublinguale Anwendung z.B. Nitrolingual®, Nitro-Mack®
  - Transdermale Anwendung: Wirkstoff wird gleichmäßig freigesetzt und über die Haut resorbiert
  - Beispiele: Deponit®, Nitroderm TTS®
- Isosorbiddinitrate (ISDN)
  - Relativ rascher Wirkungseintritt
  - Ausreichend lange Wirkung bei peroraler Anwendung
  - Beispiele: Isoket®, Nitro Mack®
- Isosorbid-5-mononitrate (5-ISMN)
  - Langsamer Wirkungseintritt
  - Lange Wirkungsdauer bei peroraler Applikation
  - Beispiel: Elantan®, Ismo®, Mono Mack®, Corangin®
- Pentaerithrityltetranitrat (PETN)
  - Beispiel: Dilcoran®, Pentalong®.

Molsidomin

Wirkt ähnlich wie die Nitrate. Die Wirkung tritt nach oraler Aufnahme nach ca. 30 bis 60 Minuten ein. Eignet sich nicht zur Behandlung des akuten Anfalls, sondern wird zur Anfallsprophylaxe eingesetzt.

Präparate:

Corvaton®, Molsiket®

Kalziumantagonisten

Hemmen das Eindringen von Kalzium^{2+}-Ionen in spezielle Kanäle der glatten Gefäßmuskulatur. Dadurch wird die Herzarbeit verringert, die Kontraktionskraft des Herzmuskels herabgesetzt, die arteriellen Gefäße erweitert und der periphere Widerstand gesenkt.

Indikation:

- Reduzieren bei prophylaktischer Einnahme die Anzahl der Angina pectoris-Anfälle
- Dauertherapie bei koronarer Herzkrankheit.

Nebenwirkungen:

Übelkeit, Schwindel, Kopfschmerzen.

Problem bei den Nifedipin-Präparaten ist eine drohende Sauerstoffunterversorgung des Herzmuskels. Auch in der Peripherie werden die Gefäße erweitert → Herz erhöht die Pumpfrequenz, wird aber selbst durch die gleichzeitige Blutdrucksenkung nicht ausreichend durchblutet. Daher nicht einsetzbar bei Herzinsuffizienz.

Präparate:

Die Unterschiede bei den Kalzium-Antagonisten liegen in Wirkungseintritt und Wirkungsdauer und damit in der Einnahmehäufigkeit.

- Klassische Substanzen:
  - Nifedipin-Präparate: Adalat®
  - Verapamil: Isoptin®
  - Diltiazem: Dilzem®
- Neuere Substanzen: Wirken länger, langsamer und haben eine größere Gefäßselektivität
  - Nitrendipin: Bayotensin®, Nitrepress®
  - Nisoldipin: Baymycard®
  - Felodipin: Modip®, Munobal®
  - Amlodipin: Norvasc®

6.2.3 Herzinfarkt

Herzinfarkt (Myokardinfarkt): Gewebsuntergang (Nekrose) der Herzmuskulatur durch akute Mangeldurchblutung (Ischämie) als Folge eines Verschlusses einer Herzkranzarterie.

Ursachen
- Risikofaktoren der Arteriosklerose
- Arteriosklerose der Herzkranzgefäße
- Thrombose im arteriosklerotisch verengten Gefäß.

Symptome
- Schwere, länger als 5 Minuten anhaltende Schmerzen im Brustkorb, die in Arme, Schulterblätter, Hals, Kiefer, Oberbauch ausstrahlen könne, verschwinden nicht auf Nitroglycerin

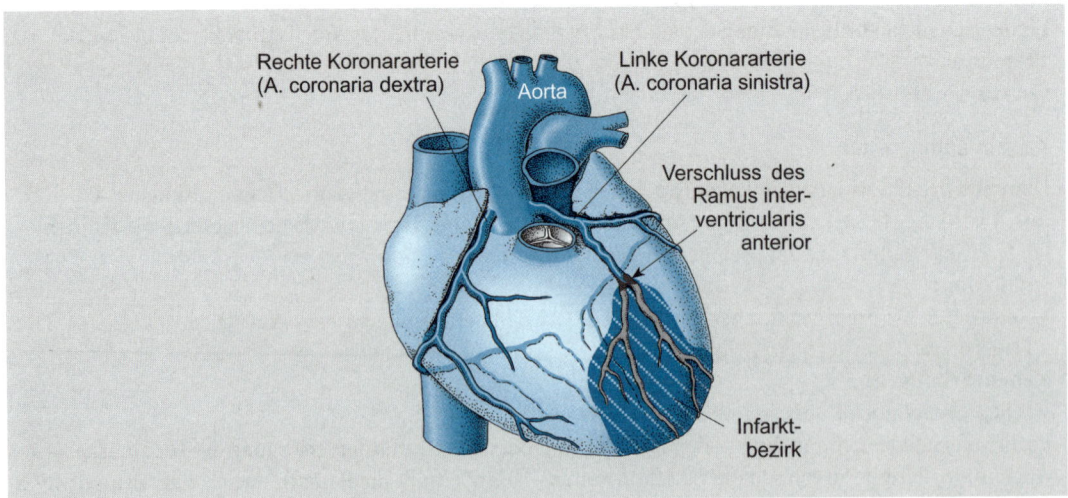

Abb. 6.5 Herzinfarkt. Durch Verschluss einer Koronararterie stirbt das von dieser Arterie versorgte Herzmuskelgewebe ab. [A400-190]

- Starkes Engegefühl, heftiger Druck im Brustkorb
- Starkes Angstgefühl (Todesangst)
- Fahle Blässe, kalter Schweiß
- Dyspnoe, Übelkeit, Erbrechen
- Schwächeanfall (auch ohne Schmerz), evtl. Bewusstlosigkeit
- Blutdruckabfall.

Stummer Herzinfarkt. Bei älteren Menschen und Diabetikern können die Symptome auch fehlen.

Diagnose
- EKG
- Blutuntersuchung:
  - Troponin I und T erhöht
  - Typische Enzyme können nachgewiesen werden, die durch die Nekrose der Herzmuskelzellen aus diesen freigesetzt werden
  - BSG erhöht
  - Blutzucker erhöht.
- Echokardiographie
- Herzkatheteruntersuchung.

⚡ VORSICHT
Bei Verdacht auf Herzinfarkt keine i. m. Injektionen, da diese die Enzymwerte verfälschen können.

Komplikationen
- Herzrhythmusstörungen, bis zum Kammerflimmern (solche Herzrhythmusstörungen enden in der Regel ohne sofortige ärztliche Behandlung tödlich)
- Akute Linksherzinsuffizienz bis hin zum Linksherzversagen
- Ruptur der Herzwand nach einigen Tagen: Zerreißen des Herzmuskels, wenn das abgestorbene Gewebe noch nicht durch Bindegewebe ersetzt ist.

Therapie
- Erstmaßnahmen
  - Patient beruhigen, Kleidung öffnen
  - Nitrospray geben, falls für den Patienten bereits verordnet
- Intensivstation
- Schmerzbekämpfung
- Sauerstoffbeatmung
- Antikoagulanzien (über dem nekrotischen Teil im Herz bilden sich sehr leicht Gerinnsel)
- Sofort Acetylsalicylsäure zur Hemmung der Thrombozytenaggregation, verbessert die Überlebensrate deutlich
- Stabilisierung des Herzrhythmus mit β-Blockern.
- Öffnung des verschlossenen Gefäßes
  - Lysetherapie mit Fibrinolytika innerhalb der ersten sechs Stunden, ältere Menschen haben häufig Kontraindikationen
  - Ballonkatheter und Stent

Rehabilitationsklinik: Langsame körperliche Leistungssteigerung, ggf. Änderung von Ernährung und Lebensgewohnheiten.

⚡ **VORSICHT**

Bei Verdacht auf Herzinfarkt sofort den Notarzt über Tel. 112 verständigen (nicht Hausarzt oder ärztlichen Vermittlungsdienst). Jede Minute zählt. Im Notarztwagen ist ein Defibrillator vorhanden, der bei Kammerflimmern eingesetzt werden kann. Der Notarzt sorgt zudem dafür, dass die Behandlung in der Klinik vorbereitet wird und dort dann beschleunigt eingeleitet werden kann.

6.2.4 Entzündliche Erkrankungen des Herzens

Endokarditis

Entzündung der Herzinnenhaut, häufig betroffen sind die Herzklappen, die aus Endokard bestehen.

Ursachen
- Bakterielle Endokarditis: Bakterien im Blut, die dann direkt die Herzklappen besiedeln
- Rheumatisches Fieber: Nach einem Infekt mit Streptokokken bildet der Körper Antikörper, die sich gegen Bestandteile des Endokard richten, meist bei Kindern und Jugendlichen. Ältere Menschen haben mitunter einen Klappenfehler aufgrund eines in der Kindheit erlittenen rheumatischen Fiebers.

Symptome
- Fieber
- Schweres Krankheitsgefühl, allg. Schwäche
- Herzinsuffizienz
- Nierenbeteiligung mit Blut und Eiweißausscheidung
- Herzgeräusche beim Abhören
- Evtl. Bakterien im Blut.

Komplikationen
- Embolie aufgrund der Ablösung von Auflagerungen auf den Herzklappen
- Sind die Herzklappen betroffen, können bleibende Klappenfehler auftreten:
  - Klappenstenose: Klappe öffnet sich nicht mehr voll, Blutstrom wird behindert
  - Klappeninsuffizienz: Klappe schließt nicht mehr richtig, es kommt zur Volumenüberlastung des Herzens.

Therapie
- Antibiotikatherapie, nachdem mittels Blutkultur der Erreger festgestellt wurde
- Bettruhe
- Bei Klappenfehlern evtl. Operation.

Myokarditis

Herzmuskelentzündung

Ursachen
- Bakterielle Infektionen (z.B. Diphtherie) oder Viren (z.B. Grippe)
- Begleitmyokarditis nach Herzinfarkt oder Herzoperationen.

Symptome
- Tachykardie, d.h. erhöhte Pulsfrequenz (≥ 100 Schläge/min), andere Herzrhythmusstörungen
- Schwäche, Fieber
- Dyspnoe, Unruhe, Beklemmungsgefühl.

Therapie
- Bettruhe und Schonung
- Antibiotika bei bakteriellen Ursachen
- Evtl. Medikamente bei Herzinsuffizienz oder Herzrhythmusstörungen.

Perikarditis

Entzündung des Herzbeutels; meist Erguss im Herzbeutel, der das Herz einengt und somit die Leistung herabsetzt.
- Perikarditis exsudativa: Entzündlicher Erguss im Herzbeutel
- Perikarditis sicca: Kein Erguss, zottenartige Fibrinauflagerungen.

Ursachen
- Infektionen (bakteriell, viral)
- Rheumatisches Fieber
- Herzinfarkt
- Urämie.

Symptome
- Schmerzen hinter dem Brustbein, die im Liegen stärker werden
- Fieber
- Reibegeräusch.

Therapie
- Behandlung des Grundleidens, z.B. Dialysebehandlung bei Urämie
- Schmerzbekämpfung
- Bettruhe
- Bei schwerem Erguss evtl. Punktion des Herzbeutels.

6.2.5 Herzrhythmusstörungen

Bei Herzrhythmusstörungen ist die Herzfrequenz gestört. Die Herzfrequenz ist die Anzahl der Herzschläge in der Minute. Die Herzfrequenz beträgt bei:
- Kindern 90–100/min
- Erwachsenen 60–80/min
- Senioren 80–85/min.

Ursachen
- Verschiedene Herzerkrankungen
- Elektrolytstörungen
- Schilddrüsenüberfunktion
- Medikamente, z.B. Antidepressiva, Herzglykoside, Antiarrhythmika.

Symptome
- Arrhythmie: Unregelmäßige Herzfrequenz führen zu einem unregelmäßiger Puls, nicht unbedingt krankmachende Bedeutung
- Bradykardie: Verlangsamung der Herzfrequenz < 60/Min., z. B. im Schlaf, bei trainierten Sportlern, aber auch bei Schäden am Herzmuskel

- Tachykardie: Herzfrequenz > 100/Min.
- Extrasystolen: Herzschläge außerhalb des normalen Grundrhythmus, werden mitunter als Herzstolpern empfunden. Einzelne Extrasystolen haben keinen Einfluss auf den Kreislauf; bei gehäuftem Auftreten wird die Herzarbeit unwirtschaftlich
- Vorhofflimmern und -flattern: Vorhof zeigt statt regelmäßiger Kontraktionen ein unregelmäßiges Flattern (250–350 Kontraktionen/Min.) oder Flimmern (350–600 Kontraktionen/Min.).der Muskulatur. Die Überleitung auf die Kammern ist unregelmäßig, Kammern haben eine deutlich geringere Schlagfrequenz
- Kammerflattern und -flimmern.

⚡ **VORSICHT**

Kammerflimmern und -flattern sind Notfallsituationen: Funktioneller Herzstillstand. Das Herz pumpt kein Blut mehr. Das Gehirn stirbt innerhalb weniger Minuten. Atemspende und Herzmassage bis zum Eintreffen des Notarztes, dann elektrische Defibrillation.

Therapie
- Grundkrankheit behandeln
  - Antiarrhythmika: Substanzen, die die Erregungsbildung und Erregungsleitung des Herzens beeinflussen, z.B. Chinidin (Chinidin-Duriles®)
  - Propafenon (Rytmonorm®)
  - Verapamil-Chinidin-Kombination (Cordichin®)
  - Flecainid (Tambocor®)
  - Amiodaron (Tachydaron®)
- Herzschrittmacher: Implantation meist im Bereich des rechten Brustmuskels, Verbindung über Elektroden mit dem rechten Herzen. Der Schrittmacher gibt dem Herzen entweder immer oder, die häufigere Variante, nur bei Bedarf den fehlenden Impuls.

6.3 Kreislauferkrankungen

6.3.1 Hypertonie

Von Bluthochdruck spricht man, wenn der systolische Blutdruckwert dauerhaft höher als 140 mmHg und der diastolische Wert über 90 mmHg liegt. Man unterscheidet:
- **Labile Hypertonie:** Spontane Blutdruckschwankungen zwischen erhöhten und normalen Werten. Meist Anfangsstadium einer Hypertonie. Keine Organschäden
- **Fixierte Hypertonie:** Dauerhochdruck, der nur durch therapeutische Maßnahmen gesenkt werden kann. Deutliche Erhöhung des diastolischen Wertes. Gefäß- und Organschäden.

Ursachen
Primäre (essentielle) Hypertonie
Der primären Hypertonie liegt keine andere Erkrankung als Ursache zugrunde. Das Zusammenwirken mehrerer Faktoren begünstigt ihr Auftreten, wobei die konkrete Ursache unbekannt ist:
- Familiäre Veranlagung
- Körperlicher und seelischer Stress
- Übergewicht, falsche Ernährung

- Übermäßiger Alkoholkonsum
- Rauchen
- Bewegungsmangel.

Häufigste Form. 95 % der Betroffenen könnten durch Änderung ihrer Lebensweise einen wichtigen Beitrag zur Blutdrucknormalisierung leisten.

Sekundäre (symptomatische) Hypertonie
Ursachen können sein:
- Chronische Nierenerkrankungen
- Schilddrüsen-, Nebennierenerkrankungen
- Aortenisthmusstenose
- Schlafapnoe-Syndrom mit nächtlicher Hypertonie
- Medikamente: Pille, Glukokortikoide.

Pulmonale arterielle Hypertonie (PAH)
Seltene Form, verursacht durch einen erhöhten Gefäßwiderstand in der Lunge

Symptome
Zu Beginn meist keine Beschwerden, werden oft erst festgestellt, wenn Organkomplikationen auftreten:
- Kopfschmerzen
- Schwindelgefühl in den Morgenstunden
- Atemnot
- Nervosität
- Ohrensausen
- Nasenbluten
- Roter Kopf, Augenflimmern
- Herzdruck, Herzklopfen.

Komplikationen
- Folgeschäden an Gefäßen und/oder Organen, Arteriosklerose: Herz
  - Koronare Herzerkrankung, Angina pectoris, Herzinfarkt
  - Herzinsuffizienz (Herz vergrößert sich auf Grund der übermäßigen Leistung)
  - Plötzlicher Herztod
- Gehirn
  - Hirninfarkt (Schlaganfall)
  - Hirnblutung (infolge von Gefäßrissen)
- Nieren
  - Niereninsuffizienz
  - Arteriosklerotische Schrumpfniere
- Augen
  - Netzhautblutungen
  - Erblindung
  - Bauchaortenaneurysma.

Risikoeinschätzung
Hat der Patient zusätzliche kardiovaskuläre Risikofaktoren, z. B. Diabetes mellitus, steigt das Risiko für kardiovaskuläre Ereignisse. Dies muss dem Patienten vermittelt werden, damit er aus Eigenverantwortung und -motivation heraus seinen Lebensstil ändert.

Diagnose
- Blutdruckmessen dreimal täglich, 24-Stunden-Blutdruckmessung (Aufzeichnung der Blutdruckwerte über 24 Stunden)
- Blutwerte (Blutfette, Schilddrüsenwerte)
- Abklärung, ob bereits Organschäden bestehen, z.B. Augenhintergrunduntersuchung.

Therapie
- Gewichtsreduktion
- Salzarme Diät
- Weniger Tee und Kaffee
- Nikotinabstinenz
- Stress vermindern
- Ausdauersport: Jogging, Walking, Fahrradfahren, ausgedehnte Spaziergänge je nach Alter und persönlicher Belastbarkeit
- Medikamente, zuerst als Monotherapie, bei fehlender Normalisierung des Blutdrucks als Zweierkombination oder als Dreierkombination
  - Diuretika
  - β-Blocker
  - Kalziumantagonist
  - ACE-Hemmer
  - Angiotensin-II-Antagonisten.

Hypertonie im Alter
Ursache ist meist eine Zunahme des peripheren Gefäßwiderstandes. Die Gefäße verlieren immer mehr an Elastizität, dies wird durch eine zunehmende Arteriosklerose verstärkt. Eine systolische Hypertonie ist die Folge. Obwohl bei alten Menschen die Korrelation zwischen Hypertonie und Herz-Kreislauf-Risiko nicht so ausgeprägt ist, wie bei Jüngeren, profitieren auch diese von einer Therapie, da die Gesamtrate an Schlaganfällen und Herzinsuffizienz deutlich absinkt.

⚡ **V O R S I C H T**

Eine zu rasche Blutdrucksenkung wird in der Regel schlecht vertragen.
Deshalb insbesondere bei älteren Menschen langsame Blutdrucksenkung, möglichst geringe Dosierung, um Nebenwirkungen zu vermeiden, soweit möglich Monotherapie.

⚡ **N O T F A L L : H Y P E R T E N S I V E R N O T F A L L**

Plötzlicher Anstieg der Blutdruckwerte ($\geq$ 230/120 mmHg). Akute Linksherzinsuffizienz, Lungenödem, Herzinfarkt oder Schlaganfall drohen.
Symptome:
- Zerebral: Kopfschmerzen, Verwirrtheit, Sehstörungen
- Kardial: Dyspnoe, Symptome der Angina pectoris, Herzrhythmusstörungen
- Nasenbluten
Therapie:
- Arzt oder Notarzt verständigen
- Patient bis zum Eintreffen des Arztes beruhigen und hinlegen lassen
- Blutdruck, Puls, Bewusstseinszustand kontrollieren.

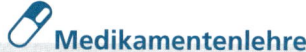
Medikamentenlehre

Angiotensin-II-Antagonisten

Sartane, AT_1-Blocker
Neue Stoffklasse zur Senkung eines erhöhten Blutdrucks. 1995 wurde die erste Substanz zugelassen. Die Sartane hemmen das Angiotensin II erst am Rezeptor und zwar selektiv nur den Rezeptor, der für die Vasokonstriktion und die Linksherzhypertrophie verantwortlich ist. Die Sartane können, wie ACE-Hemmer, mit anderen blutdrucksenkenden Therapeutika kombiniert werden. Sie haben weniger Nebenwirkungen als ACE-Hemmer. Dosierung einmal täglich, die volle Wirkung setzt erst nach ca. 3 Wochen ein.

Präparate
- Losartan: Lorzaar®
- Valsartan: Diovan®
- Irbesartan: Aprovel®
- Karvea®
- Candesartan: Atacand®
- Blopress®
- Telmisartan: Micardis®.

6.3.2 Hypotonie

Niedriger Blutdruck. Von niedrigem Blutdruck spricht man, wenn der systolische Wert ständig unter 100 mmHg liegt.

Ursachen
- Essentielle = primäre Hypotonie
  - Familiäre Veranlagung
  - Bewegungsmangel
- Symptomatische = sekundäre Hypotonie
  - Nach Infektionskrankheiten
  - Bettlägerigkeit
  - Schilddrüsenunterfunktion
  - Medikamentenwirkung (Psychopharmaka, Nitropräparate)
  - Nach Herzinfarkt, Herzinsuffizienz
- Schwangerschaft

Normaler Blutdruck im Sitzen und Liegen, beim Aufstehen oder nach langem Stehen fällt der Blutdruck zu stark ab. Durch den Blutdruckabfall kommt es zu einem vorübergehenden Blutmangel im Gehirn.

Symptome
- Blässe
- Schwindel
- Frieren
- Konzentrationsprobleme
- Kalte Gliedmaßen
- Vermehrtes Schlafbedürfnis
- Kreislaufkollaps (Kreislaufzusammenbruch) mit kurzfristiger Bewusstlosigkeit.

Therapie
Solange der Patient keine Beschwerden hat, ist die Hypotonie nicht behandlungsbedürftig.
- Regelmäßig Sport
- Kneippsche Anwendungen: Wechselduschen, Wassertreten zum Gefäßtraining
- Kein plötzliches Aufstehen vom Liegen, sondern zuerst leichte Gymnastik im Bett unter Einsatz der Muskelpumpe z.B. Fuß auf und ab bewegen, dann Aufsetzen
- Sympathomimetika: Medikamente, die das sympathische Nervensystem anregen.

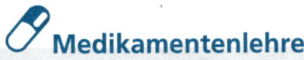
Medikamentenlehre

Medikamente, die das vegetative Nervensystem beeinflussen

α-Sympathomimetika

Sympathomimetika sind Medikamente, die das vegetative Nervensystem (Verweis) beeinflussen. Sie erregen die sympathischen Rezeptoren, d. h. durch Medikamente wird die Wirkung des Sympathikus am Organ künstlich erzeugt:

Wirkung:
- Systemische Wirkung bei Hypotonie: Durch die Kontraktion der peripheren Blutgefäße steigt der Blutdruck an, z. B. Etilefrin (Effortil®)
- Lokale Wirkung zur Schleimhautabschwellung durch Gefäßverengung, z.B. Naphazolin
- (Privin®), Tramazolin
- (Rhinospray®), Xylometazolin
- (Olynth®, Otriven®)
- Oxymetazolin (Nasivin®)

6.3.3 Synkope

Zusammenbruch des Kreislaufs mit kurz dauernder Bewusstlosigkeit. Laienhaft auch als Ohnmacht oder Kollaps bezeichnet.

Ursachen
Sauerstoffmangel im Gehirn durch vorübergehende Kreislaufschwäche bei
- Langem Stehen
- Zu schnellem Aufstehen aus der Horizontallage
- Infektionen
- Seelischer Belastung.

Symptome
- Kurzzeitige Bewusstlosigkeit
- Blässe
- Kalte Haut
- Blutdruckabfall
- Schneller oder langsamer Puls.

Therapie
Lagerung: Körper flach, Kopf tief, Beine hoch.

6.3.4 Schock

Kritische, fortschreitende Verminderung der Durchblutung mit Sauerstoffmangel im Gewebe, die unbehandelt zum Tode führen kann. Allen Schockformen gemeinsam ist das Missverhältnis von Gefäßkapazität und zirkulierendem Blutvolumen.

⚡ **V O R S I C H T**
Notfall! Arzt oder Notarzt benachrichtigen! Jeder Schock bedeutet Lebensgefahr!

Ursachen
- Hypovolämischer Schock
  - Durch starke äußere oder innere Blutungen
  - Flüssigkeitsverlust über die Haut bei Verbrennungen
  - Flüssigkeitsverlust durch starkes Erbrechen und Durchfall
- Kardiogener Schock (= Pumpversagen des Herzens)
  - Akuter Herzinfarkt
  - Lungenembolie
  - Herzrhythmusstörungen
- Abnorme Weitstellung der Blutgefäße in der Peripherie
  - Anaphylaktischer Schock: Allergisch bedingt
  - Septisch-toxischer Schock.

Symptome
- Blutdruckabfall, Tachykardie
- Anfangs: Kalter Schweiß, Brechreiz, Kältegefühl
- Später: Unruhe, Benommenheit.

⚡ **S C H O C K - I N D E X**
Der Schockindex ist eine rechnerische Größe mit der grob die Schwere eines Schocks abgeschätzt werden kann. Beim Gesunden beträgt er etwa 0,5. Ist er > 1 besteht Schockgefahr. Er berechnet sich:

Herzfrequenz : Blutdruck (systolisch) = Schockindex

Beispiel:
Herzfrequenz: 160 Schläge/min., systolischer Blutdruck: 80 mmHg = 160 : 80 = Schockindex = 1

Therapie
- Rasches Auffüllen des Kreislaufes durch Plasmaersatzmittel ist die wichtigste Sofortmaßnahme (Ausnahme: kardiogener Schock), sonst versagen die Nieren und/oder das Herz
- Sauerstoffzufuhr.
- Bei Blutverlust: Stoppen der Blutung
- Bei kardiogenem Schock: Katecholamine (Dopamin, Dobutamin)
- Bei septischem Schock: Antibiotika
- Bei anaphylaktischem Schock: Kortikosteroide.

6.4 Krankheiten der Gefäße

6.4.1 Periphere arterielle Verschlusskrankheit (pAVK)

Ursache
Arteriosklerose der Extremitätenarterien mit Gefäßeinengung bzw. -stenose.

Symptome
- Hautblässe
- Puls an Fuß schwer oder nicht zu fühlen
- Schmerzen distal der Gefäßverengung

Es werden 4 Stadien unterschieden:
- Stadium I: Beschwerdefreiheit
- Stadium II: Claudicatio intermittens (intermittierendes Hinken, Schaufensterkrankheit): Krampfartiger Schmerzen nach einer bestimmten Gehstrecke
- Stadium III: Ruheschmerz
- Stadium IV: Nekrose, Ulkus oder Gangrän (Untergang von Gewebe).

Therapie
- Risikofaktoren der Arteriosklerose beheben (Senkung d. Blutfettwerte, Gewichtsreduktion, Rauchen einstellen).
- Stadium I und II:
  - Aktives Gefäßtraining, durch die Belastung bilden sich kleine Umgehungsarterien (Kollateralen) hinter der verengten Arterie, die das Gewebe dann mit mehr Blut versorgen
- Stadium III und IV:
  - Ruhigstellung in Tieflagerung, gleichmäßig warme Temperatur
  - Trockenbehandlung bei Nekrose und Gangrän
  - Antibiotika bei Infizierung.
  - Thrombozytenaggregationshemmer
  - Rheologika (Durchblutungsfördernde Mittel)
  - Operative Therapie im Stadium II bis IV
  - Ballondilatation: perkutane transluminale Angioplastie (PTA)
  - Stent
  - Thrombendarteriektomie (TEA): Ausschälen des Gefäßes
  - Bypass-Operation.

6.4.2 Akuter Verschluss einer Beinarterie

Vollständiger Arterienverschluss durch einen Embolus (verschlepptes Blutgerinnsel) oder aufgrund einer Thrombose.

Ursache
- Thrombusbildung auf arteriosklerotischen Wandveränderungen
- Embolusbildung im linken Herzen bei
  - Vorhofflimmern
  - Endokarditis

– Herzklappenfehlern
– Herzinfarkt.

Symptome
- Plötzliche starke Schmerzen
- Hautblässe des Beines
- Pulslosigkeit
- Gefühllosigkeit
- Beinlähmung
- Schock.

Therapie
- Gefäßchirurgischer Notfall, sofortige Einweisung in die Klinik erforderlich
- Operative Entfernung des Gerinnsels innerhalb von 6 Stunden
- Auflösung des Blutgerinnsels
- Schmerzbekämpfung
- Antikoagulanzien.

6.4.3 Aneurysma

Umschriebene Ausweitung einer Arterie, häufig betroffen sind die Arterie der Hirnbasis oder die Bauchaorta.

Ursache
- Angeboren: z.B. Hirnbasisarterien
- Arteriosklerose
- Entzündungen der Arterien z.B. bei Syphilis.

Symptome
- Häufig symptomlos, wird höchstens zufällig entdeckt.
- Bei großen Gefäßen: Schmerzen oder Pulsationsgefühl.

Komplikationen
- Aneurysma-Ruptur: Notfall! Lebensgefahr! Im Bereich des Aneurysmas ist die Gefäßwand sehr dünn und kann bei Blutdruckerhöhung platzen, Folge ist eine massive arterielle Blutung
- Thrombose, Embolie.

Therapie
Operation: Entfernung oder Bypass.

6.4.4 Krampfadern (Varizen)

Dauernde schlauchförmige oder knotige Ausweitung des oberflächlichen Venensystems mit Insuffizienz der Venenklappen. Sind nur kleine, ganz oberflächliche Venen betroffen, spricht man von Besenreißervarizen.

Ursachen

- Primäre Varikosis, ohne fassbare Ursache, prädisponierende Faktoren sind:
  - Erbliche Veranlagung
  - Weibliches Geschlecht
  - Schwangerschaft
  - Übergewicht
  - Alter (Lockerung des Bindegewebes)
  - Stehende oder sitzende Tätigkeit, Bewegungsmangel
- Sekundäre Varikosis: Folge einer abgelaufenen Venenthrombose mit teilweise zerstörten Venenklappen, erhöhtem Abflusswiderstand durch verbliebene Gerinnselreste

Abflussbehinderung, z.B. bei Tumoren der Bauchhöhle (selten).

Symptome

- Zunächst reversible, später andauernde Ödeme
- Schwere, Spannungsgefühl, Schmerzen in den Beinen
- Erweiterung der Venen mit geschlängeltem Verlauf
- Rot-braune Verfärbungen (Hyperpigmentierung) der Haut am Unterschenkel
- Ernährungsstörungen der Haut an den Unterschenkeln mit Atrophie der Haut und verminderter Pigmentierung
- Juckreiz und Ekzeme.

Komplikationen

- Ulcus cruris (tiefgreifende Substanzdefekte am Unterschenkel), aufgrund der häufig schlechten Heilungstendenz der Wunden auch als „offene Beine" bezeichnet
- Venenentzündung
- Phlebothrombose mit Embolie.

Therapie

- Entlastung der Venenwand
  - Beine zeitweise hoch lagern
  - Kompressionsverband
  - Kompressionsstrümpfe
- Anregung der Muskelpumpe
  - Gymnastik
  - Bewegungsbäder
  - Kneippsche Anwendungen: Wassertreten, Schenkelguss
  - Laufen und Liegen sind günstig, Stehen und Sitzen ungünstig
- Venentherapeutika
- Operative Entfernung der Varizen: Venenstripping, Spezialkatheter (sog. Stripper) wird an einem Ende in die Vene eingeschoben und bis zum Ende des zu entfernenden Teils geschoben. Dann wird die gesamte Vene mit dem Stripper herausgezogen. Die Anschlussstellen werden vernäht und das Bein für mehrere Tage gewickelt
- Sklerosierung (Verödung): Einspritzen von speziellen Verödungs-(= Vernarbung)mitteln, nur bei oberflächlichen Venen und Besenreisern.

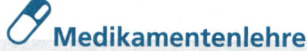 **Medikamentenlehre**

Venentherapeutika

Wirkung:
- Verringerung der Durchlässigkeit der Venenwand → Wasseransammlungen im Gewebe sollen verhindert werden
- Entwässerung des Gewebes durch die Wiederaufnahme von Ödemflüssigkeit
- Erhöhung der Spannkraft der Venenwand → rascher Blutrückfluss durch verbesserten Venentonus.

Präparate:
- Aescin: Wirkstoff aus den Samen der Rosskastanie; Venalot novo®, Venostasin®
- Ruscogenin: Wirkstoff aus Mäusedorn, Venobiase mono®
- Rutoside: Pflanzliche Wirkstoffe, Venoruton®.

6.4.5 Thrombophlebitis

Venenentzündung: Akute, lokal begrenzte Erkrankung des oberflächlichen Venensystems, mit aufgepfropfter Thrombusbildung.

Ursachen
- Meist bei bestehenden Varizen
- Bakterielle Infektion durch Injektion oder Infusion
- Gefäßwandschaden
- Hoher mechanischer Reiz (z.B. Hochdruckmassagedüsen im Schwimmbad).

Symptome
- Lokale Schwellung
- Rötung
- Wärme
- Schmerz
- Evtl. Fieber (vor allem bei bakterieller Thrombophlebitis).

Therapie
- Keine Bettruhe! Beim Sitzen Bein hoch lagern
- Bewegung
- Gerinnungshemmende Salben
- Kompressionsverband
- Kühlende Umschläge evtl. mit Alkohol.

6.4.6 Tiefe Phlebothrombose

Beinvenenthrombose, Gerinnselbildung in einer tiefen Beinvene.

Symptome
- Schwellung des ganzen Beines
- Rötung oder Verfärbung der Haut

- Ziehender Schmerz im Bein, Schmerzen in Fuß oder Wade (ähnlich Muskelkater)
- Pulsbeschleunigung
- Evtl. Fieber.

Komplikationen
- Lungenembolie: Gefahren durch ein wanderndes Blutgerinnsel (Embolus), das aus den Beinen durch die großen Venen zum Herzen transportiert wird. Vom Herz wird das Gerinnsel in die Lunge gepumpt, hier verstopft es ein Gefäß.
- Postthrombotisches Syndrom: Chronische Veneninsuffizienz.

Therapie
- Horizontallagerung der Beine und strikte Bettruhe
- Kompressionsverband, damit sich der Thrombus nicht von der Venenwand löst, später Kompressionsstrümpfe
- Heparinisierung
- Lyse-Therapie
- Langzeitbehandlung mit Antikoagulanzien.

Vorbeugung
- Nach Operation und Geburten: Frühzeitiges Aufstehen mit gewickelten Beinen bzw. Kompressionsstrümpfen
- Bei Bettlägerigkeit: Mehrmals täglich Bewegungsübungen mit den Beinen
- Bei Krampfadern: Kompressionsstrümpfe, außerdem Behandlung bei Herzinsuffizienz.

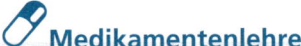

_____ **Medikamentenlehre** _____

Antikoagulanzien

Heparin
Verhindert die Fibrinbildung. Die Wirkung setzt sofort ein, die Blutgerinnung wird sofort gehemmt.
Indikation:
- Therapie und Prophylaxe von Thrombose und Embolie
- Therapie beim Herzinfarkt.

Präparate:
- Thrombophob®, Vetren®: lokale Anwendung in Gelen oder Salben bei Hämatomen, Venenbeschwerden
- Clexane®, Fraxiparin® Ampulle oder Fertigspritzen: s. c. in die Bauchdecke als Vorbeugung einer Thrombose bei Bettlägerigkeit
- Hochdosiertes Heparin i. v. als Therapie bei Herzinfarkt, Venenthrombose oder Lungenembolie (Vollheparinisierung) (Vorsicht: starke Blutungsneigung).

Cumarine
Vitamin-K-Antagonisten (verdrängen das Vitamin K), sie hemmen in der Leber die Bildung von Gerinnungsfaktoren, Wirkungseintritt erst nach 1 bis 3 Tagen. So lange sind noch ausreichende Mengen an Prothrombin im Organismus. Erst wenn diese aufgebraucht sind, setzt sich die Wirkung der Cumarine durch und es wird kein neues Prothrombin gebildet. Cumarine weisen eine lange Verweildauer im Organismus auf. Sie werden daher zur Dauertherapie nach Herzoperationen, Thromben in den Herzkammern und nach Lungenembolien eingesetzt.

Zu beachten:
- Der Patient muss jedes Verletzungsrisiko meiden (Haushalt, Sport, Rasieren) und bei der Selbstmedikation darauf achten, dass viele Medikamente kontraindiziert sind.
- Zurückhaltung bei Nahrungsmitteln, die reich an Vitamin K sind: Blumenkohl; Brokkoli, Spinat, Kohl, Sauerkraut, Innereien
- Keine „Gewaltkuren" zur Gewichtsreduktion, Diäten vorher mit dem Arzt absprechen
- Größere Mengen Alkohol beeinflussen die Blutgerinnung, Alkohol nur in Maßen.

Präparate:
- Hydroxycumarin-Derivate: Marcumar®, Sintrom®
- Gegenmittel bei Blutungen oder Überdosierung: Konakion® (Vitamin K als Ampullen oder Tropfen).

Überprüfung der Cumarin-Therapie:
Die Cumarin-Therapie wird im Labor mit dem Quick-Wert (Thromboplastinzeit, PTT) oder der INR (International Normalized Ratio) überprüft. Der Quick-Wert soll bei ca. 25 % liegen, die INR zwischen 2,0 und 3,0. Die Patienten müssen wöchentlich bis zwei-wöchentlich zur Kontrolle. Patient muss speziellen Ausweis (Marcumar-Pass) bei sich tragen. Jeder neue Arzt, den der Patient aufsucht, muss über die Therapie informiert werden.

Thrombozytenaggregationshemmer

Acetylsalicylsäure (ASS)

Thrombozytenaggregationshemmer. Die Wirkung beruht auf der Synthesehemmung eines Enzyms in den Thrombozyten, welches für die Aggregation nötig ist. Da die Thrombozyten keinen Zellkern haben, können sie das Enzym nicht neu bilden, d. h. der Thrombozyt ist für seine gesamte Lebensdauer von ca. 10 Tagen blockiert.
Einmal tägliche Applikation ist ausreichend, Dosis 100 bis 300 mg.

Präparate:
Aspirin®, ASS-ratiopharm®, Godamed®

Glykoprotein-Antagonisten

Thrombozyten haben in der Zellmembran Glykoproteine, die für die Adhäsion an Verletzungen und die Ausbildung von Fibrinogenbrücken zwischen den Thrombozyten (= Aggregation) verantwortlich sind. Glykoprotein-Antagonisten verhindern die Anheftung von Fibrinogen und in der Folge die Aggregation und damit die Thrombenbildung.

Indikation:
Sie werden zurzeit nach Koronarangiographie, bei instabiler Angina pectoris und nach Herzinfarkt eingesetzt.

Präparate:
- Bisher nur i. v. -Präparat zugelassen, Abciximab: ReoPro®
- Orale Präparate sind in der klinischen Prüfung: Xemilofiban, Fradafiban.

Thienopyridin-Derivate

Die Wirkstoffe verhindern über die Blockade eines weiteren Mechanismus die Aggregation der Thrombozyten, zeigen eine ähnlich starke Wirkung wie ASS
- Clopidogrel: Plavix®
- Ticlopidin: Tiklyd®.

6.5 Erkrankungen des Blutes

6.5.1 Anämie

Blutarmut, die durch eine Verminderung des Blutfarbstoffes (Hämoglobin, Hb) und meist auch der roten Blutkörperchen (Erythrozyten) gekennzeichnet ist. Von einer Anämie spricht man, wenn der Hb-Wert beim Mann ≤ 140 g/l, bei der Frau ≤ 120 g/l beträgt.

Ursachen
- Mit 80 % aller Fälle ist der Eisenmangel die häufigste Anämieursache. Eisen (Fe^{2+}) ist das Zentralatom des roten Blutfarbstoffs und zum Sauerstofftransport nötig. Eisen wird mit der Nahrung aufgenommen und im Zwölffingerdarm resorbiert. Eisenmangel kann auftreten bei chronische Blutverlusten, chronischen Blutungen
- Niereninsuffizienz (renale Anämie)
- Mangelnde Blutbildung bei Vitamin B_{12}-Mangel, Folsäure-Mangel (perniziöse Anämie, megaloblastäre Anämie)
- Gesteigerter Blutabbau bei künstlichen Herzklappen, Sichelzellanämie, medikamentös bedingt (hämolytische Anämie)
- Tumore (Tumoranämie)
- Knochenmarksschädigung.

Symptome
- Blässe von Haut, Schleimhäuten und Bindehaut
- Müdigkeit
- Kopfschmerzen, Schwäche, Schwindel
- Atemnot (Dyspnoe) unter Belastung: Mangelnde Sauerstoffversorgung

Abhängig von der Anämieform treten zusätzlich auf:
- Eisenmangelanämie: Brüchige Nägel, trockene Haut, Haarausfall, Mundwinkel-Rhagaden (Einrisse), Zungenbrennen
- Anämie bei Vitamin B_{12}-Mangel: Glatte, rote Zunge, neurologische Störungen wie Kribbeln oder Missempfindungen an Händen und Füßen, Gangunsicherheit
- Hämolytische Anämie: Vergrößerte Milz und Leber, evtl. Ikterus.

Therapie
- Ursache beseitigen
- Eisenhaltige Ernährung: Fleisch, Kartoffeln
- Eisenzufuhr oral oder parenteral durch Medikamente, die 2-wertiges Eisen enthalten (z.B. ferro sanol®, Eryfer®). Um die schlechte Magenverträglichkeit zu verbessern, gibt man häufig magensaftresistent überzogene Präparate, Einnahme mit viel Wasser während der Mahlzeit.
- Zufuhr von Vitamin B_{12} oder Folsäure.

⚡ **A C H T U N G**

Eisenpräparate können den Stuhl schwarz verfärben.

6.5.2 Chronisch myeloische Leukämie (CML)

Maligne Entartung einer Blutstammzelle des Knochenmarkes. Diese Form der Leukämie tritt vor allem im mittleren bis höheren Lebensalter auf. Sie verläuft langsamer als andere Leukämiearten.

Symptome
Die CML verläuft in drei Phasen:
- Chronische Phase: Nur wenige unreife Zellen (Blasten) befinden sich im Blut, anhaltende Müdigkeit, Appetitlosigkeit, Gefühl der Energielosigkeit, Vergrößerung der Milz
- Akzelerationsphase: Es finden sich vermehrt Blasten im Blut und im Knochenmark, Fieber, Anämie
- Blastenschub: Mehr als 30% aller Zellen in Blut und Knochenmark sind Blasten, dieser Phase ist lebensbedrohlich.

Diagnose
- Blutuntersuchung
- Knochenmarkspunktion.

Therapie
- Medikamente: Tyrosinkinaseinhibitor Imatinib, Hydroxyharnstoff, Interferon-alpha
- Knochenmarkstransplantation.

6.5.3 Morbus Hodgkin (Lymphogranulomatose)

Maligne Entartung spezieller B-Lymphozyten, die in den Lymphknoten beginnt und sich im lymphatischen System ausbreitet.

Symptome
- Allgemeinsymptome, so genannte B-Symptome:
  - Gewichtsverlust von mehr als 10 % im letzten halben Jahr
  - Fieber über 38 °C
  - Nachtschweiß.
- Einzelne schmerzlose Lymphknotenschwellungen (Hals, Achselhöhlen)
- Juckreiz
- Lymphknotenschmerz nach Alkoholgenuss
- Leistungsminderung, Müdigkeit
- Milz-, Lebervergrößerung.

Verlauf
Einteilung erfolgt in Stadien:
I: Eine einzelne Lymphknotenregion oder eines lymphatisches Organ ist befallen
II: Zwei oder mehrere Lymphknotenregionen oder Organe auf einer Seite des Zwerchfells sind befallen
III: Zwei oder mehrere Lymphknotenregionen oder Organe auf beiden Seiten des Zwerchfells sind befallen
IV: Disseminierter Befall lymphatischer Organe.

Therapie
- Therapie in Zentren nach Therapieprotokollen
- Bestrahlung
- Zytostatika.

7 Das Atmungssystem und seine Erkrankungen

7.1 Anatomie und Physiologie

Das Atmungssystem (Respirationstrakt) besteht aus oberen und unteren Atemwegen sowie der Lunge. Aufgabe des Respirationstraktes ist der Gasaustausch (Aufnahme von Sauerstoff in das Blut und Abgabe von Kohlendioxid in die Ausatmungsluft) und die Stimmbildung.

7.1.1 Obere Luftwege

Zu den oberen Luftwegen gehören Nase, Nasennebenhöhlen und Rachen.

Nase

Die Nase ist nicht nur Riechorgan, sondern der Beginn des Atmungssystems.

Aufbau
Äußere Nase
- Nasenlöcher, Nasenflügel, Nasenscheidewand
- Im Inneren mit relativ festen, langen Härchen und Talgdrüsen versehen: verhindern das Eindringen von größeren Fremdkörpern.

Nasenhöhle (Cavum nasi)
- Begrenzungen
  - Oben: Siebbeinknochen (Os ethmoidale)
  - Unten: Harter Gaumen
  - Seitlich: Oberkieferknochen
- Die Nasenhöhle wird durch die Nasenscheidewand (Septum nasi) in zwei Hälften geteilt. Die Wände der Nasenhöhle sind mit Flimmerepithel ausgekleidet.
- Die Seitenwände weisen Verdickungen auf, durch die die Oberfläche vergrößert wird: die obere, mittlere und untere Nasenmuschel; sie gliedern die Nasenhöhle in oberen, unteren und mittleren Nasengang.
- In die Nasengänge münden
  - Unterer Nasengang (zwischen Nasenboden und unterer Muschel): Tränennasenkanal
  - Mittlerer Nasengang (zwischen unterer und mittlerer Muschel): Mündung der Stirn- u. Kieferhöhle
  - Oberer Nasengang (zwischen mittlerer und oberer Muschel): Mündung der Keilbeinhöhle.

Funktionen
- Reinigung: Die Schleimhaut der Nasenhöhle hält Staub fest und feinste flimmernde Härchen befördern den von der Schleimhaut gebildeten Schleim und den Staub ständig Richtung Rachen. Krankheitskeime werden durch Leukozyten (weiße Blutzellen) abgetötet

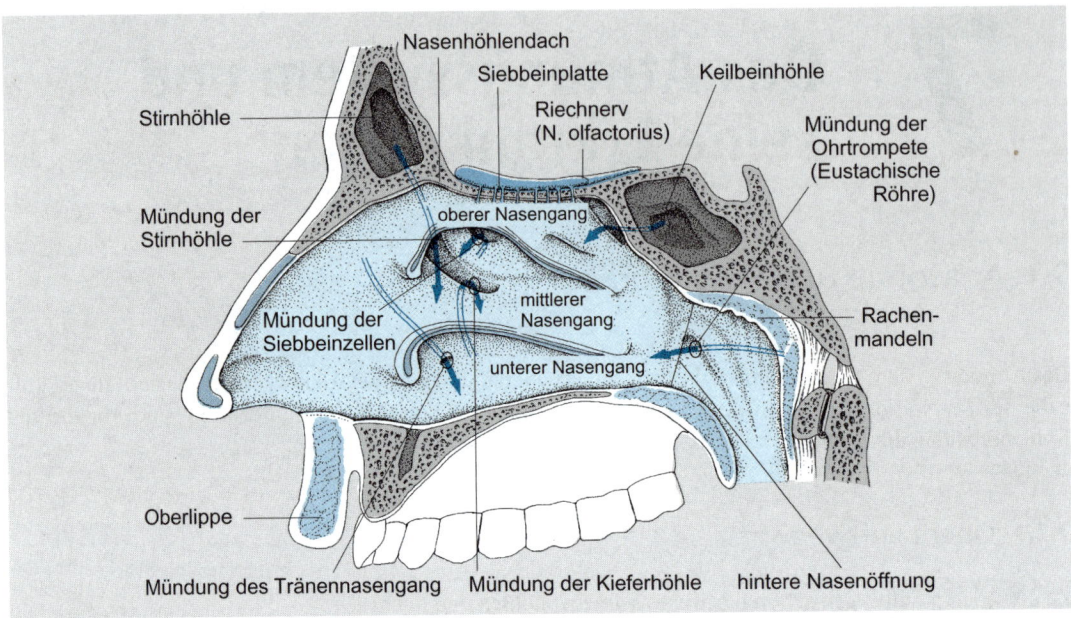

Abb. 7.1 Schnitt durch die Nasenhöhle. [L190]

- Befeuchtung: Die Luftfeuchtigkeit wird in der Nasenhöhle durch die schleimbildenden Becherzellen auf ca. 80 % gebracht
- Erwärmung: Beim Durchströmen der Nasenhöhle erwärmt sich die Luft auf Körpertemperatur, da die Schleimhaut stark durchblutet ist. Deshalb vor allem im Winter durch die Nase, nicht durch den Mund einatmen
- Überprüfung der Atemluft: Geruchssinn prüft die Atemluft auf schädliche Gase.

Geruchsinn
Riechfeld (Regio olfactoria) befinden sich in den oberen Nasengängen am oberen Bereich des Septum nasale und an den oberen Nasenmuscheln. Das Sinnesorgan sind die Riechzellen, deren Riechhärchen durch die Geruchsstoffe gereizt werden. Der Sinnesreiz wird über den Nervus olfactorius ans Gehirn geleitet.

Nasennebenhöhlen

Die Nasennebenhöhlen sind beidseits der Nase angeordnet, ihre Ausgänge münden in die Nasenhöhle, sie sind individuell unterschiedlich groß.
- Seitlich der Nase: Kieferhöhlen (Sinus maxillares)
- Hinter der Stirn, dicht oberhalb der Augen: Stirnhöhlen (Sinus frontales)
- In der Schädelbasis: Keilbeinhöhle (Sinus sphenoidales)
- Siebbeinzellen (Cellulae ethmoidales).
Die Nasennebenhöhlen sind luftgefüllt:
- Durch die vielen Höhlen vermindert sich das Gewicht des Schädels.
- Die Nasenhöhle und die Nasennebenhöhlen bilden den Resonanzkörper für die Stimme.

Rachenraum (Pharynx)

Der Rachen ist ein 7–15 cm langer muskulärer Schlauch, der für den Schluckakt wichtig ist. Die Oberfläche des Rachenraumes ist mit Schleimhaut ausgekleidet. Im hinteren Rachenraum verlaufen Luftweg und Speiseweg ein Stück gemeinsam. Eine wichtige Abwehrbastion gegen Krankheitserreger ist der lymphatische Rachenring mit Rachen- und Gaumenmandeln.
Der Rachenraum wird unterteilt in:
- Nasenrachen (Epipharynx)
- Mundrachen (Mesopharynx)
- Kehlkopfrachen (Hypopharynx)

7.1.2 Untere Luftwege

Zu den unteren Luftwegen gehören Kehlkopf, Luftröhre, Bronchien und Lunge.

Kehlkopf (Larynx)

Der Kehlkopf schließt an den Kehlkopfrachen an und geht nach unten in die Luftröhre über.
Der Kehlkopf besteht aus einem Knorpelgerüst, das durch Sehnen und Muskeln bewegt wird. Sein größter Knorpel, der Schildknorpel, ist von außen tastbar und als Adamsapfel sichtbar.
Die Aufgaben des Kehlkopfes sind:
- Verschluss der unteren Luftwege
- Apparat der Stimmbildung.
Der Kehlkopf trennt Luftröhre und Speiseröhre. Beim Schlucken ist der Kehlkopf durch den Kehldeckel (Epiglottis) geschlossen, sodass die Speisen nicht in die Luftröhre gelangen. Im Kehlkopf wird die Stimme gebildet: Hier liegen die Stimmbänder (Ligamenta vocale), die Öffnung zwischen den Stimmbändern heißt Stimmritze. Bei der Stimmbildung werden die Stimmbänder durch einen Luftstrom in Schwingungen versetzt, sodass ein Ton entsteht.

Luftröhre (Trachea)

Die Luftröhre wird durch ca. 16, nach hinten offenen Knorpelspangen gebildet. Zwischen den einzelnen Knorpelspangen liegt elastisches Bindegewebe. Die Luftröhre endet mit der Verzweigung (Bifurkation) in die beiden Stammbronchien. Die Luftröhre ist mit Schleimhaut und Flimmerhaaren ausgekleidet. Die Härchen des Flimmerepithels bewegen sich Richtung Mund. Dadurch werden Schleim und kleine Staubteilchen nach oben befördert. Durch Husten können grobe Partikel nach oben befördert werden.

Bronchien

Im Brustraum verzweigt sich die Luftröhre in die Bronchien:
- **Rechter Hauptbronchus** mit drei Lappenbronchien
- **Linker Hauptbronchus** mit zwei Lappenbronchien
Sie führen in die zwei Lungenflügel, dort verzweigen sie sich schon nach wenigen Zentimetern entsprechend der Lungenlappen. Die **Lappenbronchien** teilen sich dann in **Segmentbronchien** und weiter bis zu den

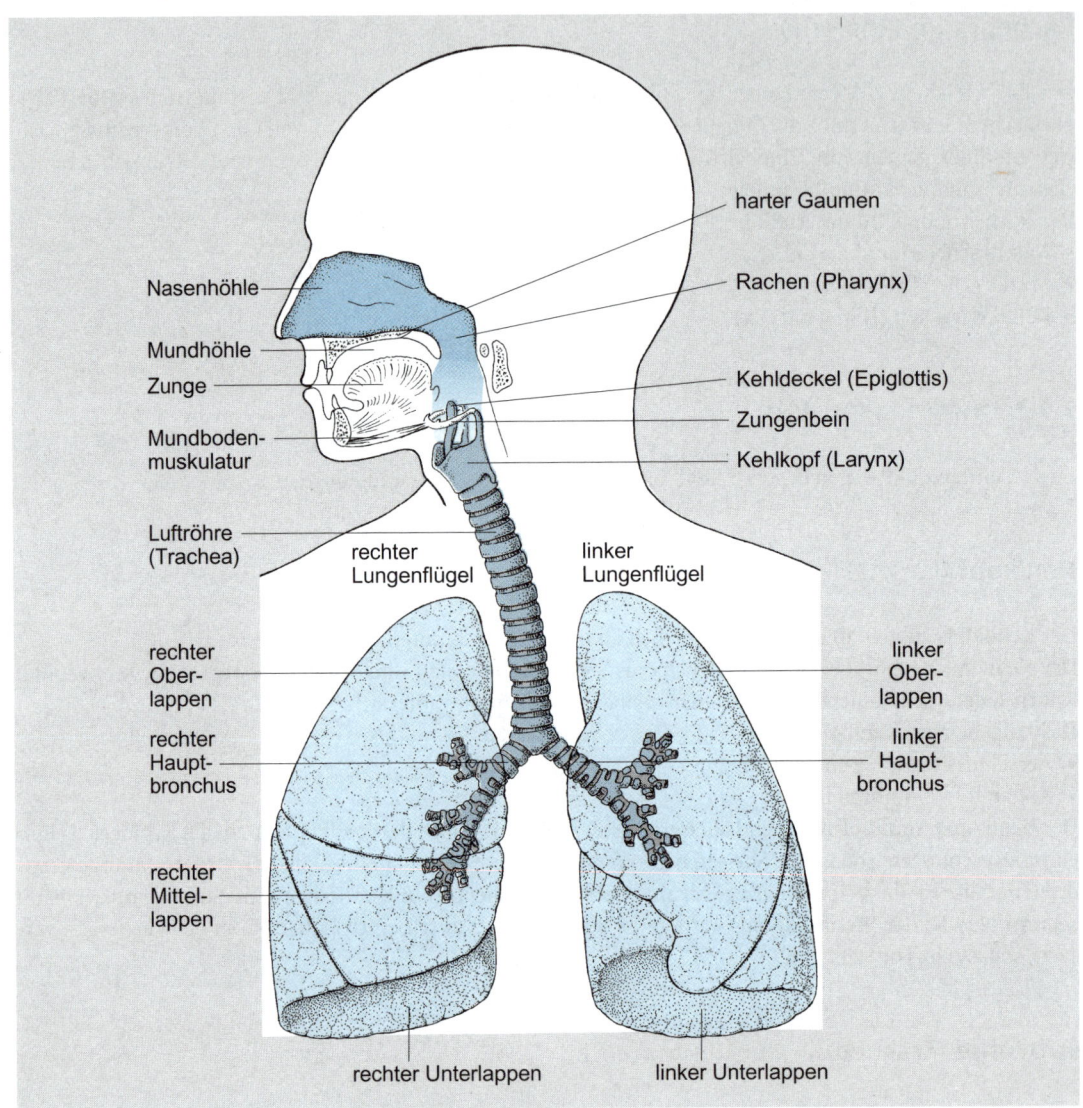

Abb. 7.2 Die Atmungsorgane.

Bronchiolen (Durchmesser ca. 1 mm). Die Bronchiolen gehen in die **Bronchioli terminales** (Durchmesser ≤ 1 mm) über und teilen sich in die **Bronchioli respiratorii**. Hier schließt sich der **Alveolargang** (Ductus alveolares) mit den Lungenbläschen (**Alveolen**) an. Die Gesamtheit der Bronchien bezeichnet man als Bronchialbaum.

Große Bronchien sind durch Knorpelspangen, die Lappenbronchien nur noch durch Knorpelplättchen verstärkt. Die Bronchiolen haben Wände aus glatter Muskulatur. Die Hauptbronchien sind wie die Luftröhre mit mehrreihigem Flimmerepithel und schleimbildenden Becherzellen ausgekleidet: Das Bronchialsekret wird mit den Schwebeteilchen durch die Flimmerbewegung in Richtung Mund befördert. Die Bronchiolen haben nur noch einreihiges Flimmerepithel ohne Becherzellen. Hier übernehmen Makrophagen die Reinigungsfunktion.

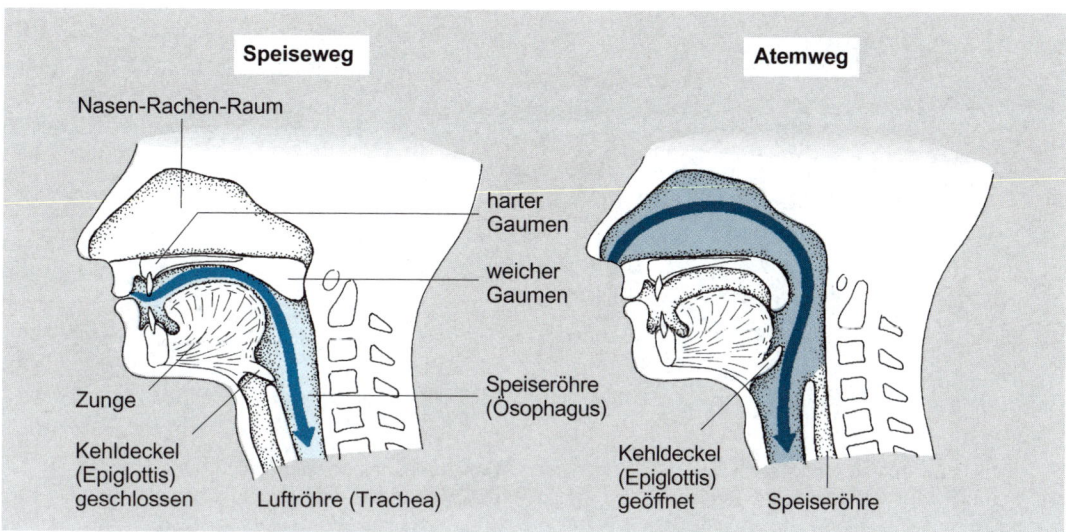

Abb. 7.3 Funktion des Kehlkopfdeckels. [L190]

Lunge (Pulmo)

Die Lunge ist das Organ der äußeren Atmung (Gasaustausch zwischen Blut und äußerer Umgebung). Vergleiche dazu die innere Atmung (Zellatmung: Aufnahme von Sauerstoff in die Zelle). Die Lunge gliedert sich in zwei Lungenflügel. Diese sind in Lappen (Lobus) unterteilt.

- Rechter Lungenflügel: drei Lungenlappen: Ober-, Mittel-, Unterlappen
- Linker Lungenflügel: zwei Lungenlappen: Ober-, Unterlappen

Die Lungenlappen sind in viele Lungensegmente unterteilt. Jedes Lungensegment wird von einem Segmentbronchus und einer speziellen Lungenarterie versorgt. Das Lungengewebe besteht aus den Lungenbläschen (Alveolen).

Gasaustausch

Jede Alveole wird von einem Kapillarnetz umschlossen. Sowohl Kapillaren als auch Alveolen haben gasdurchlässige Wände. Hier findet der Gasaustausch (Sauerstoff aus der Einatmungsluft gegen Kohlendioxid aus dem Blut) statt. Der Gasaustausch findet über Diffusion statt. Für diesen Transportmechanismus, bei dem Stoffe vom Ort der höheren zum Ort der niederen Konzentration wandern, wird keine zusätzliche Energie benötigt. Die Austauschfläche der Alveolenmembran hat ungefähr die Größe eines Tennisplatzes.

Atemvorgang

Bei der **Inspiration** (Einatmung) werden Rippen und Brustbein gehoben, der Brustkorb erweitert sich. Vergrößert sich der Brustraum, müssen sich auch die Lungen ausdehnen, Luft strömt in die Lunge. Gleichzeitig mit der Erweiterung des Brustraums senkt sich das Zwerchfell (Muskulatur zieht sich zusammen), der Brustraum vergrößert sich zusätzlich.

Bei der **Exspiration** (Ausatmung) erschlaffen die Brustkorbmuskeln, die Rippen und das Brustbein senken sich, das Zwerchfell wölbt sich nach oben, der Brustraum verkleinert sich, so dass die Luft aus der Lunge herausströmt.

Die Aktivität der Atemmuskeln wird zentral gesteuert. Bei der Ruheatmung ist das Zwerchfell der wichtigste Atemmuskel. Bei vermehrter Atmung werden weitere inspiratorische und exspiratorische Muskeln aktiv, wie z.B. die Zwischenrippenmuskeln (Interkostalmuskeln).

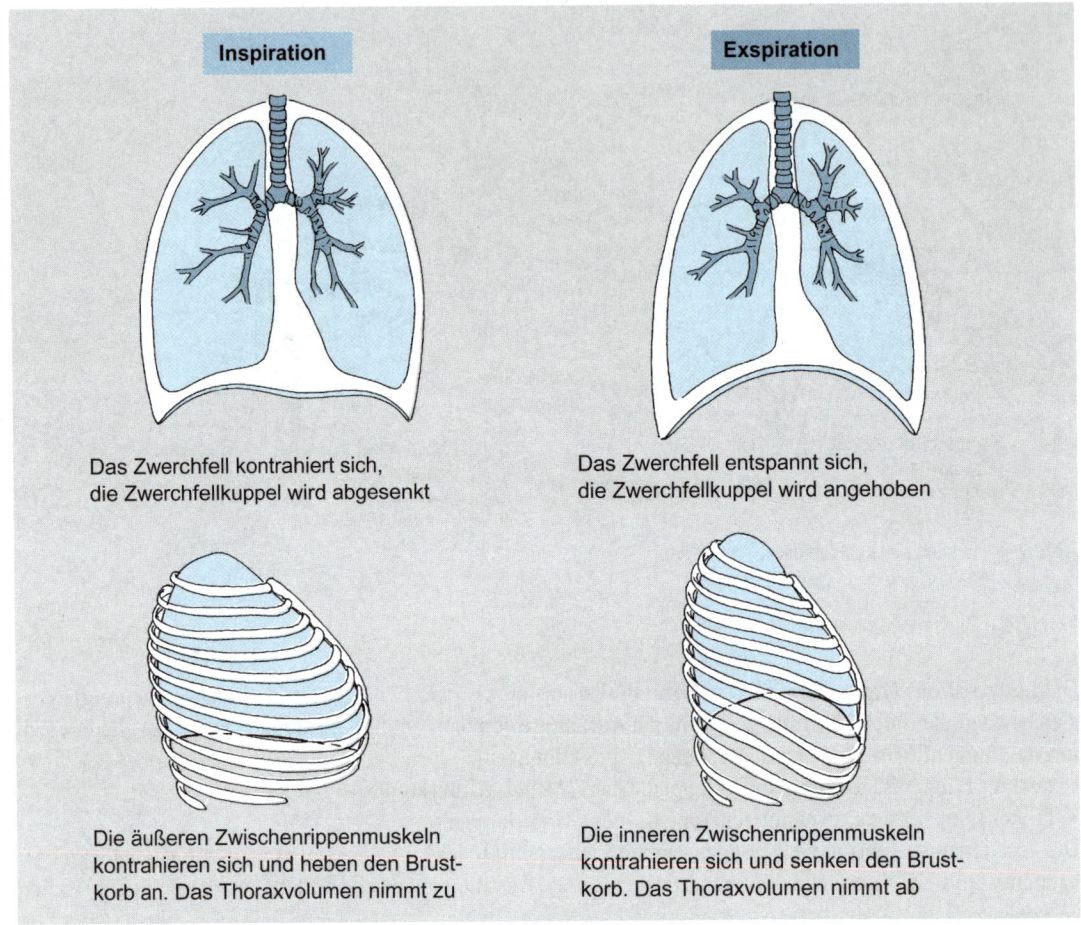

Abb. 7.4 Mechanik der In- und Exspiration. Durch Kontraktion des Zwerchfells und gleichzeitiges Anheben des Brustkorbes vergrößert sich das Brustkorbvolumen: Die Lunge wird gedehnt. Durch den entstehenden Sog gelangt sauerstoffreiche Luft in die Lungen. [L190]

Zwischen Sauerstoffaufnahme und Kohlendioxidabgabe muss ein Gleichgewicht herrschen. Zuviel Sauerstoff im Blut (Hyperventilation, einige Minuten übertrieben tief und rasch atmen) und zuwenig Kohlendioxid im Blut führt zu Schwindel (im Extremfall bis zur Bewusstlosigkeit)

Die Einatemluft enthält 20 % Sauerstoff und 80 % Stickstoff, die Ausatemluft 16 % Sauerstoff, 80 % Stickstoff und 4 % Kohlendioxid.

Lungen- und Atemvolumina

Bei jedem Atemzug werden ca. 0,5 l Luft eingeatmet **(Atemzugvolumen),** davon ist ca. ⅓ nicht am Gasaustausch beteiligt. Diese Luft füllt den sog. **Totraum,** das ist der Bereich von Mund bis Bronchiolen, in dem die Luft befeuchtet, erwärmt und gereinigt wird. Bei durchschnittlich 12–16 Atemzügen pro Minute **(Atemfrequenz)** werden ca. 7,5 l Luft ein- und ausgeatmet **(Atemzeitvolumen).** Die **Vitalkapazität** ist das Gesamtluftvolumen, das maximal ein- und ausgeatmet werden kann. Sie beträgt 4,5 l. Auch nach maximaler Ausatmung, über das normale Ausatmen hinaus, bleibt immer noch Luft in den Lungen zurück, das **Residualvolumen.** Vitalkapazität und Residualvolumen ergeben zusammen die Totalkapazität der Lunge.

Pleura

Die Lunge und das Herz liegen in einem abgeschlossenen Raum, dem Brustraum. Er wird von den Rippen gebildet und ist mit dem luftdicht schließenden **Rippenfell** (Pleura parietalis) ausgekleidet. Eine zweite, glatte und feuchte Haut umschließt die Lungen, das **Lungenfell** (Pleura visceralis). Die beiden Pleurablätter, Rippenfell und Lungenfell, bilden zusammen das **Brustfell** (Pleura). Zwischen Rippenfell und Lungenfell befindet sich der **Pleuraspalt,** der mit Flüssigkeit gefüllt ist. Nach unten wird der Brustraum durch das Zwerchfell begrenzt. Das Zwerchfell (Diaphragma) ist eine Muskelwand, die sich in den Brustraum wölbt, und durch Kontraktion auf- und abwärts bewegt.

7.2 Krankheiten des Atmungssystems

7.2.1 Infekte im höheren Lebensalter

Infekte der Atemwege nehmen bei alten Menschen häufig einen schwereren und längeren Verlauf als bei jüngeren Erwachsenen.

Ursachen für erhöhte Infektanfälligkeit
- Rückgang sowohl der Immunfunktionen als auch der Reaktionsfähigkeit des Immunsystems mit zunehmendem Alter. Rhino- und Coronaviren verursachen hier Infektionen der tieferen Atemwege mit länger anhaltendem Husten, Auswurf und schlechtem Allgemeinbefinden, das RSV (= Respiratory Syncytial Virus) führt nicht nur zu einer banalen Erkältung, sondern löst Infektionen des tiefen Respirationstraktes bis hin zur Pneumonie aus.
- Langsamere Anpassung an Temperaturschwankung bei Senioren durch den Verlust von Muskelmasse und schützendem Körperfett führt zu Unterkühlung und damit zu erhöhter Infektanfälligkeit
- Unzureichende Versorgung mit Vitaminen und Mineralstoffen schwächt das Immunsystem
- Bewegungsmangel.

Vorbeugende Maßnahmen zur Stärkung des Immunsystems bei älteren Menschen
- Grippe- und Pneumokokkenimpfung
- Bewegung, am besten an frischer Luft
- Ausreichend Schlaf
- Ausgewogene Ernährung
- Bedarfsdeckung an Vitaminen und Mineralstoffen
- Verzicht auf Rauchen
- Wenig Alkohol.

Akute Rhinitis (Schnupfen)

Symptome
- Niesen, laufende Nase
- Halsschmerzen, entzündete trockene Schleimhäute
- (Glieder-)Schmerzen, Kopfschmerzen

- Schwäche, Müdigkeit
- Fieber.

Therapie
- Inhalation mit Kamille
- Nasendusche (Durchspülen mit Salzlösung)
- Ausreichend trinken
- Nasentropfen (→ α-Sympathomimetika)
- NSAR gegen Fieber und Schmerzen
- Desinfizierende oder lokalantibiotische Halstabletten.

Sinusitis

Entzündung der Nasennebenhöhlen.

Ursachen
Schnupfen mit anschließender bakterieller Besiedelung der Schleimhaut von Stirn- und/oder Kieferhöhle. Durch die angeschwollene Nasenschleimhaut sind die Verbindungsgänge zwischen Nasenhöhle und Nebenhöhle verlegt, das Sekret in den Nasennebenhöhlen kann nicht abfließen. Pathogene Keime können sich ausbreiten. Schließlich entzündet sich auch das Bindegewebe unter dem Schleimhautepithel.

Symptome
- Schleimig-eitriger Nasenfluss
- Fieber
- Lang andauernder Schnupfen (mehr als 3 Wochen)
- Stärkeres Krankheitsgefühl
- Verlust des Geruchssinns
- Stirnhöhlenentzündung (Sinusitis frontalis): Starker Stirnkopfschmerz, vor allem beim Beugen nach vorne, Druckschmerz am Augenlid.
- Kieferhöhlenentzündung (Sinusitis maxillaris): Starke klopfende Schmerzen im Wangenbereich bis zu den Zähnen
- Keilbeinhöhlenentzündung (Sinusitis sphenoidalis): Kopfschmerzen, die in den Hinterkopf ausstrahlen
- Siebbeinzellenentzündung (Sinusitis ethmoidalis): Kopfschmerz an der Nasenwurzel, Druckschmerz am inneren Augenwinkel.

Komplikationen
Durch die Nähe der Nebenhöhlen zur Augenhöhle und zum Gehirn kann es zu ernsthaften und schwerwiegenden Komplikationen kommen, z.B. Eitereinbruch in die Augenhöhle oder in die Schädelhöhle.

Therapie
- Nasentropfen (Schleimhaut schwillt ab, besserer Sekretabfluss)
- Spülung der Nasennebenhöhlen durch den Arzt mit antiseptischer Lösung
- Phytopharmaka, z.B. Sinupret® (Kombinationspräparat aus fünf Arzneipflanzen, die schleimlösende und entzündungshemmende Wirkung haben)
- Antibiotika
- Bei chronischem Verlauf: Operation.

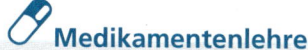
Medikamentenlehre

Lokalantibiotika

Lokalantibiotika werden bei örtlicher Anwendung nicht resorbiert und sind deshalb frei von systemischen Nebenwirkungen. Sie wirken vor allem an der Oberfläche der Schleimhäute und können nicht in die Tiefe dringen. Durch Kombination mit verschiedenen Desinfizienzien wird die antibakterielle Wirksamkeit verbessert.

Präparate

- Tyrothricin: in Lemocin, Dorithricin®
- Bacitracin: in Anginomycin®
- Fusafungin: in Locabiosol® Dosierspray.

Desinfektionsmittel für den Rachenraum

Bei allen Entzündungen im Rachenraum ist die Verwendung von lokalen Desinfektionsmitteln angezeigt, sie vermindern deutlich die Anzahl pathogener Keime. Sie können angewendet werden als Lösungen zum Gurgeln, Mundspülen oder Einsprühen oder als Lutschtabletten.

Präparate

Mundspülungen
- Chlorhexidin: Chlorhexamed®, Corsodyl® (nicht länger als 6 Wochen anwenden, verfärbt die Zähne reversibel braun)
- Hexetidin: Hexoral®, Doreperol®
- Dequaliniumchlorid: Gurgellösung-ratiopharm®.
Halstabletten zum Lutschen
- Cetylpyridiniumchlorid: Dobendan®
- Dequaliniumchlorid: Sorot®.

7.2.2 Laryngitis

Entzündung des Kehlkopfes.

Ursachen
- Viraler oder bakterieller Infekt der oberen Luftwege
- Chronische Kehlkopfentzündung
  - Luftverunreinigungen
  - Überbeanspruchung (Sänger, Lehrer).

Symptome
- Heiserkeit
- Stimmlosigkeit
- Evtl. Hustenreiz
- Halsschmerzen.

Therapie
- Rauchverbot
- Raumluft feucht halten

- Schonung der Stimme (Sprechverbot)
- Inhalieren mit Kamille oder Salbei
- Bei bakteriellen Infekten: Antibiotikagabe
- Bei chronischer Laryngitis immer an Larynxtumor denken!

7.2.3 Larynxkarzinom

Kehlkopfkrebs. v. a. bei Männern ab dem 50. Lebensjahr.

Ursachen
- Rauchen
- Chronische Reize, z.B. Staub
- Hoher Alkoholkonsum.

Symptome
Supraglottisches (ca. 30 %) Karzinom: Tumor liegt oberhalb der Stimmbandebene
- Fremdkörpergefühl
- Schluckbeschwerden
Glottisches (ca. 60 %) Karzinom: Tumor liegt im Bereich der Stimmbänder
- Heiserkeit.

⚡ **V O R S I C H T**
Jede Heiserkeit, die länger als 3 Wochen dauert, ist ein Warnsignal, besonders bei Männern, die älter als 40 Jahre sind.

Therapie
- Operative Entfernung des Kehlkopfes oder Teile desselben (Laryngektomie). Bei totaler Kehlkopfentfernung muss ein Tracheostoma (Eröffnung der Luftröhre von außen zum Einführen einer Atmungskanüle) angelegt werden, da sowohl die Stimme als auch die Nasenatmung verloren gehen. Atmung erfolgt dann über das Tracheostoma und Sprechen ist nach dem Erlernen der „Ösophagusstimme" oder mit einer elektronischen Sprechhilfe möglich
- Bestrahlung (Radiatio).

✓ **T R A C H E O T O M I E**
Operative Eröffnung der Luftröhre von außen.
Indikationen:
- Mechanische Verlegung der Atemwege aufgrund von
  - Tumoren von Trachea, Ösophagus (Speiseröhre) oder Kehlkopf
  - Verletzungen des Kehlkopfes
  - Angeborene Fehlbildungen der oberen Luftwege
- Verlegung der Atemwege durch Sekret und mangelnde Hustenleistung:
  - Koma
  - Chirurgische Eingriffe im Brust- und Bauchraum
  - Apoplex
- Ateminsuffizienz
  - Vergiftung
  - Lähmung der Atemmuskulatur
  - Chronische Lungenerkrankungen (Emphysem, Lungenentzündung)

Direkt nach dem chirurgischen Eingriff wird eine Trachealkanüle in die noch instabile Öffnung (Stoma) eingesetzt. Die Kanüle muss das instabile Stoma vorübergehend oder längerfristig offen halten. Die Tracheotomiekanüle darf die Wundheilung nicht nachteilig beeinflussen, auch darf sie keine Reizung des abgeheilten Stomas oder der Luftröhre verursachen. Ist das Stoma stabil, kann ein spezielles Pflaster die Kanüle ersetzen. Trachealkanülen können so gestaltet sein, dass sie das Sprechen ermöglich.

7.2.4 Bronchiektasen

Bleibende, sack- oder röhrenförmige Erweiterungen der Bronchien.

Ursachen
- Erworben
  - Chronische Bronchitis, die zur Wandschwäche der Bronchien führt
  - Tuberkulose
- Angeboren: z.B. Mukoviszidose (Erbkrankheit, die mit Bildung von zähem Schleim, Bronchiektasen, Bronchitis u. a. einhergeht).

Symptome
- Husten, große Mengen Auswurf, besonders am Morgen
- Übler Geruch des Sputums (Auswurf) bei Besiedlung mit Bakterien
- Belastungsdyspnoe, im fortgeschrittenen Stadium Zyanose und Ruhedyspnoe
- Trommelschlegelfinger (Fingerendglieder sind aufgetrieben).

Therapie
- Tägliche Bronchialtoilette: Verflüssigung des Schleims durch Aerosolbehandlung, anschließend Entfernen des Sekrets durch Lagerung und Abklopfen
- Antibiotika
- Bei einzelnen Bronchiektasen evtl. operative Entfernung.

Komplikationen
- Wiederholte Pneumonien (Lungenentzündung)
- Fieberschübe
- Hypertrophie und später Insuffizienz der rechten Herzkammer.

7.2.5 Akute Bronchitis

Akute Entzündung der Bronchialschleimhaut, betrifft überwiegend die größeren Bronchien.

Ursachen
- Virusinfekte („Erkältung") der oberen Luftwege, die sich in die Bronchien ausbreiten
- Bakterielle Infekte (meist aufgepfropft)
- Inhalation schädlicher Luftbestandteile, besonders Smog, Ozon.

Symptome
- Symptome einer Erkältung
- Fieber, Schwäche, Kopfschmerzen
- Husten (erst trocken, dann schleimig bis eitrig bei bakterieller Infektion)

- Schmerzen in der Brust
- Dyspnoe.

Therapie
- Bettruhe in feuchtwarmer Zimmerluft
- Viel trinken (≥ 3 l täglich)
- Expektoranzien
- Schutz vor Abkühlung
- Antibiotika nur bei lang anhaltendem Fieber und eitrigem Auswurf (zur Behandlung einer bakteriellen Sekundärinfektion)
- Inhalieren und Einreiben von Brust und Rücken mit ätherischen Ölen
- Codeinhaltige Hustenmittel bei starkem, trockenem Reizhusten
- Rauchverbot.

Bei entsprechender Therapie heilt die akute Bronchitis in der Regel folgenlos aus.

7.2.6 Chronisch-obstruktive Lungenerkrankung (COPD)

Chronic Obstructive Pulmonary Disease (COPD), Chronic Obstructive Lung Disease (COLD): Obstruktiv bedeutet verengend bzw. verschließen. Die COPD ist eine nicht vollständig reversible Störung der Lungenbelüftung, die progressiv verläuft und irreversible Schäden am Lungengewebe hervorruft. Ursache ist eine chronische Bronchitis oder ein Lungenemphysem. An der COPD sterben in Deutschland jährlich ca. 10 000 Menschen. Diese Erkrankung stellt in den Industrieländern die vierthäufigste Todesursache dar.

7.2.7 Chronische Bronchitis

Eine chronische Schleimhautentzündung der Bronchien liegt dann vor, wenn bei einem Patienten in zwei aufeinander folgenden Jahren zumindest drei Monate Husten mit Auswurf bestand (Definition der WHO).

In der Bronchialschleimhaut werden immer mehr Becherzellen gebildet, die vermehrt zähes Bronchialsekret absondern (Hyperkrinie und Dyskrinie). Gleichzeitig nimmt die Zahl und die Beweglichkeit der Flimmerhärchen ab: Erhöhte Anfälligkeit für Infekte.

Ursachen
- Äußere Faktoren: Zigarettenrauch (90 % der Patienten rauchen), Luftverschmutzung, berufliche Staubbelastung (z.B. Bergleute, Steinhauer), häufige bronchopulmonale Infekte
- Konstitutionelle Faktoren: Angeborene Überempfindlichkeit der Bronchialschleimhaut.

Symptome
Die chronische Bronchitis verläuft in drei Stadien:
- Einfache chronische Bronchitis: „Raucherhusten" mit Auswurf am Morgen
- Obstruktive Bronchitis: Bronchiale Obstruktion durch vermehrte Schleimbildung gleichzeitiger Kontraktion der Bronchialmuskulatur (Bronchospasmus) und Schwellung der Bronchialschleimhaut
  - Zunächst Belastungs-, später Ruhedyspnoe durch zunehmende Einengung im Bronchialsystem
  - Zyanose.
- Spätkomplikationen:
  - Herzinsuffizienz

- Lungenemphysem
- Bronchiektasen.

Verlauf

Durch die Inhalation schädlicher Stoffe kommt es bei den Betroffenen zu einer Obstruktion der Atemwege und zu chronischen Entzündungsreaktionen. Im Verlauf der Erkrankung wird durch diese Entzündungen das Lungengewebe zerstört, an dessen Stelle Emphyseme treten. Hier findet kein Austausch von Sauerstoff gegen Kohlendioxid mehr statt. Das Lungengewebe normalisiert sich nie wieder, das Fortschreiten des Zerstörungsprozesses kann nicht aufgehalten werden, nur durch frühzeitige und konsequente Behandlung deutlich verlangsamt werden.

Therapie

Konsequent und langfristig:
- Rauchverbot! Vermeidung von Passivrauchen
- Expektoranzien
- Viel trinken
- Bei Infektionen frühzeitig Antibiotika
- Inhalation zur Verflüssigung des Sputums
- Atemübungen zur Infektprophylaxe
- Medikamentöse Therapie je nach Schweregrad der Erkrankung in drei Stufen
  - Stufe 1: Inhalative Bedarfsmedikation mit β_2-Sympathomimetika und/oder Parasympatholytika (Dosieraerosol), um im akuten Anfall von Luftnot die Atemwege zu weiten
  - Stufe 2: Dauermedikation mit β_2-Sympathomimetika und/oder Parasympatholytika
  - Stufe 3: Dauermedikation mit inhalativen Kortikosteroiden
- Bei Bedarf zusätzlich Sauerstofflangzeittherapie oder Beatmung, evtl. Lungentransplantation.

Umgang mit Dosieraerosolen

Für den erzielbaren therapeutischen Effekt ist die richtige Durchführung der Inhalation ausschlaggebend. Der Arzneistoff kann bei richtiger Applikation auf der gesamten großen Kontaktfläche der Alveolen von ca. 100 m² wirken. Es gibt verschiedene Inhalationsmöglichkeiten und -hilfen.

Dosieraerosole
- Vor Gebrauch kräftig schütteln
- Tief ausatmen, Ansatzstück in den Mund nehmen
- Sprühen, dabei langsam tief einatmen
- Atem kurz anhalten, langsam ausatmen
- Mund ausspülen, nicht schlucken.

Bei zu schnellem Einatmen können sich Wirkstoffteilchen durch die hohe Beschleunigung im Mund oder Rachenraum ablagern und hier direkt Nebenwirkungen verursachen oder nach dem Verschlucken systemische Wirkungen entfalten, deshalb soll auch nach der Inhalation der Mund ausgespült werden.

Häufigste Anwendungsfehler:
- Vor der Inhalation nicht tief ausgeatmet
- Nicht tief und langsam inhaliert
- Dosieraerosol vorher nicht geschüttelt
- Schutzkappe nicht abgenommen
- Dosieraerosol falsch herum gehalten.

Spacer als Inhalierhilfe

Man unterscheidet kleinvolumige offene Spacer (Abstandshalter) zur Inhalation von β_2-Sympathomimetika und großvolumige geschlossene Spacer für Kortikosteroide. Durch den Spacer werden einerseits Probleme bei der Koordination von Sprühstoß und Einatmen verhindert, so dass die Inhalation älteren Menschen leichter fällt, andererseits werden größere Teilchen im Spacer gehalten und können sich nicht im Mund ablagern.

Pulverinhalatoren

Bei Pulverinhalatoren erzeugt der Patient das Aerosol durch möglichst kräftigen Atemfluss selbst. Vorteilhaft ist hier, dass keine Probleme bei der Koordination auftreten, außerdem lagern sich kaum Pulverteilchen im Mundraum ab. Alte Menschen erreichen aber oft die erforderliche Stärke des Atemstroms nicht oder es wird langsam beginnend eingeatmet. So gelangen die Pulverteilchen nicht in ausreichender Konzentration in die Lungen und lagern sich in der Mundhöhle ab. Außerdem ist das Pulver sehr feuchtigkeitsempfindlich, der Patient darf auf keinen Fall in das Gerät ausatmen.

Häufigste Anwendungsfehler
- Vor der Inhalation nicht tief ausgeatmet
- Nicht tief und schnell inhaliert
- Pulverinhalator nicht richtig geladen
- Nicht richtig an den Mund gesetzt.

Inhalationslösungen

Druckluft- oder ultraschallbetriebene Vernebler erzeugen Aerosole aus gelösten Wirkstoffen und Wasser. Auch alte Patienten können mit Inhaliergeräten inhalieren. Es soll langsam und tief inhaliert werden, möglichst mit anschließender kurzer Pause, normal ausatmen. Der Verneblungsgrad muss sehr hoch sein, damit die wässrigen Lösungen auch bis in die Lunge gelangen. Es sind auch individuelle Inhalierrezepturen möglich, solange die Wirkstoffe wasserlöslich sind. Das Gerät muss nach jedem Gebrauch gewaschen und getrocknet werden. Außerdem ist es regelmäßig zu desinfizieren, damit keine Keime in die Lunge gelangen.

Regeln der Inhalation unabhängig vom Inhaliersystem

- Zuvor langsam und entspannt ausatmen
- Mundstück mit den Lippen umschließen
- Zur Inhalation je nach Gerät schnell oder langsam, immer jedoch tief einatmen
- Atem für etwa 5–10 Sekunden anhalten
- Langsam ausatmen, bevorzugt über die Nase oder mit „Lippenbremse"
- Weitere Inhalationen frühestens nach einer Minute durchführen
- Nach dem Inhalieren von Kortikosteroiden den Mund ausspülen (erhöhte Infektionsgefahr).

7.2.8 Lungenemphysem

Lungenüberblähung: Irreversible Erweiterung der Lufträume unterhalb der Bronchioli terminales infolge der Zerstörung der Alveolen und des umgebenden Lungengewebes. Bei erhöhtem Druck aufgrund des angestrengten Ausatmens und mehr noch beim Husten überdehnen sich die Lungenbläschen. Trennwände verschwinden, mehrere Alveolen verschmelzen zu einem Hohlraum, irreversible Erweiterung der Alveolen mit der Verminderung der Atemfläche und einer Vergrößerung des Totraums. Gleichzeitig nimmt auch die Zahl der Lungengefäße ab, so dass sich der Druck im Lungenkreislauf erhöht.

Man unterscheidet:
- „Blue bloater" („blauer Bläser"): Durch chronische Bronchitis und Atemwegsverengung verursachtes Lungenemphysem mit ausgeprägter Zyanose, kaum Dyspnoe, Polyglobulie (Erhöhung der roten Blutkörperchen) und Übergewicht
- „Pink puffer" („rosa Schnaufer"): Schwere Dyspnoe, kaum Zyanose, untergewichtig (Kachexie).

Ursachen
- Elastizitätsverlust im Alter (relativ normaler Altersprozess), „Altersemphysem"
- Bei Verengung des Bronchialbaumes durch
  - Chronische Bronchitis
  - Bronchialasthma.

Symptome
- Fassförmiger, starrer Brustkorb
- Geringe Atembewegungen
- Belastungs-, später Ruhedyspnoe, Zyanose
- Kopfschmerzen, Schwindel
- Husten mit geringem Auswurf.

Komplikationen
- Pneumothorax bei Platzen einer Emphysemblase
- Rechtsherzinsuffizienz, Cor pulmonale
- Respiratorische Insuffizienz: Zyanose (Sauerstoffmangel und gleichzeitiger Anstieg des Kohlendioxids) bei massiver Ruhedyspnoe.

Therapie
- Rauchverbot
- Atemgymnastik
- Bei Infektionen Antibiotika
- Medikamente siehe Stufenplan der chronischen Bronchitis
- Ärztlich überwachte Sauerstoffbeatmung.

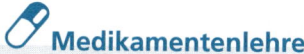 **Medikamentenlehre**

Expektoranzien

Sie bewirken eine leichtere Abhustbarkeit des Schleims, vermindern die Zähigkeit (Viskosität) des Schleims durch Spaltung der Schleimmoleküle. Außerdem stimulieren sie die Produktion serösen (dünnflüssigen) Sekrets in den Becherzellen. Durch die Expektoranzien wird die Bewegung der Flimmerhaare angeregt und so der Abtransport des Schleims beschleunigt. Bei der Einnahme von Expektoranzien muss auf die vermehrte Flüssigkeitszufuhr geachtet werden, da der Schleim sonst nicht verflüssigt werden kann.

Präparate

Synthetische Substanzen:
- Ambroxol: Mucosolvan®
- Bromhexin: Bisolvon®
- Acetylcystein: Fluimucil®, ACC®

- Carbocistein: Transbronchin®
- Guaifenesin: Wick Hustenlöser®.

Pflanzliche Substanzen:
- Ätherische Öle: Anis, Pfefferminze, Eukalyptus, Thymian
- Süßholzwurzel
- Primelwurzel
- Myrtol: Gelomyrtol forte®.

7.2.9 Asthma bronchiale

Asthma bronchiale (Bronchialasthma, Asthma) ist eine chronisch entzündliche Erkrankung der Atemwege mit anfallsweise auftretender, hochgradiger Atemnot. Bei empfindlichen Personen kommt es durch die Entzündung zu wiederkehrenden Attacken mit pfeifendem Atemgeräusch, Atemnot, Brustenge und Husten, besonders nachts und am frühen Morgen. Die Entzündungsreaktion führt zu typischen Veränderungen im Bronchus:
- Schleimhautödem
- Dyskrinie (Bildung zähen Schleims)
- Spasmus d. Bronchialmuskulatur

Diese drei Veränderungen führen zur Verengung (Obstruktion) der Bronchien mit einer Überblähung der Alveolen (es wird mehr Luft eingeatmet als ausgeatmet).

Ursachen
- Extrinsisches Asthma: Allergisches Asthma, das nach Kontakt mit Allergenen (z.B. Hausstaub, Blütenpollen, Tierhaare) auftritt
- Intrinsisches Asthma: Beginnt meist im Erwachsenenalter, häufig nach einem Infekt der Luftwege
- Mischform aus extrinsischem und intrinsischem Asthma.

Auslöser eines Asthmaanfalls:
- Allergene
- Infektionen
- Schadstoffe in der Luft: Ozon, Schwefelwasserstoff
- Staub
- Kaltluft
- Arzneimittel: Acetylsalicylsäure, β-Blocker
- Belastungsasthma durch körperliche Anstrengung, tritt nicht während der körperlichen Anstrengung auf, hier sind die Atemwege geöffnet, sondern 10 bis 15 Minuten nach der Aktivität.

Symptome
- Quälender Hustenreiz
- Anfallsartig auftretende Dyspnoe mit verlängerter Ausatmung und pfeifendem Atemgeräusch
- Wenig Auswurf von zähem Schleim
- Zyanose und kalter Schweiß
- Tachykardie.

Komplikationen
- Lungenemphysem
- Rechtsherzinsuffizienz

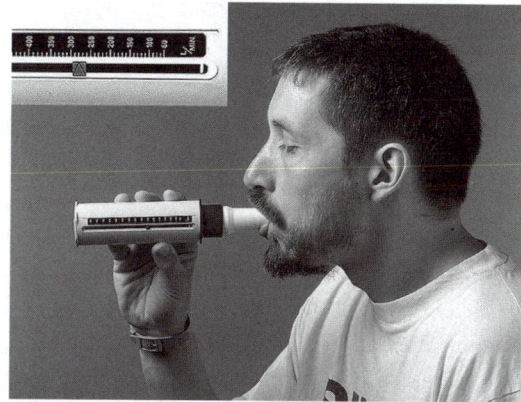

Abb. 7.5 Peak-Flow-Meter. [K183]

- Übergang des Asthma-Anfalls in einen „Status asthmaticus", der durch einen Verschluss der Bronchien gekennzeichnet ist lebensbedrohlich.

Therapie
- Atemtherapie: Durch die Atemwegsobstruktion ist die Atemarbeit vergrößert und zusammen mit der Angst, die bei jeder Atemnot auftritt, wird mit zu kleinen Atemzügen mit forcierter Exspiration geatmet. Durch krankengymnastische Atemtherapie werden Techniken erlernt, die dem Patienten ein Bewusstsein für sein Atmen unter erschwerten Bedingungen vermitteln, ihm die Angst nehmen und nicht zusätzlich zu einer Verschlimmerung der Situation führen.
- Asthmasport: Körperliche Aktivität führt bei vielen Patienten zu Asthmaanfällen. Durch gezieltes Bewegungstraining unter entsprechender medikamentöser Therapie kann die körperliche Belastbarkeit deutlich erweitert werden.
- Entspannungstechniken, wie autogenes Training oder Yoga, zur Beherrschung der Angst und der Atmung.
- Medikamente: Die medikamentöse Therapie erfolgt je nach Schweregrad der Erkrankung in vier Stufen:
  – Stufe 1: Bei Bedarf kurzwirkende inhalierbare β_2-Sympathomimetika
  – Stufe 2: Inhalierbare Kortikosteroide als Dauertherapie, zusätzlich bei Bedarf kurzwirkende inhalierbare β_2-Sympathomimetika
  – Stufe 3: Inhalierbare Kortikosteroide, zusätzlich langwirkende inhalierbare β_2-Sympathomimetika oder oral verabreichtes Theophyllin, Leukotrien-Rezeptorantagonisten
  – Stufe 4: Therapie wie Stufe 3, zusätzlich orale Kortikosteroide.

Jeder Asthmatiker sollte ein Peak-Flow-Meter haben. Dieses Gerät misst den Höchstwert des Ausatmungsstroms bei forcierter Ausatmung (FEV = Exspiratorisches Volumen). Dies ist ein aussagekräftiger Parameter für die Lungenfunktion. Die regelmäßig gemessenen Peak-Flow-Werte werden in ein Asthmatagebuch eingetragen. Sie stellen ein Frühwarnsystem dar. Ist der Patient gut eingestellt und informiert, kann er an Hand eines „Ampelsystems" seine Krankheit selbst managen:
- **Grün** → Peak-Flow 80–100 % der persönlichen Bestwerte. Husten, keine Symptome, normale Belastbarkeit, ungestörter Schlaf → In diesem Bereich zu bleiben, sollten anstrebt werden.
- **Gelb** → Peak-Flow 50–80 % der persönlichen Bestwerte. Husten, verminderte Belastbarkeit, gestörter Schlaf → Dafür sorgen, dass sich der Zustand wieder verbessert.
- **Rot** → Peak-Flow weniger als 50 % der persönlichen Bestwerte

Husten, Atemnot, Schwierigkeiten beim Gehen und Sprechen → Notfall! Hilfe ist notwendig!

Auch die Anzahl der Sprühstöße des Asthmasprays sollen in das Asthmatagebuch eingetragen werden, da ein gesteigerter Bedarf an β_2-Sympathomimetika auf eine Verschlechterung des Krankheitsbildes hinweist.

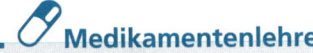
Medikamentenlehre

Bronchospasmolytika

Bronchospasmolytika wirken direkt krampflösend auf die glatte Bronchialmuskulatur und senken deren Tonus. Sie stellen eine rein symptomatische Therapie gegen die Atemnot dar.

β_2-Sympathomimetika

Sympathische Wirkung an den Bronchien. Führen durch Erregung der β_2-Rezeptoren aktiv eine Erschlaffung der Bronchialmuskulatur herbei und erweitern die Bronchien. Es werden kurzwirksame von langwirksamen β_2-Sympathomimetika unterschieden. Die Wirkung kurzwirksamer β_2-Sympathomimetika setzt bei Atemnot inhaliert rasch (innerhalb von 3 bis 4 Minuten) ein. Die Wirkung hält etwa vier Stunden an. Die Wirkungsdauer langwirksamer β_2-Sympathomimetika beträgt 12 Stunden. Sie werden daher zweimal täglich inhaliert, dienen zur Prophylaxe bei nächtlichen Anfällen.

Nebenwirkungen:
- Unruhe
- Zittern
- Tachykardie
- Angina pectoris.

Um systemische Wirkungen so gering wie möglich zu halten, werden die Wirkstoffe inhalativ gegeben. Aber auch bei der Inhalation gelangt ein Teil des Wirkstoffs in den Magen-Darm-Trakt. Um die Nebenwirkungen möglichst gering zu halten, muss auf eine korrekte Anwendung der Aerosole, evtl. unter Verwendung von Spacern geachtet werden.

Präparate:

Kurzwirksame β_2-Sympathomimetika
- Terbutalin: Aerodur®
- Salbutamol: Apsomol®, Bronchospray®, Sultanol®
- Fenoterol: Berotec®

Langwirksame β_2-Sympathomimetika
- Salmeterol: Serevent®, Aeromax®
- Formoterol: Oxis Thurbohaler®

Zur orale Dauertherapie eignen sich
- Clenbuterol: Spiropent®
- Bambuterol: Bambec®.

Theophyllin

Bronchospasmolytische und auch schwach antientzündliche Wirkung, der Wirkungsmechanismus ist nicht genau bekannt. Orales Arzneimittel, auch Injektion möglich

Nebenwirkungen:
- Übelkeit
- Kopfschmerzen
- Tachykardie, Arrhythmien
- Unruhe
- Krampfneigung

Wird abhängig von Alter, Raucherstatus und Begleitmedikamenten unterschiedlich schnell verstoffwechselt. Der Serumspiegel muss bestimmt werden, nur so kann die Dosierung individuell und nebenwirkungsarm erfolgen.

Präparate:
- Theophyllin: Aerobin®, Cronasma®, Euphyllin®, Pulmidur®, Solosin®, Bronchoretard®
- Aminophyllin: Afonilum®, Aminophyllin®.

Parasympatholytika

Hemmen den Parasympathikus, der normalerweise die Kontraktion der Bronchialmuskulatur auslöst. Die Hemmung führt zur Lösung des Spasmus. Werden v. a. bei chronischer Bronchitis eingesetzt, dreimal täglich inhalieren.

Präparate:
- Ipratropiumbromid: Atrovent®

Leukotrien-Rezeptorantagonisten

Leukotriene sind biologisch aktive Stoffwechselprodukte, die bei gesunden Menschen nicht nachzuweisen sind. Während Entzündungsreaktionen werden Leukotriene in Abwehrzellen gebildet. Leukotriene sind bei Asthmatikern im Blutserum, im Urin und in der bronchoalveolären Spülflüssigkeit nachweisbar. Die Leukotriene binden an spezielle Rezeptoren und lösen folgende biologische Wirkung aus:
- Bronchokonstriktionen
- Steigerung der Gefäßdurchlässigkeit und damit der Ödembildung in der Bronchialschleimhaut
- Stimulation der Sekretion von Bronchialschleim
- Entzündungsreaktion

Durch die medikamentöse Blockade der Rezeptoren wird die Leukotrienwirkung abgeschwächt. Orale Einnahme; einmal täglich abends.

Präparate:
Montelukast: Singulair®

Kortikosteroide

Steroidhormone, die in der Nebennierenrinde gebildet werden. Die wichtigsten natürlichen Kortikosteroide sind Kortisol (Hydrokortison), Kortison und Kortikosteron.

Wirkung:
- Anregung der Gluconeogenese (Glucoseneubildung aus Aminosäuren) dadurch Erhöhung des Blutzuckerspiegels: Diabetogene Wirkung
- Immunsuppressive Wirkung: verringert die Zahl der Lymphozyten und die Tätigkeit des Lymphgewebes
- Antiphlogistische Wirkung: Blockiert entzündliche Prozesse, egal welcher Ursache, daher auch antiallergische Wirkung
- Stabilisierende Wirkung auf Membranen, wirkt Ödemen entgegen
- Hemmt in höherer Dosierung bei Kindern das Wachstum
- Katabole (gewebeabbauende) Wirkung: Hemmt die Synthese von Proteinen bzw. fördert den Abbau von Proteinen mit Gefahr der Muskelatrophie (Schwund) und Osteoporose
- Wirkung auf Fettstoffwechsel: Gesteigerter Fettabbau mit Hyperlipidämie (Erhöhung der Blutfette), Fettmobilisation in der Peripherie mit Umverteilung zum Körperstamm (Stammfettsucht)
- Hemmt die Kalzium-Resorption im Darm
- Steigert die Erregbarkeit des Gehirns und setzt die Krampfschwelle herab.
- Die Nebennierenrinden-Hormone befähigen den Organismus auf Stress zu reagieren.

Indikationen:
- Rheumatische Erkrankungen
- Allergische Reaktionen
- Chronisch-entzündliche Prozesse
- Asthma, chronische Bronchitis
- Autoimmunerkrankungen.

Nebenwirkungen:
- Infektionen, z.B. Pilzinfektionen
- Magen-Darm-Geschwüre
- Wundheilung ist verzögert
- Atrophie von Haut, Muskulatur und Fettgewebe möglich
- Steroidakne
- Begünstigt Osteoporose
- Latente Epilepsie kann manifest werden
- Bei hoher Dosierung: Cushing-Syndrom (Vollmondgesicht, Stammfettsucht, Hypertonie, bei Kindern Wachstumsstörungen, Osteoporose)
- Latenter Diabetes kann manifest werden (Steroiddiabetes).

Wegen der starken Nebenwirkungen ist beim Einsatz von Kortikosteroide zu beachten
- Individuelle Dosierung, wenn möglich lokale Anwendung
- Einzeldosis oder Behandlung über nur wenige Tage, dann bestehen in der Regel keine Nebenwirkungen
- Bei längerer Behandlung nicht plötzlich absetzen, da Nebennierenrinde erst wieder arbeiten muss, ausschleichen der Therapie, d.h. langsame Reduzierung der Dosis über viele Tage.

Präparate:
Inhalative Kortikosteroide (Anwendung ein- bis viermal täglich)
- Beclomethason: Sanasthmax®
- Budesonid: Pulmicort®

Orale Kortikosteroide
- Hydrokortison
- Prednisolon: Predni-H-Tablinen®, Decortin H®
- Prednison: Decortin®
- Methylprednisolon: Urbason®
- Betamethason: Betnesol®, Celestan®
- Triamcinolon: Volon®

7.2.10 Bronchialkarzinom

Das Bronchialkarzinom ist die häufigste zum Tode führende Tumorerkrankung bei Männern. In den letzten Jahren nimmt die Häufigkeit bei Frauen infolge des steigenden Zigarettenkonsums deutlich zu! Der Tumor geht vom Epithel der Bronchialschleimhaut aus.
Man unterscheidet kleinzellige von nicht-kleinzelligen Bronchialkarzinomen.

Ursachen
- Rauchen: Die Anzahl der gerauchten Zigaretten steht in direktem Zusammenhang mit der Erhöhung des Krebsrisikos
- Inhalation von schädlichen Substanzen (z.B. Teer, Asbest, radioaktiver Staub).

Symptome
- Chronischer Husten
- Schleimiger, evtl. blutiger Auswurf
- Gewichtsverlust, Appetitverlust
- Dyspnoe
- Brustschmerzen.

Komplikationen
- Metastasierung: Zunächst regionale Lymphknoten, später hämatogen (auf dem Blutweg) in Gehirn, Knochen, Nebenniere, Leber
- Bronchusverschluss
- Kavernenbildung durch Zerfall von Tumorgewebe
- Pleuritis carcinomatosa: Tumorbefall der Pleura.

Therapie
- Kleinzelliges Bronchialkarzinom: Chemotherapie, am besten Zytostatika-Kombination. Es kann eine Rückbildung um 90 % erreicht werden, dennoch oft Rezidive.
- Nicht-kleinzelliges Bronchialkarzinom: Im frühen Stadium Operation, aber nur bei ca. 30 % der Patienten wird das Karzinom in operablem Stadium gefunden, im fortgeschrittenem Stadium Chemotherapie.

7.2.11 Pneumonie (Lungenentzündung)

Entzündungen des Lungengewebes, die akut oder chronisch verlaufen können. Die Alveolen enthalten anstelle von Luft ein Exsudat (entzündliche Gewebsflüssigkeit). In den Industrieländern die am häufigsten zum Tode führende Infektionskrankheit.

Ursache
- Infektiös bedingt z.B. Viren, Bakterien, Pilze
- Physikalisch bedingt z.B. Fremdkörper
- Chemisch bedingt z.B. durch Magensäure bei Aspiration
- Vorerkrankungen z.B. Kreislaufstörung (Stauungspneumonie).

Einteilung nach dem Entstehungsort der Infektion
- Ambulant erworbene Pneumonie (engl: community acquired pneumonia CAP): Jede Pneumonie, die im täglichen Leben, im beruflichen oder privaten Umfeld erworben wurde. Zusätzlich kann hier noch die „health care associated pneumonia HCAP" abgegrenzt werden, also eine Lungenentzündung bei Patienten mit medizinischer Versorgung, z.B. in Alten- und Pflegeheimen, bei der Hämodialyse oder in der Rehabilitation. In Deutschland werden pro Jahr ca. 250 000 Menschen wegen einer ambulant erworbenen Pneumonie in Krankenhäusern behandelt.
- Nosokomiale Pneumonie (engl:hospital acquired pneumonia HAP): Jede Pneumonie, die 48 Stunden nach Krankenhausaufnahme oder in den nächsten ein bis zwei Wochen nach der Entlassung auftritt. Als Sonderform der HAP gilt die Lungenentzündung bei beatmeten Patienten (VAP = ventilator associated pneumonia).

Einteilung nach dem röntgenologischen Befund
- Lobäre Pneumonie: Verschattung/Entzündung betrifft einzelne Lungenlappen
- Bronchopneumonie: Verstreute Entzündungsherde, nicht an Begrenzung der Lungenlappen gebunden
- Interstitielle Pneumonie: Diffuse Entzündung.

Einteilung nach den Symptomen

Symptome einer typische Pneumonie
- Plötzlicher Beginn mit Fieber bis 40 °C und Schüttelfrost
- Husten, wenig rotbrauner Auswurf
- Stark beschleunigte Atmung (Tachypnoe)
- Starkes Schwitzen
- Evtl. Schmerzen bei der Ein-/Ausatmung durch die Mitentzündung der Pleura (Pleuritis, Rippenfellentzündung)
- Schonatmung: Oberflächliche, die betroffene Seite stärker schonende Atmung, evtl. Nasenflügelatmung (die Nasenflügel bewegen sich heftig beim Atmen)
- Zyanose und Dyspnoe
- Tachykardie.

Symptome einer atypischen Pneumonie
- Langsamer Beginn
- Kopf- und Muskelschmerzen
- Leichtes Fieber
- Trockener Reizhusten.

Komplikationen
- Ateminsuffizienz
- Schädigung von Herz und Kreislauf, Verschlechterung einer vorbestehenden Herzinsuffizienz
- Septische Streuung der Erreger: Meningitis, Endokarditis, Otitis media
- Lungenabszess
- Pleuraerguss, Pleuraempyem
- Bronchiektasen.

Therapie
- Antibiotikagabe
- Schleimlösende Medikamente, reichlich Flüssigkeit
- Inhalationstherapie
- Atemgymnastik.

✓

> Mit zunehmendem Alter werden die Symptome einer Pneumonie immer geringer und treten zeitlich verzögert auf. So entwickelt etwa die Hälfte der über 75-jährigen Menschen kein Fieber. Eine Tachypnoe (hohe Atemfrequenz > 30/min) ist bei Menschen über 65 Jahren jedoch deutlich häufiger als bei jüngeren. Weitere Hinweise können Verwirrtheit, verschlechterter Allgemeinzustand und Blutdruckveränderungen sein. Bei den besonders gefährdeten alten Menschen muss bei diesen Symptomen immer an eine Pneumonie gedacht werden.

Hypostatische Pneumonie

Entzündung der unteren Lungenteile. Kommt häufig bei älteren, bettlägerigen Patienten vor.

Ursachen
- Oberflächliche Atmung bei Bettlägerigkeit oder Schmerzen im Bauch und Unterleib. Dadurch schlechte Belüftung des am Zwerchfell und gegen den Rücken liegenden Lungengewebes

- Besiedlung mit Bakterien
- Verschlimmerung bei Linksherzinsuffizienz
- Meist alles zusammen!

Prophylaxe
- Atemübungen: Mehrmals täglich tiefes Atmen
- Frühe Mobilisierung.

7.2.12 Lungenabszess

Infolge einer bakteriellen Infektion stirbt Lungengewebe ab; die entstehende Gewebelücke ist mit Eiter gefüllt.

Ursache
- Nicht ausgeheilte Pneumonie
- Bronchiektasen
- Aspiration von Fremdkörpern
- Eitererreger, meist Streptokokken und Staphylokokken.

Symptome
- Husten
- Fieber
- Schlechter Allgemeinzustand
- Brustschmerzen
- Wenn der Abszess in einen Bronchus einbricht, kommt es zu eitrigem Auswurf.

Komplikationen
- Sepsis: Bakterien streuen ins Blut und somit in andere Organe hinein
- Pleura Emphysem bei Durchbruch durch die Pleura (eitrige Flüssigkeitsansammlung im Pleuraspalt)

Therapie
- Antibiotika
- Operative Entfernung des Eiterherdes oder des betroffenen Lungenlappens
- Drainage: Entleerung und Ableitung des Eiters über einen dünnen Schlauch.

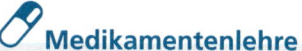 **Medikamentenlehre**

Antibiotika

Arzneimittel, die Mikroorganismen in ihrem Wachstum hemmen oder abtöten:
- Bakterizide Antibiotika: Töten Bakterien ab, indem sie den Aufbau der Bakterienzellwände verhindern und die Zellwände durchlässig machen.
- Bakteriostatische Antibiotika: Hemmen die Vermehrung von Bakterien, dadurch kann die körpereigene Abwehr des Menschen die Bakterien beseitigen.

Einnahmehinweise:
- Viel Flüssigkeit während einer Antibiotika-Therapie zu sich nehmen (Nierenentlastung)
- Niemals vorzeitig Therapie beenden, vom Arzt vorgeschriebene Einnahmedauer genau einhalten: Gefahr der Resistenzentwicklung der Erreger und Rezidiventwicklung (Infektion tritt erneut auf)

- Bei manchen Antibiotika ist eine höhere Initialdosis (Eingangsdosis) nötig, diese auch unbedingt wie verordnet einnehmen.

Penicilline

- Werden aus verschiedenen Schimmelpilzarten gewonnen
- Bakterizid gegen viele Bakterien
- Minimale Toxizität
- Immer Mittel der 1. Wahl

Nebenwirkungen:

- Allergische Reaktionen (können von Hautausschlägen bis hin zum allergischen Schock reichen). Nur orale oder parenterale Applikation, nicht lokal: Hier ist die Allergiegefahr am größten
- Es gibt Bakterien, die durch Penicillin weder getötet noch in ihrem Wachstum gehemmt werden. Man bezeichnet diese Bakterienstämme als resistente Stämme, sie können nicht mehr mit Penicillin bekämpft werden.

Einnahmehinweise:

- Möglichst vor dem Essen nehmen
- Nicht mit Fruchtsaft einnehmen.

Präparate:

Nur parenteral anwendbar, da nicht magensäurestabil:

- Penicillin G
- Mezlocillin: Baypen®

Orale Penicilline:

- Penicillin V: Isocillin®
- Megacillin® oral
- Propicillin: Baycillin®
- Ampicillin: Binotal®
- Amoxicillin: Clamoxyl®

Cephalosporine

- Chemisch verwandt mit den Penicillinen
- bakterizid
- Allergiegefahr geringer
- kaum toxisch
- gegen penicillin-resistente Bakterien einsetzbar.

Nebenwirkungen:

- Nierenschäden.

Präparate:

Orale Anwendung:

- Cefaclor: Panoral®
- Cefadroxil: Grüncef®
- Cefalexin: Cefalex®
- Loracarbef: Lorafem®
- Ceftibuten: Keimax®
- Cefuroxim: Zinnat®

Tetracycline

- Breitspektrum-Antibiotika (gegen alle penicillin-empfindliche Keime sowie gegen eine ganze Reihe weiterer Erreger wirksam)
- Sowohl parenteral, als auch oral anwendbar
- Bakteriostatische Wirkung
- Geringe Toxizität.

Nebenwirkungen:
- Während Schwangerschaft, Stillzeit und bei Kindern unter 8 Jahren Wachstumsstörungen, daher nicht einsetzen
- Bei hoher Dosis und parenteraler Applikation Leberschäden
- Magen-Darm-Störungen
- Schädigung der Flora von Mund, Darm und Vagina
- Lichtempfindlichkeit nimmt zu!

Präparate:
- Tetracyclin: Tefilin®
- Doxycyclin: Azudoxat®
- Minocyclin: Klinomycin®
- Oxytetracyclin: Tetra-Tablinen®

Makrolid-Antibiotika

Wirken sehr gut bei Atemwegsinfektionen (Schmalspektrum-Antibiotika), kaum Nebenwirkungen, aber die Bakterien bilden relativ rasch Resistenzen aus.

Präparate:
- Erythromycin: Erythrocin, Paediathrocin®
- Josamycin: Wilprafen®
- Roxithromycin: Rulid®

7.2.13 Lungenembolie

Verschluss eines Astes einer Lungenarterie durch einen Embolus (auf dem Blutweg verschlepptes Blutgerinnsel).

Ursachen
- Thrombose der tieferen Venen der unteren Extremitäten oder des Beckens (Phlebothrombose), ein Blutgerinnsel reißt sich von der Thrombose los und gelangt mit dem Blut in die Lunge
- Embolien durch Fett (nach Fraktur eines Röhrenknochens), Gewebeteile, Luft.

Symptome
- Kleine Embolien können symptomlos bleiben, sind aber häufig Vorbote größerer Embolien
- Große Embolie
  - Dyspnoe, Tachypnoe
  - Tachykardie
  - Plötzlich einschießender, stechender Schmerz im Brustkorb
  - Angst, kalter Schweiß
  - Husten mit wenig blutigem Auswurf
  - Hypotonie (Schockgefahr).

Komplikationen
- Lungeninfarkt: Nekrose von Lungengewebe nach einer Embolie, wenn der Embolus nicht rechtzeitig aufgelöst wird
- Der Verschluss eines großen Arterienastes führt zu einem akuten Rechtsherzversagen
- Bei Ausheilung: Narbenbildung.

Therapie
- Sofortige Heparingabe, spätere Umstellung auf Cumarine
- Medikamentöse Lysetherapie
- Bettruhe mit hoch gelagertem Oberkörper
- Sauerstoffgabe
- Beruhigung (Sedierung).

Prophylaxe
- Frühe Anzeichen einer Thrombose beachten
- Thromboseprophylaxe durchführen: z.B. Antithrombosestrümpfe, Heparingabe und frühzeitige Mobilisation.

7.2.14 Lungenfibrose

Bindegewebiger Umbau des Lungengewebes mit nachfolgender Ateminsuffizienz. Je nach Ursache Anerkennung als Berufskrankheit.

Entstehung
Einatmen von Staub bei der Arbeit → Feinstaub gelangt in die Alveole → der Staub wird von Alveolarmakrophagen aufgenommen → Makrophagen zerfallen → Staub wird wieder frei gesetzt → Prozess beginnt von vorne → Makrophagenzerfall führt zu chronischen Reizungen des Lungengewebes, das dabei zugrunde geht und durch Bindegewebe ersetzt wird → Lungenfibrose (die Bindegewebszellen sind nur Füllmaterial, sind nicht am Gasaustausch beteiligt).

Ursachen
- Anorganische Stäube: Asbest, Silikate (Quarzstaub), Metalle (Eisenstaub)
- Organische Stäube: Vogelkot (Hühnerzüchter), schimmeliges Heu
- Ionisierende Strahlen
- Medikamente
- Kreislaufbedingte Lungenschäden, z.B. chronische Stauungslunge.

Symptome
- Belastungs-, später Ruhedyspnoe
- Zyanose
- Reizhusten.

Komplikationen
- Bei Einatmung von Silikaten vermehrt bronchopulmonale Infekte, Tuberkulose
- Bei Einatmung von Asbest vermehrt Bronchialkarzinome und Pleuratumoren
- Rechtsherzinsuffizienz.

Therapie
- Meiden der Ursache
- Medikamente: Kortikosteroide, Immunsuppressiva
- Behandlung der Komplikationen.

7.2.15 Lungentuberkulose

Durch das säurefeste Mycobacterium tuberculosis hervorgerufene Krankheit, die hauptsächlich die Lungen, aber auch alle anderen Organe befallen kann. Tuberkulose ist eine meldepflichtige Krankheit. Das Robert-Koch-Institut geht derzeit von 7000 bis 8000 Neuerkrankungen pro Jahr in Deutschland aus.

Ursachen
Tröpfcheninfektion von Mensch zu Mensch. Die Infektion erfolgt über die Atemwege. Ältere Menschen sind besonders gefährdet.
- **Offene Tbc:** Der Kranke scheidet mit Auswurf, Urin, Stuhl, Eiter etc. Tuberkulosebakterien aus → nur diese Form ist ansteckend!
- **Geschlossene Tbc:** Keine Erreger verlassen den Körper, nicht ansteckend → kann jederzeit in offene Form übergehen.

Diagnose
- Analyse des Sputums, Bronchialsekrets und u. U. des Liquors, des Urins und von Schleimhautabstrichen
- Tuberkulintest: Über einen Stempel wird Tuberkuloprotein in die Haut gespritzt. Nach frühestens 72 Stunden führt dies evtl. zu einer Hautreaktion (meist ein tastbares Knötchen), die dann auf eine Infektion oder eine durchgemachte Infektion hinweist
- Röntgen-Thorax.

Symptome und Verlauf
1. Primär-Tbc
Erstinfektion. Tuberkuloseerreger werden eingeatmet und gelangen in die Lungen. Dort kapseln sie sich ab (Primärkomplex) und können so noch nach Jahren Ausgangspunkt einer erneuten Infektion sein.
Symptome gering, ähnlich einer Erkältung, z.B. subfebrile Temperaturen (axillär < 38 °C), Husten, Nachtschweiß und Appetitverlust
2. Postprimäre Tbc
Der weitere Krankheitsverlauf hängt von der Abwehrlage des Körpers ab. Bei guter Abwehrlage ist eine lebenslange Symptomfreiheit wahrscheinlich. Ändert sich dies oder war die Abwehr von Anfang an schlecht, kommt es zur postprimären Tbc. Sie betrifft meist die Lunge, seltener Lymphknoten, Pleura, Knochen oder den Urogenitaltrakt.

Therapie
- Medikamentöse Therapie der unkomplizierten Tbc:
  - Zwei Monate: Isoniazid, Rifampicin, Pyrazinamol, Ethambutol
  - Weitere vier Monate: Isoniazid, Rifampicin
- Bei Resistenzen der Tuberkelbakterien oder komplizierten Verläufen längere Behandlung und Ausweichen auf Reservemittel
- Alkohol- und Nikotinverzicht
- Umfangreiche Desinfektionsmaßnahmen
- Anschließende Nachuntersuchungen über 2 Jahre.

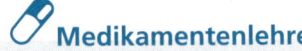
Medikamentenlehre

Tuberkulostatika

- Isoniazid: Tebesium®, Isozid® → früh einsetzende bakterizide Wirkung
  Nebenwirkungen: Lebertoxische und neurotoxische Effekte möglich
- Rifampicin: Rifa® → bakterizide Wirkung
  Nebenwirkungen: Durch Steigerung der Enzymwirkung werden andere Arzneimittel beschleunigt abgebaut, lebertoxisch, teratogene (embryoschädigende) Wirkung
- Ethambutol: Myambutol® → bakteriostatische Wirkung
  Nebenwirkungen: Sehstörungen bis hin zu Sehnervschäden (Patient muss bei Sehstörungen sofort den Arzt informieren)
- Pyrazinamid: Pyrazinamid Lederle® → frühe bakterizide Wirkung
  Nebenwirkungen: Leber- und nierentoxisch, wird in der Einstellphase für 2 bis 3 Monate eingesetzt
- Streptomycin: Strepto Hefa® → bakterizid. Nebenwirkungen: ototoxisch (Schädigung des Hör- und Gleichgewichtsnerven) und nephrotoxisch, darf nur 2 Monate lang eingesetzt werden.

7.2.16 Pleuritis

Entzündung des Brustfells (Pleura)
- Pleuritis sicca: trockene Pleuritis
- Pleuritis exsudativa: Pleuritis mit Pleuraerguss

Ursachen
- Nicht ausgeheilte Pneumonie, Tuberkulose
- Lungeninfarkt
- Bronchialkarzinom, Tumor der Pleura
- Urämie
- Herzinfarkt
- Pankreatitis.

Symptome
- Pleuritis sicca
  - Schmerzen beim Atmen, da entzündliche Auflagerungen der Pleurablätter aneinander reiben → Schonatmung, Schonhaltung
  - Reizhusten ohne Auswurf
- Pleuritis exsudativa
  - Pleuraerguss (Flüssigkeitsansammlung im Pleuraspalt)
  - Schmerzen beim Atmen hören auf
- Bei großem Pleuraerguss
  - Lungengewebe wird zusammengedrückt mit Atemnot
  - Druckgefühl im Brustkorb
  - Evtl. Verdrängung des Herzens.

Therapie
- Behandlung der Ursache
- Schmerzmittel bei Schonatmung
- Bei hartnäckigen Pleuraergüssen Punktion oder Drainage der Flüssigkeit.

7.2.17 Pleuraempyem

Eiteransammlung im Pleuraspalt.

Ursachen
- Pneumonie
- Lungenabszess, der in den Pleuraspalt durchbricht
- Sekundäre Infektion eines Pleuraergusses, z.B. nach wiederholter Punktion
- Durchwandern von Eitererregern bei Entzündungen im Bauchraum.

Therapie
- Entleerung und Ableitung des Empyems durch Drainage (die Schläuche nach einer Pleurapunktion verbleiben)
- Antibiotika.

7.2.18 Pneumothorax

Ansammlung von Luft im Pleuraspalt. Die betroffene Lungenhälfte kollabiert, da das Lungenfell nicht mehr am Rippenfell anhaftet und die Lungenbereiche sich aufgrund ihrer elastischen Eigenschaften beim Ausatmen ungehindert zusammenziehen können.

Ursachen
- Traumatischer Pneumothorax
  - Offener Pneumothorax: Eröffnung der Thoraxwand (Brustkorbwand) durch äußere Gewalteinwirkung wie Stich- oder Schussverletzung, so dass Luft von außen in den Pleuraspalt gelangt
  - Geschlossener Pneumothorax: Die Pleura wird von innen verletzt, z.B. bei Rippenbruch, so dass Luft aus der Lunge in den Pleuraspalt gelangt
- Spontanpneumothorax
  - Ruptur kleiner Emphysemblasen, meist bei jungen Männern
  - Zerreißen von Lungengewebe durch Überdehnung, z.B. beim Emphysem.

Symptome
- Plötzlich einsetzende Dyspnoe
- Plötzlich auftretender stechender Schmerz im Brustkorb
- Husten.

⚡ **VORSICHT**

Spannungspneumothorax: Lebensgefährlicher Notfall!

Die verletzungsbedingte Öffnung der Pleura wirkt wie ein Ventil: Durch die Verletzungsstelle dringt bei jedem Atemzug Luft in den Pleuraspalt ein. Bei der Ausatmung wird die Öffnung jedoch verschlossen und es kann keine Luft nach außen dringen. Dadurch vergrößert sich die Luftmenge im Pleuraspalt mit jedem Atemzug. Es kommt zu schweren Verdrängungserscheinungen. Weder Herz noch Lunge können ihre normale Funktion aufrechterhalten. Schocksymptome.

Therapie
- Bei kleineren Luftmengen wird die Luft ohne weitere Therapie resorbiert
- Absaugen der Luft bei größerem Pneumothorax (Pleurasaugdrainage)
- Behebung der Ursache.

Bei Spannungspneumothorax muss sofort eine Druckentlastung des Pleuraraumes durch Punktion mit einer möglichst großen Kanüle in den 2. Interkostalraum erfolgen, die Luft kann entweichen und die Kompression von Herz und Lunge wird aufgehoben.

8 Das Verdauungssystem und seine Erkrankungen

8.1 Anatomie und Physiologie

Verdauung (Digestion): Abbau der Nahrungsbestandteile in für den Organismus verwertbare Bestandteile **und** deren Resorption in das Blut oder die Lymphe.

Verdauungstrakt (Gastro-Intestinal-Trakt, Magen-Darm-Trakt): Umfasst die Mundhöhle, Speiseröhre, Magen, Dünndarm, Dickdarm, Bachspeicheldrüse und Leber.

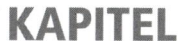

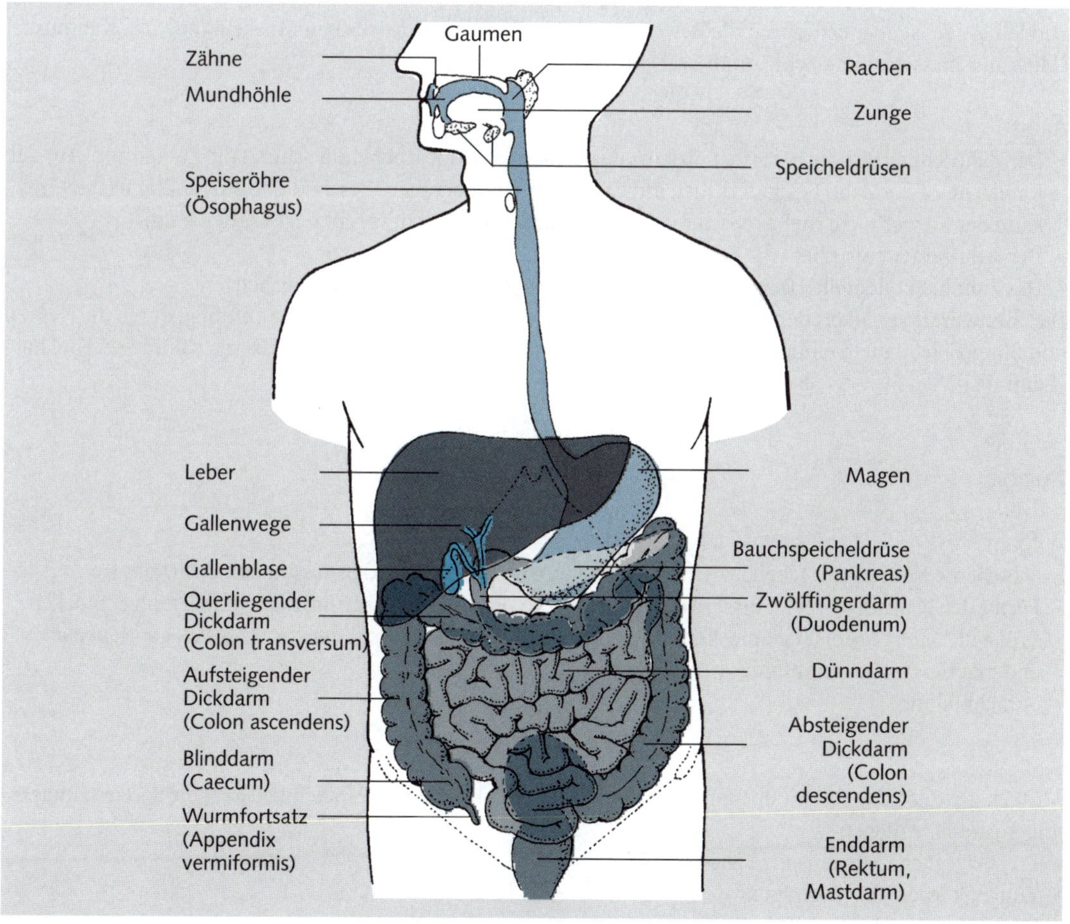

Zähne
Mundhöhle
Gaumen
Rachen
Zunge
Speicheldrüsen
Speiseröhre (Ösophagus)
Leber
Magen
Gallenwege
Gallenblase
Bauchspeicheldrüse (Pankreas)
Zwölffingerdarm (Duodenum)
Querliegender Dickdarm (Colon transversum)
Aufsteigender Dickdarm (Colon ascendens)
Dünndarm
Absteigender Dickdarm (Colon descendens)
Blinddarm (Caecum)
Wurmfortsatz (Appendix vermiformis)
Enddarm (Rektum, Mastdarm)

Abb. 8.1 Die Organe des Verdauungssystems. [A400-190]

8.1.1 Mundhöhle (Cavum oris)

In der Mundhöhle wird die Nahrung durch die Zähne mechanisch zerkleinert und vom Speichel befeuchtet. Die Mundhöhle wird durch die Lippen nach außen verschlossen. Den Bereich zwischen den Lippen und den Zähnen bezeichnet man als Mundhöhlenvorhof. Die eigentliche Mundhöhle reicht von den Zähnen zum Rachen.

Zähne

Die Anlagen für alle Zähne (Zahnkeime) sind zum Zeitpunkt der Geburt bereits vorhanden.
- 20 Milchzähne (beim Kind nach 2½ Lebensjahren alle durchgebrochen)
- 32 bleibende Zähne: Schneidezähne; Eckzähne; Backenzähne (rücken ab dem 6. Lebensjahr nach).

Aufgaben
Vorarbeit für die Verdauung durch Zerkleinerung der Nahrung
Zerkleinerung ist aber erst durch die Beweglichkeit der Kiefer und die starken Muskeln möglich: Kaumuskel (Musculus masseter) und Schläfenmuskel (Musculus temporalis).

Aufbau
- Der Zahnschmelz ist die härteste Substanz des menschlichen Körpers und schützt die Zahnkrone. Auf der Kaufläche ist der Zahn besonders dick mit Zahnschmelz überzogen. Beschädigungen des Zahnschmelzes kann der Körper nicht mehr reparieren, da der Zahnschmelz nicht regeneriert werden kann
- Der Zahnzement überzieht die Zahnwurzel
- Das Zahnbein bildet die Hauptmasse des Zahnes und ist ähnlich hart wie Knochen.
Die Zahnwurzel verankert den Zahn im Kiefer. Sie hat an ihrer unteren Spitze eine Öffnung, durch die Nerven und Blutgefäße in die Zahnhöhle gelangen. Die Zahnhöhle ist mit der Pulpa (feinfaseriges Bindegewebe) ausgefüllt.

Zunge

Aufgaben
- Schiebt die Nahrungsbrocken zwischen die Zähne, drückt sie gegen den Gaumen und zerreibt sie
- Formt den Nahrungsbrei zu Bissen und befördert die zerkleinerte Nahrung nach hinten zum Schlucken
- Prüfstelle der Speisen: Geschmackssinn (es gibt vier Geschmacksqualitäten ➤ Abb. 8.2, aus denen alle anderen Geschmacksempfindungen zusammengesetzt werden.)
- Sprachbildung.

Bau
Muskel, der mit Schleimhaut überzogen ist. Der Zungenrücken ist mit Papillen bedeckt, die als Geschmacks- und Tastorgane dienen:
- Frei bewegliche Zungenspitze (Apex lingua)
- Zungenkörper (Corpus lingua)
- Festgewachsener Zungengrund (Radix lingua)
- Zungenbändchen (Frenulum): Schleimhautfalte, die die Zungenunterseite mit dem Mundboden verbindet
- Zungenmandel (Tonsilla lingualis), Lymphdrüse am Zungengrund → Teil des lymphatischen Rachenrings.

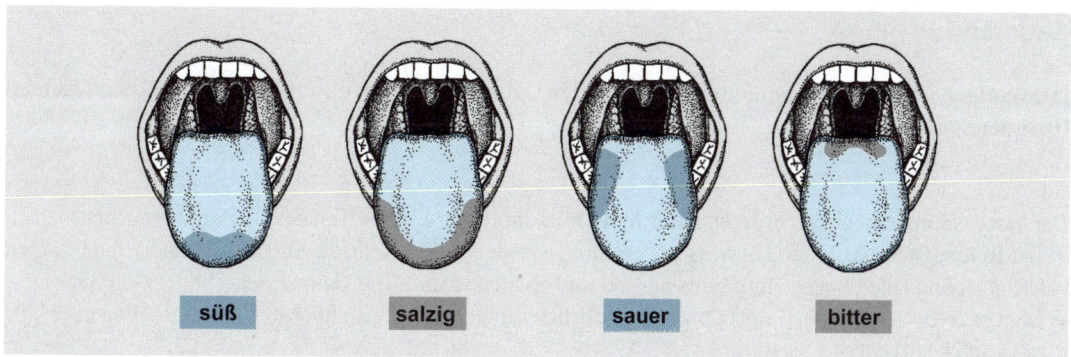

Abb. 8.2 Die auf dem Zungenrücken liegenden Papillen enthalten die Geschmacksknospen für den Geschmackssinn (Sinnesorgane) und Spüldrüsen zum Lösen fester Geschmacksstoffe. [L190]

Speicheldrüsen

Sechs Speicheldrüsen produzieren pro Tag ca. 1½ l Speichel. Der Speichel wird durch Ausführungsgänge in den Mundraum abgegeben. Der Speisebrei wird im Mund durchwässert und so erst schluckbar gemacht.

Aufgaben des Speichels
- Befeuchten der Nahrung (Mucin-Schleimstoff und Wasser)
- Teilweise Spalten von Stärke in Zucker (Verdauungsenzym: Amylase)
- Abwehr von Bakterien durch Immunglobuline
- Reinigung von Mund und Zähnen
- Löst Geschmacksstoffe auf, nur durch Speichel können wir richtig schmecken
- Hilfe beim Sprechen
- Speichel besteht zu 99 % aus Wasser, in dem sich Natrium, Kalzium, Bicarbonat, Chlorid, Phosphat, Fluorid und etliche Spurenelementen, Enzyme und Immunglobuline befinden.

Ohrspeicheldrüse (Glandula parotis)
- Paarig, liegen zwischen dem aufsteigenden Unterkieferast, dem äußeren Gehörgang und dem Kaumuskel
- Ausführungsgang mündet gegenüber dem zweiten oberen Mahlzahn in den Mundhöhlenvorhof
- Dünnflüssiger Speichel mit viel Amylase.

Unterkieferspeicheldrüse (Glandula submandibularis)
- Paarig, liegen im Unterkiefer dicht unter den Mundbodenmuskeln
- Ausführungsgang endet an einer kleinen walzenförmigen Erhebung seitlich des Zungenbändchens
- Schleimig-dünnflüssiger Speichel enthält sowohl Amylase als auch Mucin.

Unterzungendrüsen (Glandula sublingualis)
- Paarig liegen unterhalb der Zunge auf der Mundbodenmuskulatur
- Ausführungsgang mündet in vielen kleinen Erhebungen unterhalb der Zunge
- Zäher, schleimiger Speichel.

Gaumen

Der Gaumen (Palatum) wird unterteilt in den **harten Gaumen** (Palatum durum) und den **weichen Gaumen** (Palatum molle).

Aufbau
Der **harte Gaumen** liegt im vorderen Bereich der Mundhöhle und ist ein Teil des Oberkieferknochens.

Der **weiche Gaumen,** auch Gaumensegel genannt, ist eine Muskelplatte, die mit Sehnen am harten Gaumen befestigt ist und einen Bogen zum Zungengrund und Rachen spannt. Das Gaumensegel bildet zwei Bögen:
- Der vordere Gaumenbogen reicht bis zum seitlichen Zungengrund. Am höchsten Punkt des Bogens liegt das Zäpfchen (Uvula)
- Der hinteren Gaumenbogen ist mit dem Rachen verbunden

Zwischen diesen Bögen liegen die Gaumenmandeln (Tonsillae palatinae).

Aufgaben
- Trennt Mundhöhle von der Nasenhöhle
- Durch Zusammenziehen der Gaumensegelmuskeln verschließt sich der Nasen-Rachenraum was wichtig für den **Schluckvorgang** ist:
  - Die breiige Nahrung wird von der Zunge geformt und nach hinten befördert
  - Sobald der Nahrungsbrei eine bestimmte Stelle im Rachen berührt, muss er geschluckt werden (Schluckreflex)
  - Der Kehlkopfdeckel schließt sich automatisch und das Gaumensegel zieht sich zusammen, so dass keine Nahrung in die Luftröhre und die Nasenhöhle gelangt
- Ohne harten Gaumen ist die Bildung bestimmter Buchstaben beim Sprechen nicht möglich.

8.1.2 Speiseröhre (Ösophagus)

Aufbau
- 22–25 cm langer Muskelschlauch, ca. 1 cm Durchmesser
- Aufbau der Ösophaguswand:
  - Schleimhaut
  - Innere Ringmuskelschicht
  - Äußere Längsmuskelschicht
  - Die oberen zwei Drittel der Muskelschichten bestehen aus quer gestreifter Muskulatur, das untere Drittel aus längsgestreifter Muskulatur verbindet Rachen (Pharynx) und Magen.

Drei physiologische Engstellen, in denen zu große Nahrungsteile hängen bleiben können:
- Obere Enge auf Höhe des Kehlkopfes
- Mittlere Enge hervorgerufen durch den aufliegenden Aortenbogen und den linken Hauptbronchus, liegt in Höhe der Gabelung der Luftröhre in die zwei Hauptbronchien
- Untere Enge durch den Zwerchfelldurchtritt.

Die Speiseröhre wird vom unteren Schließmuskel zum Magen hin verschlossen.

Aufgaben
Der Ösophagus befördert durch aktive Muskelbewegung die Nahrung in den Magen. Es kann auch im Liegen, ja sogar im Kopfstand geschluckt werden. Nachdem die Nahrung geschluckt worden ist, wird der Nahrungsbrei durch abwechselnde Kontraktion der Ring- und Längsmuskulatur weitertransportiert (Peristaltik, peristaltische Bewegung). Am Ende der Speiseröhre öffnet sich der untere Schließmuskel und der Bissen landet im Magen.

8.1.3 Magen (Ventriculus)

Aufgaben

Im Magen werden die Speisen gemischt und so verändert, dass diese als Brei im Dünndarm weiterverarbeitet werden können. Außerdem wird im Magen die Nahrung gespeichert und portionsweise an den Dünndarm abgegeben. Der Magen fasst 1–2 l Nahrungsbrei.

Aufbau

Es werden verschiedene Magenabschnitte unterschieden:
- Kardia (Mageneingang): Mündung der Speiseröhre
- Fundus (Magengewölbe): direkt unter dem Zwerchfell, oberster Bereich des Magens (hier sammelt sich geschluckte Luft)
- Korpus (Magenkörper): Raum zwischen kleiner und großer Kurvatur
- Antrum: Übergangsbereich zum Dünndarm
- Pylorus (Magenpförtner): Ringförmiger Schließmuskel zwischen Magen und Zwölffingerdarm. Er öffnet sich alle 10 – 20 Sek. und entlässt den dünnflüssigen Speisebrei schubweise in den Dünndarm.

Die **Magenwand** ist etwa 3 mm dick und besteht von außen nach innen aus verschiedenen Schichten:
- Serosa: dünne, feuchte Haut, ermöglicht das reibungsfreie Verschieben der Organe im Bauchraum
- Muskularis: Drei Muskelschichten aus glatter Muskulatur, die ringförmig, längs oder schräg verlaufen, durchmischt durch peristaltische Bewegungen den Mageninhalt mit dem Magensaft und befördert den Speisebrei zum Magenausgang
- Submukosa: unter der Mukosa gelegene Schicht, die Muskularis und Mukosa miteinander verbindet
- Mukosa (Schleimhaut):.
  - Verläuft in Längsfalten, die zum Pylorus hinführen.
  - Besteht aus einschichtigem Zylinderepithel, das in viele tiefe Falten gelegt ist. Hier münden zahlreiche Drüsen, die Magenschleim und Magensaft produzieren.

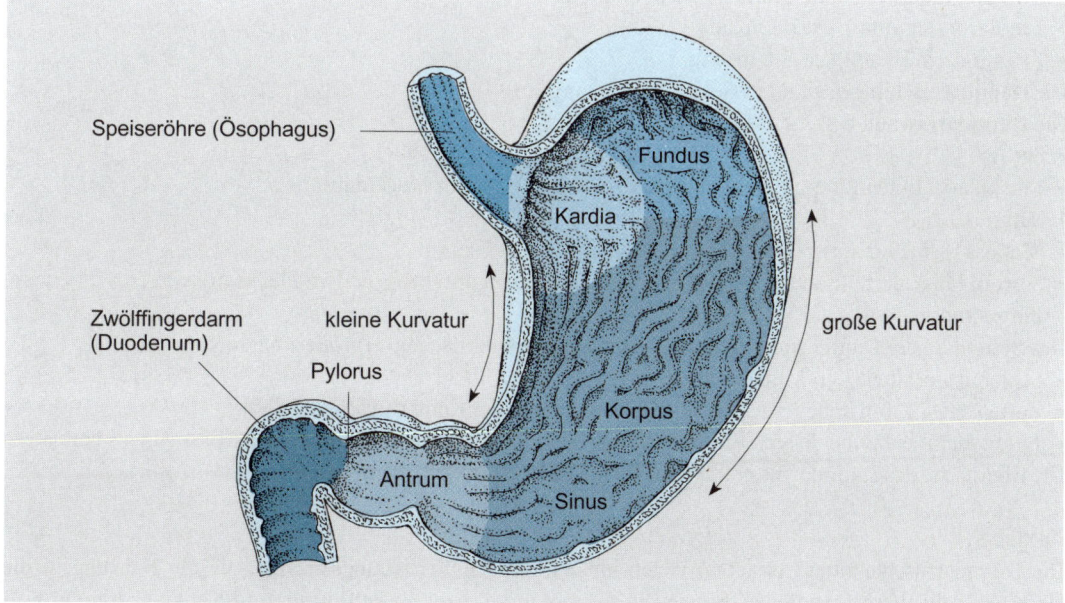

Abb. 8.3 Der Magen im Längsschnitt. [L190]

- Magensaftproduzierende Drüsen in Fundus und Korpus, hier liegen vier Zellarten vor:
  - Hauptzellen: Bildung von Pepsinogen
  - Belegzellen: Bildung von Salzsäure und Intrinsic factor
  - Nebenzellen: Bildung von Magenschleim
  - G-Zellen im Antrum: Produzieren u.a. das Hormon Gastrin, das die Salzsäureproduktion im Fundus und die Bewegung des Antrums Richtung Pylorus anregt. Es wird bei Füllung des Antrums, Alkohol oder Koffeingenuss abgegeben.

Magensaft

- In der Magenschleimhaut sind schlauchförmige Drüsen eingelagert, die täglich rund 2 l Magensaft produzieren.
- Der Magensaft ist aufgrund der Salzsäure stark sauer, pH-Wert 1,0–1,5:
  - Desinfektion des Mageninhalts, vernichtet z. T. mit der Nahrung eingeschleppte Bakterien und Viren
  - Aktivierung von Pepsinogen zu Pepsin
  - Zersetzt Proteine (Eiweiße)
- Pepsin: Leitet die Proteinverdauung ein, zerlegt Eiweiß in kleinere Bausteine
- Magenschleim: Der zähe Magenschleim schützt die Magenschleimhaut vor der Selbstverdauung durch Salzsäure und Pepsin.
- Intrinsic factor: Unentbehrlich für die Vitamin B_{12}-Aufnahme im Dünndarm.

8.1.4 Dünndarm (Intestinum tenue)

Aufbau
Direkt an den Magenpförtner schließt sich der Dünndarm an, er gliedert sich in:
- Zwölffingerdarm (Duodenum): ca. 0,3 m lang
- Leerdarm (Jejunum): ca. 1,2 m lang
- Krummdarm (Ileum): ca. 1,8 m lang.

Die Dünndarmschlingen sind am Gekröse aufgehängt.

Die **Dünndarmwand** besteht aus folgenden Schichten:
- Serosa
- Muskularis: Innen Ring- und außen Längsmuskeln aus glatter Muskulatur
- Submukosa
- Mukosa (Schleimhaut)
- Sowohl Muskularis als auch Submukosa sind von Nerven durchzogen, dem Plexus myentericus und dem Plexus submucosus.

Das Besondere der Dünndarmschleimhaut ist die starke Oberflächenvergrößerung durch:
- Schleimhautfalten (Kerckringschen Falten)
- Zotten: etwa 1 mm hohe fingerförmige Ausstülpungen der Kerckringschen Falten
- Mikrovilli: Das Epithel **jeder** Zotte besteht aus Zylinderepitjhelzellen, diese tragen Mikrovilli als Fortsätze.

Die Oberfläche des Dünndarms beträgt auf diese Weise insgesamt 200 m².

Aufgaben
Die Dünndarmschleimhaut bildet in vielen kleinen Drüsen Verdauungsenzyme, die die Nahrung in die kleinsten Nahrungsbestandteile (Proteine in Aminosäuren, Fette in Fettsäuren und Kohlenhydrate in Einfachzucker aufspalten).

Im Duodenum befindet sich die Mündungsstelle des Gallenganges und des Ausführungsganges der Bauch-speicheldrüse, die Papilla vateri. Hier werden dem Nahrungsbrei Gallensaft und die Verdauungsenzyme der Bauchspeicheldrüse zugesetzt:

- ½ l Galle
- ¾ l Bauchspeichel
- 3 l Darmsaft.

Außerdem werden ca. 6 l Flüssigkeit rückresorbiert, die in Form von Mundspeichel, Magensaft und -schleim sowie Gallensaft, Bauchspeichel- und Dünndarmsekreten dem Nahrungsbrei zugemischt wurden:

Im Ileum lässt die Faltung der Darmschleimhaut nach, hier dominieren die Folliculi lymphatici (Peyer-Plaques), lymphatisches Gewebe, das Krankheitserreger vernichtet. **Blutgefäße** nehmen Einfachzucker z.B. Traubenzucker, Aminosäuren, Vitamine, Mineralsalze und Wasser auf. **Lymphgefäße** nehmen Fettbestand-teile auf.

Dünndarmbewegungen:
- Darmperistaltik: rhythmische, wellenartige Bewegungen, die den Speisebrei weitertransportieren.
- Darmbewegungen zur Durchmischung des Speisebreies
- Zottenbewegungen: eigenständige Bewegungen der Darmzotten.

Die Darmbewegungen und Pumpbewegungen der Zotten werden vom vegetativen Nervensystem gesteuert.

8.1.5 Dickdarm (Intestinum crassum)

Aufbau

Das Ileum mündet in der Valva ileocaecalis (Ileozaekalklappe) in den Dickdarm. Der Dickdarm wird unter-teilt in:

- Blinddarm (Caecum), ca. 8 cm lang, mit dem Appendix vermiformis (Wurmfortsatz)
- Grimmdarm (Colon), ca. 1,3 m lang, 6–8 cm weit:
  - Aufsteigend: Colon ascendens
  - Querliegend: Colon transversum
  - Absteigend: Colon descendens
  - S-förmig: Colon sigmoidum = Sigma
- Mast- oder Enddarm (Rektum): Ca. 15–20 cm lang. Der obere Teil des Rectums speichert den Kot bis zur Darmentleerung, dieser Bereich heißt Ampulle (Ampulla recti). Daran schließt sich die Hämorrhoidalzo-ne an, eine Ansammlung venöser Blutgefäße, die durch Schwellung zum Verschluss des Afters beitragen.

Die Dickdarmwand ist wie folgt aufgebaut:

- Streifenförmige Längsmuskulatur (Taenien)
- Ausbuchtungen in der Darmwand (Haustren), die durch Einschnürung der Ringmuskulatur entstehen
- Schleimhaut ohne Zotten, aber mit besonders vielen Schleim produzierenden Becherzellen. Der Darm-schleim macht den fester werdenden Darminhalt gleitfähig
- Im Rektum: keine Taenien und Haustren.

Aufgaben

Der dünne, geruchlose Speisebrei verlässt den Dünndarm portionsweise durch eine Klappe (Ileozäkalklappe) in den oberen Teil des Blinddarms. Diese Klappe verhindert auch den Rückfluss von Darminhalt in den Dünndarm.

- Entzug von Wasser, Eindickung des Speisebreis
- Transport zum After durch peristaltische Wellenbewegungen
- Resorption von Elektrolyten
- Stuhlspeicherung bis zur endgültigen Entleerung.

Stuhlzusammensetzung

Der Dickdarm ist reichlich mit Bakterien besiedelt. Es handelt sich nicht um Krankheitserreger; diese Bakterien haben nützliche Funktionen. Durch die Gärungs- und Fäulnisvorgänge im Dickdarm entstehen Gase, die für den typischen Geruch verantwortlich sind. Die Kotmenge ist abhängig von der Ernährung und liegt bei ca. 200 bis 500 g/Tag. Der Kot besteht aus den unverdaulichen Resten der Nahrung:

- Zellulose
- Stoffwechselendprodukte, die beim Abbau von Medikamenten oder anderen chemischen Stoffen übrig bleiben
- Bakterien und andere körpereigene Substanzen wie z.B. Darmepithelzellen
- Darmfarbstoff (Sterkobilin)
- Andere Endprodukte, die vom Körper nicht gebraucht werden
- Mehr als 70 % Wasser.

Stuhlentleerung (Defäkation)

Ist das Rektumende gefüllt, wird Stuhldrang ausgelöst. Der Darmausgang (Anus) ist durch einen inneren Schließmuskel (glatte Muskulatur) und einen äußeren Schließmuskel (quergestreifte Muskulatur) verschlossen. Der innere Schließmuskel unterliegt dem vegetativen Nervensystem. Den äußeren Schließmuskel steuert der Wille.

8.1.6 Gallenblase (Vesica fellea) und Gallengänge

Die Gallenblase ist ein rund 10 cm langer, birnenförmiger Beutel an der Unterfläche der Leber. Sie hat ein Fassungsvermögen von ca. 50 ml und besteht. Durch Kontraktion der Gallenblase wird die Flüssigkeit bei Bedarf ausgeschüttet.

Die Gallenblase (➤ Abb. 8.4) ist durch den Gallenblasengang (Ductus cysticus) mit dem Lebergallengang (Ductus hepaticus) verbunden. Sie vereinigen sich zum Ductus choledochus, der Leber und Duodenum verbindet. Dieser Gang mündet in der Papilla vateri in das Duodenum.

Aufgaben

- Rückresorption von Wasser durch die Mikrovilli der Gallenblasenwand aus der Gallenflüssigkeit, die Galle wird immer konzentrierter, je länger sie in der Gallenblase ist.
- Speicherort für die Galle
- Die Gallenblase ist nicht lebensnotwendig. Nach Entfernung fließt Galle direkt und ständig von der Leber in den Dünndarm.

Galle

Die Galle wird von der Leber produziert (täglich ca. 0,5 bis 1 Liter) und entweder in das Duodenum abgegeben oder in der Gallenblase gespeichert.

Die Galle enthält:

- Wasser, Elektrolyte
- Gallensäuren: zerlegen die großen Fetttropfen in sehr feine Tröpfchen (emulgieren das Fett), die nun durch fettspaltende Enzyme des Bauchspeichels aufspaltbar sind. Ohne die Gallensäuren wäre die enzymatische Fettspaltung nicht möglich
- Gallefarbstoff Bilirubin
- Cholesterol

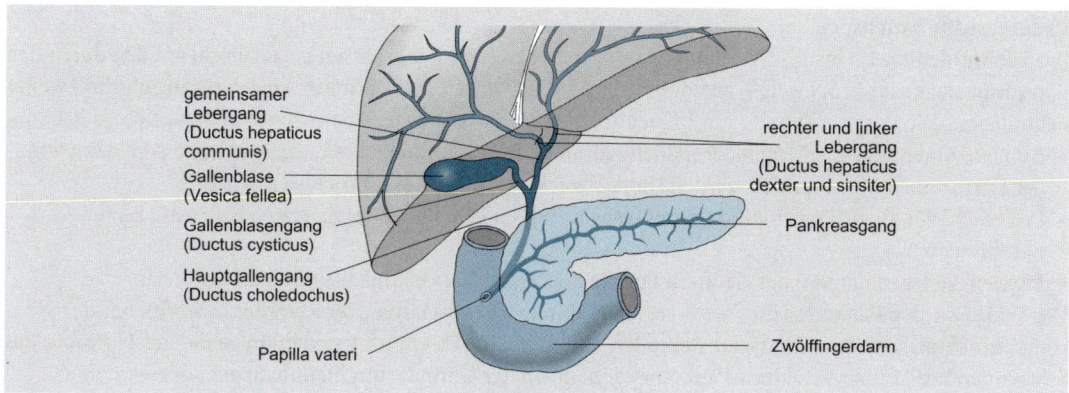

Abb. 8.4 Leber, Bauchspeicheldrüse, Gallenblase und Gallenwege. [M201]

* Hormone, Medikamente
* Stoffwechselendprodukte.

8.1.7 Bauchspeicheldrüse (Pankreas)

Funktionell besteht die Bauchspeicheldrüse (> Abb. 8.4) aus zwei Organen:
* **Hormonbildende Drüse** (endokriner Teil): Langerhanssche Inseln, inselartig eingestreute Zellverbände, die Hormone produzieren
* **Verdauungssaftbildende Drüse** (exokriner Teil): Ähnlich den Mundspeicheldrüsen, produziert Pankreassaft.

Aufbau
Ca. 15 cm lang:
* Pankreaskopf (Caput pancreatis): liegt am Duodenum an
* Pankreaskörper (Corpus pancreatis): kreuzt Aorta und Wirbelsäule
* Pankreasschwanz (Cauda pancreatis): reicht bis zur Milz.

Endokriner Teil
Die hormonbildenden Langerhans-Inseln sind im exokrinen Gewebe des Pankreas inselartig eingestreut ist. Jede Insel besteht aus verschiedenen hormonproduzierenden Zellen:
* **A-Zellen:** produzieren Glucagon (fördert den Aufbau von Glukose, die Glukoneogenese und den Abbau des Mehrfachzuckers Glykogen, die Glykogenolyse → stellt dem Organismus Glukose zur Verfügung)
* **B-Zellen:** produzieren Insulin
* **D-Zellen:** produzieren Somatostatin (hemmt die Freisetzung von Glukagon und Insulin)
* **PP-Zellen:** produzieren pankreatisches Polypeptid (hemmt die Produktion von Pankreassaft).

Exokriner Teil
Die serösen Pankreaszellen sind zu kleinen Läppchen vereinigt und durch kleine Kanäle mit dem großen Ausführungsgang (Ductus pancreaticus) verbunden, der längs das ganze Pankreas durchquert. Der Ductus pancreaticus mündet gemeinsam mit dem Gallengang an der Papilla vateri in das Duodenum.

Pankreassaft, Bauchspeichel

Pro Tag werden ca. 1,0 bis 1,5 l Verdauungssaft produziert. Der Pankreassaft ist alkalisch, um den durch den Magensaft stark sauren Speisebrei zu neutralisieren. Auch durch den Darmsaft wird der Nahrungsbrei weiter neutralisiert. Die Enzyme können nur im neutralen Milieu wirken:

- Amylase und Maltase, zerlegen die Kohlenhydrate (z.B. Stärke) in kleine Zuckerbausteine, die dann von der Darmwand aufgenommen werden (Einfachzucker, z.B. Glukose, Fructose usw.)
- Proteasen: vor allem Trypsin und Chymotrypsin , bauen Proteine in seine letzten Bruchstücke, die Aminosäuren ab
- Lipasen: zerlegen das von der Galle emulgierte Fett (Triglyzeride) in Fettsäuren und Glycerin.

Die Sekretion des Pankreassaftes wird reguliert durch das vegetative Nervensystem, bereits bei der Nahrungsaufnahme setzt eine verstärkte Sekretion ein, sowie durch ein im Duodenum gebildetes Hormon, das Sekretin und das Cholecystokinin-Pankreozymin, die in der Dünndarmschleimhaut gebildet werden.

8.1.8 Leber (Hepar)

Über den Pfortaderkreislauf wird das Blut der sog. unpaaren Bauchorgane z.B. von Magen, Dünn- und Dickdarm zuerst durch die Leber gepumpt. Mit dem Blut gelangen auch alle aufgenommenen Zuckerbestandteile und Aminosäuren in die Leber (➤ Abb. 8.4).

Aufbau

Die Leber ist mit einem Gewicht von 1,5 kg die schwerste, größte Drüse unseres Körpers. Sie ist aus zahlreichen Leberläppchen aufgebaut. Sie liegt im rechten Oberbauch direkt unter dem Zwerchfell, sie reicht bis in die linke Bauchseite hinein.

- Die Oberseite der Leber (Facies diaphragmatica) ist mit dem Zwerchfell verwachsen
- Die Leberunterseite (Facies visceralis) liegt auf den Baucheingeweiden
- Zwei unterschiedlich große Hauptlappen: Lobus dexter und Lobus sinister (rechter und linker Leberlappen)
- Zwei kleinere Nebenlappen: Lobus quadratus und Lobus caudatus an der Unterseite der Leber
- Zwischen den beiden kleinen Lappen befindet sich die **Leberpforte** (Porta hepatis):
  - Hier verlassen die beiden Lebergallengänge (Ductus hepaticus dexter und sinister) die Leber, diese vereinigen sich dann gleich zum Ductus hepaticus communis
  - Hier führen die Leberarterie (Arteria hepatica) sauerstoffreiches frisches Blut und die Pfortader (Vena portae) das venöse Blut aus dem Bauchraum in die Leber hinein
- Die Leber ist in einer Bindegewebskapsel eingeschlossen, diese ist von vielen Nerven durchzogen
- Drei große Lebervenen (Venae hepaticae) führen aus der Leber hinaus und münden in die untere Hohlvene (Vena cava inferior).

Die **Pfortader** enthält das gesamte Blut des Bauchraumes mit allen darin gelösten Stoffen. Sie teilt sich sofort nach dem Eintritt in die Leber in viele kleine und immer kleinere Venen auf. Jedes dieser Pfortadergefäße endet an drei zusammen liegenden **Leberläppchen** zusammen mit einer Leberarterienkapillare und einem winzigen Gallengang („Glissonsche Trias"). Die Leberläppchen sind hoch spezialisierte Labors z.B. für Entgiftungsprozesse. Diese zusammengelegten Leberläppchen werden von einer kleinen Lebervene verlassen.

Aufgaben

Entgiftungsfunktion:

Körpereigene und körperfremde Stoffe, die über die Darmwand und mit dem Wasser aufgenommen werden oder im Körper selbst entstanden sind, werden durch verschiedene Enzyme unschädlich gemacht z.B. Umwandlung von Ammoniak in Harnstoff, Abbau von Hämoglobin zu Bilirubin, oder Abbau von Alkohol und Medikamenten

- Abfallprodukte, die sich gut in Wasser lösen, werden in die Lebervene abgegeben und über den Blutkreislauf zur Niere transportiert. Hier werden sie dann mit dem Urin ausgeschieden.
- Abfallprodukte, die schlecht oder gar nicht wasserlöslich sind, werden in die Gallenkapillaren und mit der Gallenflüssigkeit in den Darm abgegeben, dem Kot beigemischt und so ausgeschieden

Stoffwechselzentrale:
- Kohlenhydratstoffwechsel. Momentan nicht gebrauchte Glukose wird in Glykogen umgewandelt. Glykogen ist die Speicherform für überschüssige Kohlenhydrate im Organismus. Bei Bedarf wandelt die Leber das Glykogen wieder in Glukose zurück und gibt sie in das Blut ab. Das gespeicherte Glykogen reicht ca. für 24 Stunden den Energiebedarf des Körpers zu decken. Wird dann keine Glukose nachgeliefert, stellt die Leber Glukose aus Aminosäuren her; dieser Vorgang heißt Glukoneogenese. Wird viel zu viel Glukose angeliefert, baut die Leber Fett aus Glykogen auf.
- Proteinstoffwechsel. Aufbau von körpereigenem Eiweiß(Protein) aus den angelieferten Aminosäuren, z.B. Albumine Immunglobuline, die Gerinnungsfaktoren, Fibrinogen und Prothrombin.
- Fettstoffwechsel. Fettbestandteile gelangen erst über Umwege (Lymphe → untere Hohlvene → Herz → Leberarterie) zur Leber. Herstellung von Cholesterin. Bei der Lipolyse (Fettabbau) werden Ketonkörper frei. Bei gesteigerter Lipolyse in Folge von starkem Hunger oder auch bei Insulinmangel bei Diabetes mellitus entstehen so viele Ketonkörper, dass der pH-Wert des Blutes lebensgefährlich absinkt (metabolische Azidose)
- Produktion des Gallensaftes
- Speicherstätte: In der Leberzelle werden Glykogen, Proteine und Vitamine gespeichert.

8.2 Krankheiten des Verdauungssystems

8.2.1 Erkrankungen der Speicheldrüsen

Mundtrockenheit (Xerostomie)

Trockenheit der Mundschleimhaut durch mangelnde Speichelsekretion. Mundtrockenheit kann Durst signalisieren und ist für viele Betroffene ein quälendes Problem, das auch ernste Komplikationen nach sich ziehen kann.

Ursachen
Physiologischerweise verringert sich der Speichelfluss bei jedem Menschen in Stresssituationen, bei Angst oder Nervosität (Sympatikussteuerung). Außerdem arbeiten nachts die Speicheldrüsen automatisch weniger, was zu morgendlicher Mundtrockenheit und Mundgeruch führen kann.
- Krankheiten und Störungen, durch die der Speichelfluss verringert sein kann: Diabetes, Refluxerkrankung, Leberzirrhose, KHK, Bluthochdruck, Apoplex (Schlaganfall), Depressionen, Sjögren-Syndrom (Autoimmunerkrankung)
- Medikamente, die Mundtrockenheit als Nebenwirkung haben können (Auswahl): Psychopharmaka, Antihistaminika, Ibuprofen, Morphin und Abkömmlinge, Kortikosteroide, trizyklische Antidepressiva, β-Blocker, Kalziumantagonisten, Diuretika, Statine.
- Alter: Beinahe jeder zweite alte Mensch leidet Schätzungen zufolge an Mundtrockenheit
  - Natürliche Alterung der Speicheldrüsen: mit zunehmenden Alter wird das gesunde Gewebe der Speicheldrüsen nach und nach von Fett und Bindegewebe verdrängt
  - Allgemeiner Flüssigkeitsmangel: alte Menschen trinken häufig viel zu wenig
- Folge von Chemotherapie oder Bestrahlungen.

Symptome
- Zäher, klebriger Speichel
- Brennende, schmerzende Zunge; Entzündungen der Mundschleimhaut mit Zahnfleischbluten, da die Reinigungs- und Pufferfunktion des Speichels wegfällt
- Metallischer Geschmack im Mund
- Eingerissene Lippen
- Mundgeruch: Auf der trockenen Schleimhaut siedeln besonders leicht Bakterien
- Schluckstörungen: Das Schlucken der trockenen Bissen bereitet Schwierigkeiten, was zu Nahrungsverweigerung, Unterernährung und Mangelerscheinungen führen kann.
- Durch den fehlenden Speichel fehlt dem Essen der Geschmack
- Sprachprobleme: Durch die trockene Zunge und die klebrigen Lippen fällt es den Betroffenen schwer, verständlich zu sprechen
- Prothese haftet schlecht.

Therapie
- Je nach Ursache Behandlung einer Grunderkrankung, Umstellung einer medikamentösen Therapie oder Anregen des Speichelflusses mit Arzneimitteln.
- Künstlicher Speichel zum regelmäßigen Befeuchten der Mundschleimhaut von außen:
  - Glandosane® (enthält Schleimbildner)
- Saliva Medac® (enthält tierisches Mucin)
- Saseem®.

✓

Tipps bei Mundtrockenheit

- Mindestens 1,5–2 Liter am Tag trinken: stilles, fluoridhaltiges Mineralwasser, Kräuter- und Früchtetee, Buttermilch
- Zuckerfreie Salbei-Bonbons, Eiswürfel aus Fruchtsaft, Weingummis lutschen
- Keine harten und trockenen Speisen, sondern weiche feuchte Gerichte auswählen (viel Soße, Cremes, Suppen)
- Mundpflege: regelmäßige Mundspülungen mit schwarzem Tee (enthält Fluorid), Salzlösung (günstig für das Flimmerepithel) oder Lösungen mit Salbei oder mit Dexpanthenol
- Lippen mit Dexpanthenol oder Vaseline eincremen
- Auf feuchte Raumluft achten
- Nicht Rauchen – Rauchen macht den Speichel dickflüssig.

Parotitis acuta

Entzündung der Ohrspeicheldrüsen (Glandula parotis).

Ursachen
Infektionen mit Streptokokken oder Staphylokokken.
Begünstigende Faktoren sind:
- Verminderter Speichelfluss
- Mangelnde Kautätigkeit
- Speichelsteine (Sialolithiasis) verlegen den Ausführungsgang der Speicheldrüse mit nachfolgender Entzündung
- Nach schweren Operationen
- Nach schweren Infektionskrankheiten
- Bei Ernährung über Sonden (z.B. perkutane endoskopische Gastrostomie)
- Vor allem bei alten, kachektischen Patienten.

Symptome
- Schwellung vor dem Ohr, die stark schmerzend und druckempfindlich ist
- Rötung und Hitzegefühl der betroffenen Region
- Evtl. Kieferklemme (Funktionseinschränkung des Kaumuskels)
- Schwellung des Ausführungsganges mit Eiterabsonderung.

Therapie
- Antibiotika
- Anregung des Speichelflusses
  - Saure Dinge: Zitronenscheiben, Bonbons, Limonade
  - Parasympathomimetika
- Bei Abszessbildung: Operation
- Bei Speichelsteinen: operative Entfernung
- Regelmäßige Mundpflege, Pflege von Lippen und Schleimhaut.

8.2.2 Stomatitis

Entzündung der Mundschleimhaut.

Ursachen
- Mangelnde Mundhygiene
- Infektionen mit Krankheitserregern
  - Stomatitis aphthosa (Mundfäule): Herpes simplex-Viren
  - Stomatitis mycotica (Candidose, Soor): Candida albicans
- Therapie mit Immunsuppressiva
- Schlechter Allgemeinzustand, z.B. bei Strahlentherapie oder AIDS.

Symptome
- Rötung der Mundschleimhaut
- Brennende Schmerzen im Mund
- Mundgeruch
- Bei Soor: weiße, abwischbare Schleimhautbeläge
- Bei Viren: Aphthenbildung (oberflächliche Gewebsdefekte mit weißen Belägen)
- Mangelnder Geschmackssinn.

Therapie
- Mundspülungen
- Bei Soor: Antimykotika.

8.2.3 Gastroösophageale Refluxkrankheit (GERD)

Ursachen
- Mangelhafte Funktion des unteren Ösophagusschließmuskels, z.B. durch Alterungsprozesse oder bei Übergewicht) → der obere Magenschließmuskel erschlafft (Kardiainsuffizienz) → ein Rückfluss säurehaltigen Nahrungsbreies entsteht.
- Hiatushernie.

Symptome
- Sodbrennen
- Saures Aufstoßen
- Schmerzen beim Schlucken
- Brennen und Druckgefühl hinter dem Brustbein
- Beschwerden treten vor allem nach dem Essen und im Liegen auf.

Komplikationen
- Refluxösophagitis (Speiseröhrenentzündung durch aufsteigende Magensäure)
- Blutungen
- Narbige Stenosen
- Nächtliche Aspiration von Mageninhalt
- Ösophaguskarzinom.

Therapie
- Medikamente: Antazida, H_2-Antagonisten, Protonenpumpenblocker.
- Allgemeine Maßnahmen
    – Übergewichtige Patienten sollten abnehmen
    – Fette Speisen vermeiden, nicht zu scharf würzen
    – Viele kleine Mahlzeiten, anstelle weniger großer Portionen
    – Keinen Kaffee, keinen Alkohol, keine Süßigkeiten, regen den Säurefluss an
    – Nach dem Essen wenigstens eine Stunde nicht hinlegen
    – Zwei bis drei Stunden vor dem Schlafengehen nichts mehr essen
    – Mit erhöhtem Oberkörper liegen
    – Keine einengende Kleidung tragen.

⚡ **V O R S I C H T**

Bei bettlägerigen Menschen mit einer Ernährung über eine Sonde, z.B. PEG, besteht die Gefahr der Aspiration.

 Medikamentenlehre

Protonenpumpenblocker

Substanzen, die das Enzym H^+/K^+-ATPase in den Belegzellen der Magenschleimhaut blockieren, bezeichnet man als Protonenpumpenhemmer. Dieses Enzym ist für die Magensäureproduktion nötig.
Nebenwirkungen: Auch bei Langzeittherapie selten. Durchfall oder Verstopfung, Blutbildveränderungen, Sehnervstörungen.
Präparate:
Am besten abends mit Wasser einnehmen
- Omeprazol: Antra®
- Pantoprazol: Pantozol®
- Rabeprazol: Pariet®

H_2-Blocker, H_2-Antagonisten

Blockieren Histamin-Rezeptoren, so dass die Histamin-stimulierte Säuresekretion verhindert wird.
Wirkung:
- Nimmt den Schmerz
- Beschleunigt die Heilung

Nebenwirkungen:
Durchfälle, Muskelschmerzen, Impotenz, bei älteren Patienten: Verwirrtheitszustände, Nierenfunktionsstörungen.

Präparate:
- Cimetidin: Tagamet®, Cimebeta®
- Ranitidin: Sostril®, Zantic®, Ranitic®
- Roxatidin: Roxit®
- Famotidin: Pepdul®

Antazida

Substanzen, die Salzsäure neutralisieren oder binden, z.B. bei Sodbrennen, akuter Gastritis und unspezifischen dyspeptischen Beschwerden. Die Antazida üben oft auch eine Schutzfunktion auf die Magenschleimhaut aus. Hat die Therapie bei Selbstmedikation nach 3 bis 7 Tagen keinen Erfolg, Arzt aufsuchen.

Nebenwirkungen:
- Hemmen die Resorption von Tetracyclinen (Antibiotika) und Eisen!
- Generell andere Medikamente zeitlich versetzt einnehmen.

Präparate:
Mindestens ein bis drei Stunden nach der Mahlzeit, evtl. noch mal vor dem Schlafengehen einnehmen.
- Aluminiumverbindungen
  - Aluminiumphosphat: Phosphalugel®
  - Aluminiumhydroxid: Aludrox®
- Schichtgitterantazida
  - Hydrotalcid: Talcid®, Talidat®
  - Magaldrat: Riopan®
- Calcium-Magnesiumcarbonat: Rennie®.

8.2.4 Hiatushernie

Zwerchfellbruch: Die Bruchlücke liegt im Bereich der Durchtrittsstelle des Ösophagus durch das Zwerchfell, dem Hiatus. Verlagerung des Mageneingangs in den Brustraum als Folge einer erweiterten Durchtrittsöffnung der Speiseröhre im Zwerchfell (Gleithernie).

Ursachen
Meist Veranlagung, gehäuftes Auftreten im Alter durch Muskel- und Bindegewebsschwäche.

Symptome
- Häufig sind die Patienten beschwerdefrei
- Gastro-ösophagealer Reflux mit Aufstoßen und Sodbrennen: Gefahr einer Refluxösophagitis
- Schmerzen hinter dem Brustbein.

Therapie
- Evtl. Operation
- Schlafen mit erhöhtem Oberkörper
- Häufige kleine Mahlzeiten
- Säurebindende Medikamente
- Nach dem Essen aufrecht sitzen.

8.2.5 Ösophaguskarzinom

Speiseröhrenkrebs. Maligne Entartung der Zellen der Speiseröhrenschleimhaut. Die Krankheit betrifft mehr Männer als Frauen, der Häufigkeitsgipfel liegt zwischen dem 50. und 60. Lebensjahr.

Risikofaktoren
Chronische Schleimhautschädigung.

Symptome
- Zunehmende Schluckbeschwerden (zuerst bei festen, später auch bei flüssigen Speisen)
- Druck hinter dem Brustbein
- Gewichtsabnahme mit Kachexie.

Komplikationen
- Einbruch in Nachbarorgane (z.B. Bronchien, Herzbeutel, Aorta)
- Metastasierung in Leber, Lunge und Lymphknoten.

Therapie
- Im Frühstadium: Operation
- Später Bestrahlung, Chemotherapie
- Zum Offenhalten des Ösophagus Legen eines Stents (Prothese aus unterschiedlichen Materialien, die sich ausdehnt und so die Passage von Nahrung ermöglicht).

8.2.6 Ösophagusdivertikel

Beutelförmige Ausstülpung aller Wandschichten eines Hohlorgans nach außen (echtes Divertikel). Stülpt sich lediglich Schleimhaut durch eine bestehende Muskellücke, liegt ein unechtes Divertikel vor.

Ursachen
- Wandschwäche
- Narbige Verziehung der Wand nach Entzündungen.

Symptome
- Fremdkörpergefühl
- Schluckbeschwerden, die Speisen bleiben in der Tasche liegen und die gefüllte Tasche engt dann die Speiseröhre ein.
- Bei großen Divertikeln im oberen Drittel des Ösophagus: können sich Nahrungsreste darin sammeln, herauswürgen der unverdauten Nahrung (Regurgitation) in den Mund mit Gefahr der Aspiration.

Therapie
Operation bei Beschwerden.

8.2.7 Gastritis

Magenschleimhautentzündung mit oberflächlichen Schleimhautläsionen, die akut oder chronisch verlaufen kann.

Ursachen

Akute Gastritis:
- Verdorbene Nahrungsmittel
- Exzessiver Alkoholkonsum
- Stress (Trauma, Operation)
- Medikamente (z.B. Schmerzmittel: Acetylsalicylsäure, Kortikosteroide).

Chronische Gastritis:
- **Typ A:** Autoimmunerkrankung (ca. 5%), Autoantikörper gegen die säureproduzierenden Zellen der Magenschleimhaut und gegen den Intrinsic factor, tritt vorwiegend bei älteren Menschen auf
- **Typ B:** Bakteriell bedingt (ca. 80%) durch meist Helicobacter pylori, etwa 60% der über 60 jährigen sind infiziert, aber nur etwa die Hälfte der Infizierten entwickelt eine Erkrankung
- **Typ C:** Einwirkung toxischer Substanzen auf die Magenschleimhaut (ca. 15%): zurückfließender Gallensaft, Medikamente.

Symptome
- Übelkeit, Erbrechen
- Appetitlosigkeit
- Krampfartiger Schmerz im Oberbauch, Magendruck
- Gastrointestinale Blutung
- Bei chronischer Gastritis, Typ A: Vitamin B_{12}-Mangel mit perniziöser Anämie
- Bei chronischer Gastritis entwickeln sich vermehrt Ulzera der Magenschleimhaut.

Therapie

Akute Gastritis:
- Ursache beseitigen, z.B. Absetzen entbehrlicher Medikamente
- Fasten mit anschließender Aufbaudiät über zwei Tage: 1. Tag: Tee, Zwieback; 2. Tag: Schleimsuppe
- Verzicht auf Alkohol, Nikotin, Kaffee
- Evtl. Medikamente: Antazida

Chronische Gastritis:
- Medikamentöse Therapie: Eradikationstherapie (Triple-Therapie), mit der Helicobacter pylori beseitigt wird:
  – Protonenpumpenblocker + Clarithromycin + Amoxicilin
- Bei Typ A-Gastritis Vitamin B_{12} i .v. lebenslang alle drei Monate.

8.2.8 Magen- und Zwölffingerdarmgeschwür (Ulcus ventriculi, Ulcus duodeni)

Ulcus duodeni = Zwölffingerdarmgeschwür
Ulcus ventriculi = Magengeschwür
Umschriebener, meist kreisrunder Schleimhautdefekt, der die Muskularis durchbricht.

Ursachen

Gestörtes Gleichgewicht zwischen der aggressiven Magensäure und der schützenden Schleimhautschicht. Zu viel Magensäure und/oder zu wenig Magenschleim führt zur Selbstandauung der Magenwand!
- Infektion mit Helicobacter pylori
- Familiäre Häufung
- Psychische Belastung
- Ernährungsfehler (Rauchen, Alkohol)
- Medikamente (z.B. nichtsteroidale Antirheumatika, Kortikosteroide).

Symptome

Nur die Hälfte aller Patienten hat die typischen Symptome:
- Brennender nagender Schmerz im Oberbauch (Epigastrium)
- Schmerzen nach dem Essen: Verdacht auf ein Magengeschwür
- Nüchternschmerz, der sich nach Nahrungsaufnahme bessert: Verdacht auf ein Zwölffingerdarmgeschwür.

Komplikationen
- Ulkusblutung:
  - Teerstuhl: schwarzgefärbter, glänzender Stuhl (Blut ist verdaut worden)
  - Hämatemesis (Bluterbrechen): kaffeesatzartig (angedautes Blut ist dem Erbrochenem beigemischt), frisches Blut
- Perforation (Magendurchbruch): das Ulkus hat die Magenwand durchbrochen, Mageninhalt gelangt in die Bauchhöhle mit der Folge einer Peritonitis (Bauchfellentzündung)
- Penetration (Eindringen) des Ulkus in ein angrenzendes Organ, z.B. Bauchspeicheldrüse, Kolon
- Magenausgangsstenose durch Narbenbildung: Dauerndes Erbrechen, Gewichtsverlust
- Magenkarzinom durch maligne Entartung eines chronischen Ulkus.

Therapie
- Medikamente:
  - Eradikationstherapie (Triple-Therapie), mit der Helicobacter pylori beseitigt wird: Protonenpumpenblocker + Clarithromycin + Amoxicilin
  - Wird Helicobacter pylori nicht nachgewiesen: Protonenpumpenblocker oder H_2-Blocker
- Lebensumstellung:
  - Häufige kleine Mahlzeiten (es ist dann fast immer Speisebrei im Magen, der Säure bindet)
  - Meiden von Säure-Lockern wie Kaffee, Alkohol, scharf gewürzte und -gebratene Speisen
  - Rauchverbot: Rauchen hemmt den Heilungsvorgang
- Bei Komplikationen Operation.

> ⚡ **N O T F A L L !**
> Bluterbrechen und Teerstuhl zeigen eine Blutung im oberen Verdauungssystem an, ein Arzt muss verständigt werden. Blutdruck- und Pulskontrolle, Patient beruhigen, nichts essen oder trinken lassen.

8.2.9 Magenkarzinom

Maligne Entartung der Drüsen- oder Epithelzellen des Magens. Häufigkeitsgipfel zwischen dem 50. und 70. Lebensjahr
- Magenfrühkarzinom: Mukosa und Submukosa betroffen, keine Lymphknotenmetastasen → günstige Prognose
- Fortgeschrittenes Karzinom: ausgedehnt in die Tiefe wachsend, Lymphknotenmetastasen → ungünstige Prognose, Gastrektomie erforderlich.

Risikofaktoren
- Chronische Gastritis
- Chronisches Magenulkus
- Magenresektion
- Genetische Faktoren

- Nikotin und Alkohol
- Krebsfördernde Stoffe in Nahrungsmitteln (Nitrit, Nitrosamine, Benzpyrene).

Reichlicher Verzehr von Obst und Gemüse, sowie ausreichende Bewegung gelten als protektive Faktoren!

Symptome

Im Frühstadium uncharakteristische Oberbauchbeschwerden:
- Appetitlosigkeit
- Widerwillen gegen Fleisch
- Druckschmerzen
- Übelkeit, Erbrechen.

Im Spätstadium
- Gewichtsabnahme, Kachexie
- Blutungen (Hämatemesis, Teerstuhl)
- Magenausgangsstenose
- Perforation (Magendurchbruch).

Komplikationen

- Metastasierung besonders in regionale Lymphknoten sowie über die Blutbahn in Leber, Lunge, Gehirn, Knochen
- Einwachsen des Tumors in Nachbarorgane wie Ösophagus, Duodenum, Pankreas, Kolon
- Akute Magenblutung.

Therapie

- Gastrektomie (operative Entfernung des Magens) unter Mitnahme des umliegenden Gewebes: großes und kleines Netz, Milz, Lymphknoten, unterer Ösophagus
- Palliative (die Beschwerden lindernde) Therapie bei fortgeschrittenem Karzinom.

8.2.10 Gastroenteritis

Schleimhautentzündung von Magen (Gastritis) und Dünndarm (Enteritis), je nach Ursache ist der Dickdarm mit betroffen.

Ursachen

- Bakteriell bedingt: Infektionen mit E. coli, Clostridium difficile, Salmonellen, Campylobacter jejuni, Staphylococcus aureus u. a.
- Viral bedingt: Rotaviren, Noroviren
- Medikamentös bedingt: z.B. Antibiotika.

Symptome

- Fast immer plötzlicher und dramatischer Beginn:
- Erbrechen
- Kolikartige Bauchschmerzen, starke Darmgeräusche
- Heftige Durchfälle (Diarrhö)
- Flüssigkeitsverlust
- Elektrolytverluste
- Evtl. Fieber
- Hypotonie, Tachykardie: Schockgefahr.

⚡ **VORSICHT**
Gefahr der Austrocknung (Exsikkose) und Elektrolytmangel v.a. von Bedeutung bei Kindern, kranken und alten Menschen. Vitalzeichenkontrolle, auf ausreichende Flüssigkeitszufuhr achten.

Erbrechen (Emesis, Vomitus)

Übelkeit und Erbrechen werden durch eine Vielzahl reflektorischer Vorgänge ausgelöst: Impulse aus dem Gastro-Intestinal-Trakt, visuelle Reize, Erregung von Chemorezeptoren im Gehirn u.a. beim Erbrechen ziehen sich die Bauchmuskulatur und das Zwerchfell krampfartig und unfreiwillig zusammen. Durch den ruckartiger Druck auf den Magen bei gleichzeitigem Erschlaffen des Magenfundus und des Schließmuskels wird der Inhalt des Magens nach oben ausgestoßen.

Ursachen
- Akute Gastritis, Pankreatitis
- Medikamente: Zytostatika, Digitalis, Anästhetika
- „Reisekrankheit" (schaukelnde Bewegungen mit Wirkung auf das Labyrinthorgan)
- Starke Schmerzen, z.B. Gallenkolik, Herzinfarkt, Glaukomanfall
- Passagestörungen, z.B. Ileus, Ösophagusstenose
- Urämie, diabetische Ketoazidose

Therapie
- Ursache beheben
- Medikamente: Antiemetika
- Wasser- und Elektrolythaushalt korrigieren
- Leichte Kost.
- Gabe von Flüssigkeits-/Elektrolytlösungen
- Antibiotika (Ciprofloxacin, Cotrimoxazol)
- Bettruhe
- Evtl. Antiemetika und Antidiarrhoika
- Nach Aufhören von Durchfall und Erbrechen: Diät (geraspelter Apfel, Banane, Brei, Schleimsuppe)

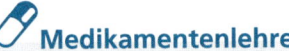

Medikamentenlehre

Antiemetika
Medikamente, die Erbrechen (gleich welcher Ursache) unterdrücken, bezeichnet man als Antiemetika.

Gastrokinetika
- Dopaminantagonisten (außer Cisaprid), die sowohl peripher als auch zentral wirken.
- Beschleunigung der Magenpassage
- Co-Medikation für Wirkstoffe, die schnell in den Dünndarm gelangen sollen.

Nebenwirkungen:
Selten motorische Bewegungsstörungen.

Präparate:
- Metoclopramid: Paspertin®, MCP-ratiopharm®,
- Cispaprid: Propulsin®,
- Domperidon: Motilium®,

Antihistaminika

Verlangsamen die Magenentleerung, werden vor allem bei Kinetosen (Reisekrankheit) eingesetzt
Nebenwirkungen:
- Müdigkeit
- Beeinträchtigung der Fahrtüchtigkeit.

Präparate:
- Meclozin: Peremesin®, Bonamine®
- Dimenhydrinat: Vomex A®, Reisegold Depot®, Superpep®.

Serotonin-Antagonisten

Bei Reizung der Dünndarmschleimhaut durch bakterielle Erreger, Zytostatika oder chirurgische Eingriffe im Bauchraum wird aus speziellen Zellen im Dünndarmepithel Serotonin freigesetzt. Serotonin wird vom Blut ins Gehirn transportiert und erregt dort spezielle Rezeptoren, die Angst und Emesis auslösen.
Wirkung:
- Hemmen die Serotonin-Rezeptoren
- Werden bei Zytostatika-Therapie eingesetzt.

Nebenwirkungen:
- Kopfschmerzen
- Obstipation

Präparate:
- Ondansetron: Zofran®
- Tropisedron: Navoban®
- Granisetron: Kevatril®.

Bei Erkrankung von Gruppen das vor der Erkrankung gemeinsam gegessene Nahrungsmittel zur Untersuchung sicherstellen.

8.2.11 Reizdarmsyndrom (Colon irritabile)

In den westlichen Industrienationen leiden ca. 15% der Männer und 20% der Frauen an funktionellen Verdauungsbeschwerden, oft zusammen mit Reizmagen-Syndrom (Völlegefühl, krampfartige Schmerzen, Übelkeit).

Ursachen
Unbekannt, Stress verstärkt die Beschwerden.

Symptome
- Krampfartige Bauchschmerzen
- Obstipation
- Diarrhö: im Gegensatz zu organisch bedingter Diarrhö führen die Durchfälle beim Colon irritabile in der Regel nicht zu einem Gewichtsverlust und treten nicht in der Nacht auf.
- Blähungen.

Die Symptome halten über Monate an, bessern sich oft nach der Stuhlentleerung. Typisch sind ständige Änderungen der Stuhlbeschaffenheit.

Therapie

Abklärung, ob keine anderen organischen Erkrankungen vorliegen.

- Diätberatung: Beschwerden werden durch Unverträglichkeiten von Lebensmitteln gefördert, durch gezielte Auslassversuche muss jeder Patient evtl. unverträgliche Lebensmittel aufdecken und vermeiden.
- Symptombezogene Therapie:
  - N-Butylscopolaminiumbromid (Buscopan) gegen die Bauchschmerzen
  - Fencheltee mit Kümmelextrakt bei Blähungen
  - Ballaststoffe und Laxanzien bei Obstipation
  - Loperamid bei Diarrhö
- Psychotherapie: Entspannungsverfahren, Stressbewältigung, Problemlöseverfahren, Behandlung affektiver Störungen, Verhaltenstherapie.

8.2.12 Diarrhö

Durchfall: häufige (> 3-mal tgl.) Entleerung von wässrigen Stühlen

Ursachen

Akute Diarrhö

- Krankheitserreger: Viren, Bakterien, Pilze, Parasiten
- Lebensmittelvergiftungen
- Therapie mit Zytostatika oder Antibiotika
- Strahlenschäden
- „Reisediarrhö"
- Reizdarmsyndrom.

Chronische Diarrhö (hält länger als 2 Wochen an)

- Organische Dickdarmerkrankung
- Resorptionsstörungen
- Missbrauch von Laxanzien.

Paradoxe Diarrhö

Entleerung eines Gemisches von festem Kot und dünnflüssigen Massen, die durch eine bakterielle Verflüssigung entstanden sind.

Symptome

- Häufige Entleerung von wässrig-breiigen Stühlen
- Krampfartige Bauchschmerzen
- Gewichtsverlust, Schwäche, Appetitlosigkeit
- Evtl. Fieber.

Therapie

Dauert die Diarrhö nur 2–3 Tage und ist weder Blut im Stuhl, noch hat der Patient Fieber, genügt eine symptomatische Behandlung:

- Fasten, Aufbaudiät
- Evtl. krampflösende Medikamente
- Ersatz des Flüssigkeitsverlustes
- Antidiarrhoika.

Hält eine Diarrhö länger als 3–4 Tage an, muss die Ursache abgeklärt werden: Stuhluntersuchung nach Blut, Parasiten, Bakterien und Behandlung des Grundleidens, z.B. Antibiotika.

Abklärung, ob keine anderen organischen Erkrankungen vorliegen.

- Diätberatung: Beschwerden werden durch Unverträglichkeiten von Lebensmitteln gefördert, durch gezielte Auslassversuche muss jeder Patient evtl. unverträgliche Lebensmittel aufdecken und dann vermeiden.
- Symptombezogene Therapie:
  - N-Butylscopolaminiumbromid (Buscopan) gegen die Bauchschmerzen
  - Fencheltee mit Kümmelextrakt bei Blähungen
  - Ballaststoffe und Laxanzien bei Obstipation
  - Loperamid bei Diarrhö
- Psychotherapie: Entspannungsverfahren, Stressbewältigung, Problemlöseverfahren, Behandlung affektiver Störungen, Verhaltenstherapie.

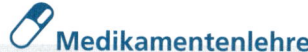

Medikamentenlehre

Medikamentöse Therapie der Diarrhö

Die Therapie muss sich nach der Ursache richten!
Bei Säuglingen, Kleinkindern und älteren Menschen besteht immer die Gefahr der Dehydratation (zu großer Wasserverlust) → Viel Flüssigkeit, Elektrolytersatz!

Elektrolytlösungen

Pulver, das Glucose und Natrium/Magnesiumsalze enthält, wird in abgekochtem, wieder erkaltetem Trinkwasser aufgelöst und in großer Menge getrunken.
Präparate:
- Oralpädon®, Elotrans Neu®, GES®

Adsorbenzien

Durch die große Oberfläche der Teilchen adsorbieren die Wirkstoffe Wasser, Toxine, Bakterien. Beispiele:
- Aktivkohle: Kohlecompretten®
- Kaolin: Kaopectate®, Kaopromt®
- Smektid: Colina®

Quellstoffe

Nimmt viel Flüssigkeit aus dem Darminhalt auf und bildet ein Gel, dickt den Stuhl ein.
Präparate:
- Diarrhösan® Saft

Gerbstoffe

Gerbstoffe wirken „adstringierend" (zusammenziehend) auf die Darmschleimhaut. Die Sekretion wird gehemmt und die Darmschleimhaut wird resistenter gegen schädigende Darminhalte.
Präparate:
- Tannacomp®, Karaya Bismuth®

Opiumabkömmlinge

Bei schweren Durchfällen. Vermindern die beschleunigte Darmperistaltik (Vorsicht: Ileus-Gefahr!), dadurch verbleibt der Stuhl länger im Darm → eingeströmtes Wasser wird wieder resorbiert.
Präparate:
- Loperamid: Imodium®

8.2.13 Divertikulose

Falsche Divertikel: Ausstülpungen der Dickdarmschleimhaut durch Lücken in der Muskelwand
Echte Divertikel: Ausstülpung aller Darmwandschichten nach außen.
Zivilisationskrankheit als Folge ballaststoffarmer Ernährung. Häufigkeitszunahme mit dem Lebensalter: 10 % der 40-jährigen, 30 % der 50-jährigen und 80 % der 80-jährigen Menschen sind erkrankt.

Ursachen
- Alter
- Angeborene Wandschwäche
- Chronische Obstipation
- Ballaststoffarme Ernährung
- Bewegungsmangel
- Adipositas.

Symptome
Kann zunächst symptomlos bleiben. Später uncharakteristische Schmerzen im Oberbauch.

Komplikationen
- Divertikulitis (Entzündung der Divertikel) mit starken Schmerzen, Fieber
- Abszess- oder Fistelbildung
- Stenosen
- Blutungen, Perforation.

Therapie
- Ballaststoffreiche Kost und ausreichende Flüssigkeitszufuhr
- Bei Komplikationen: Nahrungskarenz, Spasmolytika, Antibiotika, evtl. Operation.

8.2.14 Kolorektales Karzinom

Kolonkarzinom, Dickdarmkarzinom:
Maligne Entartung von Zellen der Drüsen der Darmwand. Vor allem zwischen dem 50. und 80. Lebensjahr auftretend. Am häufigsten im Bereich des Rektums und Sigmas.

Risikofaktoren
- Polypen: Gutartige, stecknadelkopf- bis walnussgroße Schleimhautwucherungen des Dickdarms, die im Alter sehr häufig sind. Mehr als 40 % aller kolorektalen Tumoren entstehen aus Darmpolypen.
- Genetische Disposition: In Deutschland sind bei 20 % der Bevölkerung die an der Tumorentstehung beteiligten Erbfaktoren vorhanden
- Alter
- Adipositas
- Rauchen und Alkoholkonsum
- Colitis ulcerosa.

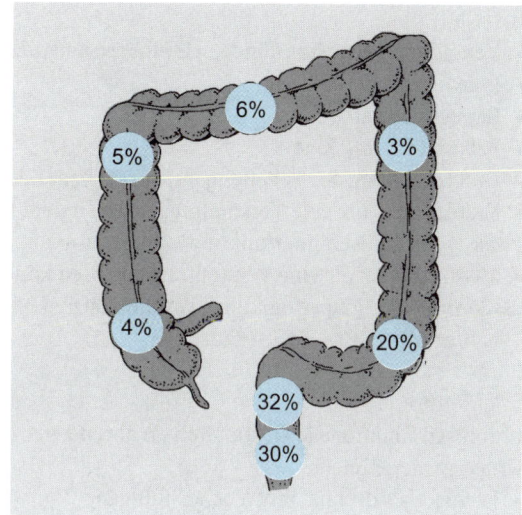

Abb. 8.5 Prozentuale Verteilung der Dickdarmkarzinome auf die einzelnen Kolonabschnitte. [A300]

Vorbeugemaßnahmen

- Regelmäßige Vorsorgeuntersuchungen:
  - Frühtest (z.B. Hämoccult-Test®) auf okkultes (verstecktes) Blut sollte alle ein bis zwei Jahre durchgeführt werden. In der Regel bluten Polypen oder Tumore im Verlauf einer Woche, daher sind mehrere Proben von aufeinander folgenden Stuhlgängen nötig, bereits ein einmaliges positives Testergebnis sollte endoskopisch abgeklärt werden.
  - Ab dem 50. Lebensjahr sollte alle 10 Jahre eine Darmspiegelung vorgenommen werden.
- Körperliche Bewegung: 30 bis 60 Minuten täglich
- Übergewicht (BMI > 25) abbauen
- Rauchen aufgeben
- Vermehrt Obst und Gemüse essen (fünf Portionen am Tag; Deutsche Gesellschaft für Ernährung)
- Auf den täglichen Konsum von rotem Fleisch verzichten
- Ballaststoffanteil der Ernährung erhöhen.

Symptome

- Verändertes Stuhlverhalten (Abwechseln von Diarrhöe und Obstipation)
- Blut- und Schleimauflagerungen auf dem Stuhl. Vorsicht: Das Blut ist oft nicht makroskopisch (mit den Augen) sichtbar. Andererseits wird nicht jedes bisschen Blut durch Darmkrebs verursacht (Hämorrhoiden).
- Anämie
- Schmerzen
- Appetitlosigkeit, Gewichtsverlust

Bei Rektumkarzinom: ständiger Stuhldrang bei geringer Stuhlmenge.

8.2.15 Obstipation

Stuhlverstopfung. Zwischen 10 und 20 % der Deutschen leiden unter Verstopfung, Frauen und ältere Menschen sind häufiger betroffen. Grundsätzlich wird zwischen chronischer (habitueller) Obstipation, die bei verlangsamter Motorik und ballaststoffarmer Ernährung auftritt und akuter Obstipation unterschieden.

Ursachen

- Veränderte Lebensumstände, wie längere Bettruhe, Ortswechsel
- Dehydratation
- Bewegungsmangel
- Ballaststoffarme Kost
- Unterdrückung des Toilettengangs aus Scham oder Zeitmangel
- Krankheiten, die eine Verstopfung auslösen oder fördern können: Darmstenose, Darmtumor, Hypothyreose (Schilddrüsenunterfunktion), Diabetes mellitus, Morbus Parkinson
- Medikamente, die eine Verstopfung auslösen können: Opioide, Calciumantagonist Verapamil, Diuretika, Clonidin (Antihypertonikum), Psychopharmaka, Parkinsonmittel, Gyrasehemmer (Antibiotika), Ionenhaltige Mittel: Ca-, Fe-, Al-Salze.

Symptome

Chronisch funktionelle Obstipation: Während der letzten 12 Wochen sind mindestens zwei der folgenden Kriterien aufgetreten:
- Weniger als dreimal pro Woche Stuhlgang
- Pressen, um den Stuhl zu entleeren
- Der Stuhl ist hart
- Gefühl, der unvollständigen Entleerung
- Gefühl, der Enddarm ist blockiert
- Man muss den Finger zu Hilfe nehmen, um den Stuhl zu entleeren

Vorsicht: wenn eine Verstopfung von Blut im Stuhl, schnellem Gewichtsverlust oder kolikartigen Schmerzen begleitet wird, sollte umgehend ärztlicher Rat eingeholt werden.

Therapie

- Diät: ballastreiche Kost mit ausreichender Flüssigkeitszufuhr, Weizenkleie
- Körperliche Bewegung
- Laxanzien.

Komplikationen

- Darmverschluss
- Perforation in die Bauchhöhle
- Infiltration in Nachbarorgane (Blase, Prostata)
- Metastasierung auf dem Lymphweg
- Metastasierung auf dem Blutweg (Leber, Lunge).

Therapie

- Im Rektumbereich: Rektumamputation mit Anlage eines Anus praeter (künstlicher Darmausgang) im linken Unterbauch
- Übriges Kolon: Resektion (Entfernung) weit im Gesunden (Darmkontinuität kann meist erhalten werden), Entfernung regionaler Lymphknoten und Mesenterium
- Chemotherapie, Bestrahlung.

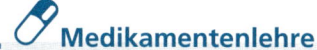
Medikamentenlehre

Laxanzien

Laxanzien beschleunigen die Darmtätigkeit und die Stuhlentleerung.
Indikation:
- Einmalig oder kurzfristig zur Darmentleerung bei Röntgenuntersuchungen oder vor Operationen
- Bei schmerzhaften Analfissuren.

Nebenwirkungen:
Elektrolytstörungen, besonders Kaliumverlust!

Natürliche und synthetische Quellstoffe

Milde Laxanzien, die keine Störungen im Elektrolythaushalt verursachen. Die Substanzen sind quellfähige, aber nicht verdaubare Stoffe, die viel Wasser aufnehmen. Das Volumen des Darminhalts wird größer, der Darm ist stärker gefüllt, dies führt zu einer Anregung der Darmbewegungen.
Nebenwirkungen:
Bei der Einnahme von Quellstoffen genügend Wasser trinken, sonst Verkleisterung des Darminhalts mit Ileusgefahr!
Präparate:
- Leinsamen
- Weizenkleie
- Methylcellulose (Metamucil®, Agiolax mite®, Laxiplant soft®)
- Polyethylenglykol (Macrogol).

Osmotisch wirksame Laxanzien

Schwer resorbierbare Salze, ziehen Wasser ins Darminnere, Volumen des Darminhaltes nimmt zu.
Nebenwirkungen:
Bei der Einnahme von osmotisch wirksamen Laxanzien viel trinken, sonst wird Wasser aus dem Darmgewebe ins Innere abgegeben, Austrocknungsgefahr!
Präparate:
- Glaubersalz (Natriumsulfat): ca. 10–20 g auf 0,5 l Wasser
- Bittersalz (Magnesiumsulfat): ca. 15 g auf 0,4 l Wasser
- Lactulose (Bifiteral®)
- Auch rektale Anwendung in Form von Klistieren möglich: Practo-Clyss®.

Laxanzien mit peristaltikanregender Wirkung

Durch die lokale Reizung der Darmwand wird weniger Wasser resorbiert, der Stuhl wird dünnflüssig.
- Lokale Reizung der Dünndarmwand
  - Rizinusöl: Zuverlässig, kaum Nebenwirkungen, 10–30 g, nach ca. 2 Stunden Wirkung bei nüchterner Einnahme
- Lokale Reizung der Dickdarmwand
  - Anthrachinone: Aloe, Faulbaumrinde, Sennesblätter, Rhabarberwurzel. Wirkung nach 10–12 Stunden, verfärben den Urin dunkel.
  - Bisacodyl (Dulcolax®, Natriumpicosulfat: Laxoberal®): Ca. 2–10 Stunden bei oraler, 30–60 Minuten bei rektaler Anwendung. Wirkt direkt im Dickdarm, Angriff an der glatten Muskulatur, Steigerung der Peristaltik.

Nebenwirkungen:
Gefährlicher Elektrolytverlust bei häufig/chronischer Anwendung von Laxanzien mit peristaltikanregender Wirkung.

Gleitmittel

Gleitmittel als Zusatz zu manchen Abführmitteln, sollen den Stuhl erweichen und besser gleitend machen.
Präparate:
• Docusat-Natrium (in Agaroletten®)
• Paraffinum liquidum (in Obstinol®)

Substanzen mit Wirkung auf den Defäkationsreflex

Suppositorien oder Mikroklistiere zum Auslösen des Defäkationsreflexes durch lokale Reizung des Rektums, enthalten Glycerin oder Sorbit.
Präparate:
• Glyzerin: Babylax®, Mikroklist®, Glycilax®

8.2.16 Stuhlinkontinenz

Die Unfähigkeit oder der Verlust der willkürlichen Kontrolle über das zeit- und ortgerechte Absetzen von Stuhl wird als Stuhlinkontinenz bezeichnet.
Man unterscheidet vier Schweregrade:
• Grad 1: Stuhlschmieren bei Belastung und Diarrhö
• Grad 2: Abgang von dünnflüssigem Stuhl und Luft
• Grad 3: Vollständiger Kontrollverlust

Ursachen

• Schädigung des Schließmuskels und der Analhaut (z.B. nach Analfisteloperationen)
• Nervenschädigungen (z.B. bei Verletzungen des Rückenmarks, nach ausgedehnten Operationen im Beckenbereich)
• Beckenbodeninsuffizienz im Alter: Nachlassende Elastizität des Gewebes, in das der Schließmuskelapparat eingebettet ist.

Therapie

• Ernährungsumstellung: meiden von blähenden Speisen, verstärkte Zufuhr von Nahrungsmitteln, die stuhlfestigend wirken (Reis, Bananen)
• Ausreichende Flüssigkeitszufuhr: eine zu geringe Trinkmenge begünstigt eine Obstipation, wodurch der intraabdominelle Druck auf die Beckenbodenmuskulatur steigt
• Beckenbodengymnastik: stärkt die Muskulatur des Schließmuskels des Darms
• Elektrostimulation/Biofeedback: Spezielle Muskelfasern der Schließmuskeln werden direkt angesprochen. Bei Biofeedback-Trainingsgeräten werden über Elektroden die Muskelpotentiale direkt gemessen. Optische oder akustische Signale zeigen dem Patient sofort an, ob er die richtigen Muskeln mit der richtigen Anspannung trainiert.
• Operation: Wiederherstellung des Darmschließmuskels.

8.2.17 Hämorrhoiden

Als Hämorrhoiden wird ein stark mit Blutgefässen durchzogenes Gewebepolster im Bereich zwischen Mastdarm und Enddarm bezeichnet. Zusammen mit dem inneren und äußeren Schließmuskel stellt dieses Polster die Abdichtung des Darmes dar. Soll der Darm verschlossen sein, kontrahieren die Schließmuskeln und die Hämorrhoiden füllen sich mit Blut und schwellen an. Bei der Darmentleerung erschlafft der Schließmuskel und gleichzeitig fließt das Blut aus den Hämorrhoidalpolstern ab und sie werden zur Seite geschoben.

Ist dieses Gefäßpolster vergrößert liegen krankhaft vergrößerte Hämorrhoiden vor.

Ursachen
- Pressen bei chronischer Obstipation
- Schwangerschaft, die Gebärmutter drückt auf die ableitenden Venen, so dass ein Blutstau entsteht
- Sitzende Tätigkeit
- Bindegewebsschwäche, meist familiär gehäuft, im Alter zunehmend
- Leberzirrhose mit portaler Hypertension (Umgehungskreislauf).

Symptome
Stadium I:
- Nur gering vergrößerte Hämorrhoiden, von außen nicht sichtbar
- Juckreiz, Blutungen

Stadium II:
- Hämorrhoiden mäßig vergrößert
- Beschwerden bei Stuhlgang: Hämorrhoiden drücken sich heraus (Prolaps = Vorfall), ziehen sich aber von alleine wieder zurück, spontane Reposition
- Juckreiz, Brennen, Nässen

Stadium III:
- Hämorrhoiden stark vergrößert
- Der Prolaps bleibt nach dem Stuhlgang bestehen, lässt sich aber manuell zurückschieben (reponieren)
- Juckreiz
- Schleimabsonderungen
- Entzündungen der Analschleimhaut

Stadium IV:
- Permanenter Prolaps, der nicht reponierbar ist
- Schmerzen, Entzündungen
- Stuhlinkontinenz
- Druck und Fremdkörpergefühl.

Therapie
Allgemeine Maßnahmen:
- Stuhlregulierung: Ballaststoffreiche Ernährung (sorgt für weichen Stuhl und regelmäßige Entleerung)
- Ausreichende Flüssigkeitszufuhr
- Analhygiene: Anus mit lauwarmem oder kühlem Wasser ohne Seife täglich reinigen, Haut evtl. lauwarm trocken föhnen
- Salben und Zäpfchen.
- Ab Stadium II bis III:
  - Sklerosierung: Einspritzen eines Wirkstoffes in die Hämorrhoiden durch den Arzt, der dazu führt, dass die Gefäße schrumpfen (Verödung)

– Hämorrhoiden-Arterien-Ligatur (HAL): diejenigen Arterien, die in die Hämorrhoiden münden werden mit Ultraschall ausfindig gemacht, dann mit Nahtmaterial abgeschnürt. Dadurch wird die Blutversorgung vermindert und die Hämorrhoiden sacken zusammen.
– Gummiring-Ligatur: Über die Knoten der Hämorrhoiden wird jeweils ein Gummiring gezogen, dadurch wird die Durchblutung unterbrochen und das abgeklemmte Knotengewebe stirbt ab.
– Operation.

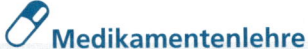 **Medikamentenlehre**

Hämorrhoidenmittel

Pflanzliche Hämorrhoidenmittel

• Extrakte aus Rosskastanien: sollen den Kapillardurchfluss und den venösen Rückstrom verbessern
• Kamille-, Hamamelisauszüge: wundheilende Wirkung (z.B. in Hametum®, Azamen®, Venostasin®)
Die Präparate entfalten ihre Wirkung nur lokal:
• Analtampons (Zäpfchen mit Mulleinlage)
  Normale Suppositorien sind nicht geeignet, da sie zu tief in das Rektum aufgenommen werden und sich mit dem Kot mischen, hier sie sind wirkungslos.
• Salben mit antientzündlicher Wirkung.

Chemische Hämorrhoidenmittel

• Lokalanästhetika: schmerzstillend, gegen Juckreiz
• Kortikosteroide: bei schweren nässend-rhagadiformen Ekzemen. Einsatz aber nicht länger als 8 bis 10 Tage, da sonst eine Atrophie der Schleimhaut droht
• Adstringenzien: Zink-, Bismutoxid: trocknend (z.B. in Dolo-Posterine®, Procto-Celestan®, Scheriproct®) auch Kombinationen mit Antibiotika und Pilzmitteln sowie mit Blutegelwirkstoff (z.B. Haemo-Exhirud®) möglich
• Bei chronischen Hämorrhoiden teerhaltige Salben oder Zinksalbe.
Im akut nässenden Stadium sollten Lösungen oder Lotionen („feucht auf feucht") verwendet werden oder einige Tage lang stark austrocknende Farbstofflösungen (Pyoktanin Lösung).

8.2.18 Ileus

Gestörte Darmpassage, durch Darmlähmung oder Darmverschluss.

Ursachen
Mechanischer Ileus (Darmverschluss durch mechanische Verlegung des Darmlumens):
• Einengung von innen: Tumoren, Polypen, Gallensteine, Kotsteine, Fremdkörper, Würmer
• Einengung von außen: Tumoren der Darmwand oder der Organe im Bauchraum
• Inkarzerierte Hernie: Einklemmung (Inkarzeration) von Darmschlingen.
Paralytischer Ileus (Störung der Darmpassage durch Lähmung/Paralyse des Darms):
• Peritonitis, Bauchspeicheldrüsenentzündung (Pankreatitis)
• Frühe Komplikation nach Bauch-Operationen.

Symptome
- Bei mechanischem Ileus:
  - Heftige, kolikartige Schmerzen (der Darm versucht, durch gesteigerte Tätigkeit das Hindernis zu überwinden)
  - Stuhl- und Windverhalt
  - Erbrechen (das Hindernis kann nicht überwunden werden Darm entleert → sich in anderer Richtung)
  - Evtl. Koterbrechen (Miserere), nur bei Dickdarmileus → Kot gibt es nur im Dickdarm
  - Schocksymptomatik
  - Heftige Darmgeräusche.
- Bei paralytischem Ileus:
  - Keine Darmkrämpfe
  - Stuhl- und Windverhalt
  - Fehlende Darmgeräusche („Totenstille" im Bauch)
  - Geblähter Bauch.

Therapie
- Flüssigkeitsersatz durch Infusionen
- Beheben der Ursache, z.B. Operation
- Ableiten des Darminhaltes
- Peristaltikanregende Mittel bei paralytischem Ileus.

8.2.19 Morbus Crohn

Der Morbus Crohn (Enteritis regionalis) ist eine chronisch entzündliche Darmerkrankung, die den gesamten Gastro-Intestinal-Trakt befallen kann, am häufigsten aber im Bereich des unteren Ileums und des Kolons vorkommt. Die Krankheit verläuft in Schüben, beginnt meist im jungen Erwachsenenalter, die Beschwerden nehmen häufig mit zunehmendem Alter ab.

Ursachen
Bisher geht man von einer überschießenden Immunreaktion als Ursache aus. Weiterhin scheinen Umwelt- und genetische Einflüsse eine Rolle zu spielen.

Symptome
- Chronische Durchfälle mit Schleimbeimengungen
- Krampfartige Bauchschmerzen
- Fieber
- Gewichtsverlust.

Die Krankheit verläuft schubweise. Die befallenen Darmabschnitte sind scharf gegen das gesunde Gewebe abgesetzt. In den befallenen Darmgebieten sind alle Schichten der Darmwand entzündlich verändert. Man findet Fisteln und Abszesse. Es kann zu einer begleitenden Arthritis (Gelenkentzündung) kommen.

Therapie
Art und Umfang der Therapie richten sich nach dem Krankheitsstadium und den individuellen Krankheitsverlauf.
Medikamentöse Therapie:
- Antidiarrhoika und Spasmolytika
- Im akuten Schub: Kortikosteroide, 5-Aminosalicylate

- Chronisch aktiv: Azathioprin, Methotrexat, 6-Mercaptopurin, Infliximab
- Erhaltungstherapie (Vermeidung eines neuen Schubes): 5-Aminosalicylate, Azathioprin, Methotrexat.

Ernährungsrichtlinien:
- Manche Patienten entwickeln eine Laktoseintoleranz, da durch Dünndarmbeteiligung eine verminderte Laktase-Aktivität (Laktase ist das Enzym zum Laktoseabbau) mögliche ist, also besser Milch und Milchprodukte vermeiden. Joghurt wird normalerweise gut vertragen
- Stark blähende Nahrungsmittel vermeiden
- In akuten Krankheitsphasen kann eine enterale („Astronautenkost") oder parenterale Ernährung durchgeführt werden. Nach Abklingen der akuten Entzündungserscheinungen soll der Darm wieder an eine ballaststoffreichere Kost gewöhnt werden. Ernährungsaufbau zunächst mit ballaststoffarmer und laktosefreier Kost.

8.2.20 Colitis ulcerosa

Chronische entzündliche Darmerkrankung mit Ulzerationen, die sich kontinuierlich vom Rektum über das gesamte Kolon erstrecken kann. Die Krankheit beginnt meist zwischen dem 15. und 40. Lebensjahr.

Ursachen
Unbekannt, es wir eine Störung der Immunregulation vermutet, es besteht eine familiäre Häufung. Ob psychosomatische Ursachen eine Rolle spielen, ist nicht belegt. Stress beeinflusst den Krankheitsverlauf negativ.

Symptome
Es wechseln akute Krankheitsphasen mit Remissionsepisoden von unterschiedlicher Dauer.
- Chronische Durchfälle
- Dem Stuhl ist Blut und Schleim aufgelagert
- Heftige Tenesmen (Krämpfe)
- Starkes Krankheitsgefühl
- Gewichtsabnahme
- Fieber
- Erhöhtes Karzinomrisiko.

Therapie
- Ruhe
- Diät wie bei M. Crohn
- Akuter Schub: 5-Aminosalicylate
- Chronisch aktiv: Azathioprin oder Kolektomie
- Remissionserhaltung: 5-Aminosalicylate (eine Langzeitbehandlung reduziert das Dickdarmkrebsrisiko), Azathioprin
- Bei massiven Blutungen oder Perforation: Operation.

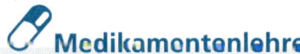
Medikamentenlehre

5-Aminosalicylate (5-ASA)

Die Wirkung beruht auf lokalen Effekten an und in der Kolonschleimhaut (systemische Wirkungen sind unerwünscht): lokale Synthesehemmung von entzündungsauslösenden Faktoren wie Leukotriene, Prostaglandine, Interleukine und plättchenaktivierende Faktoren.

Nebenwirkungen:
- Kopfschmerzen
- Veränderungen des Blutbildes
- Durchfall
- Bauchspeicheldrüsenentzündung
- Nierenschäden

Präparate:
- Mesalazin: Salofalk®, Claversal®, Pentasa®
  Muss bei oraler Einnahme sowohl magensaftresistent als auch retardiert eingesetzt werden, da die Substanz im Magen zerstört würde. Es sind aber auch Zäpfchen, Rektalschaum und Klysma (Einlauf) im Handel. Die Art der Applikationsform richtet sich danach welcher Darmabschnitt befallen ist. Nebenwirkung: nach langer Einnahme Nierenschäden, durch den resorbierten und systemisch wirkenden Anteil.
- Olsalazin: Dipentum®
  Hier wird erst im Dickdarm durch Darmbakterien Mesalazin von einem unschädlichen Träger abgespalten. Keine systemische Wirkung, funktioniert aber nur bei intakter Darmflora! Wird deshalb nur zur Rezidivprophylaxe eingesetzt. Muss direkt zu einer Mahlzeit eingenommen werden, da sonst vermehrt Durchfälle auftreten.

8.2.21 Bauchfellentzündung (Peritonitis)

Entzündung des Bauchfells als schwerste Folge einer anderen Krankheit.

Ursache
- Entzündungen der Becken- und Bauchorgane, die sich auf das Peritoneum ausbreiten
- Perforation von Bauchorganen, besonders Magen, Gallenblase, Darm oder Appendix
- Durchwanderungsperitonitis bei Ileus, Mesenterialinfarkt.

Symptome
- Heftige, flächenartige Schmerzen im Bauchraum
- Schonhaltung
- Abwehrspannung der Bauchdecke (brettharter Bauch)
- Brechreiz, Blähungen
- Paralytischer Ileus mit Blähbauch
- Schocksymptomatik
- Fieber
- Leukozytose (Vermehrung der weißen Blutkörperchen).

Therapie
- Behandlung des Grundleidens, Operation
- Ausspülen der Bauchhöhle
- Antibiotika
- Intensivmedizinische Überwachung.

8.2.22 Hernien

Austreten von Baucheingeweiden aus der Bauchhöhle durch Lücken (meistens) in der Bauchwand.
- Man unterscheidet:
  - Bruchpforte: Lücke in der Bauchwand
  - Bruchsack: Umhüllung der ausgetretenen Baucheingeweide durch Bauchfell
  - Bruchinhalt: Eingeweideanteile, z.B. Darm, Netz
- Die Bruchpforten (häufig an vorbestehenden Schwachstellen) können sein:
  - Nabel (Nabelhernie): Eintrittsstelle der Nabelgefäße
  - Leiste (Leistenhernie): Austrittsstelle des Samenstranges, wobei der Bruchsack im Hoden erscheinen kann
  - Oberschenkel (Schenkelhernie): entlang den Gefäßen, die unterhalb des Leistenbandes zum Oberschenkel führen
  - Zwerchfell (Zwerchfellhernie): Durchtritt des Mageneingangs durch eine Zwerchfelllücke in den Brustraum
  - Narben: bei fehlender oder mangelhafter Vernarbung der Bauchmuskulatur nach Operationen.

Ursachen
- Angeborene Hernien: Nabelhernien oder Leistenhernien, hier ist das Peritoneum bei der Geburt nicht vollständig verschlossen
- Angeborene Bauchwandschwäche
- Bauchoperationen
- Überanstrengung durch Heben schwerer Lasten
- Übergewicht.

Symptome
- Bruchgeschwulst zu tasten
- Schmerzen beim Anspannen der Bauchmuskulatur.

Komplikationen
- Inkarzeration (Einklemmung) mit Gefahr eines Ileus und Peritonitis
- Mechanischer Ileus.

Therapie
- Sofortige Operation bei eingeklemmter Hernie, denn je schneller operiert wird, desto höher ist die Chance, dass der Darm wieder arbeitet
- Zeitlich geplante Operation mit Verschluss der Bruchlücke
- Das Tragen eines Bruchbandes ist obsolet.

8.2.23 Virushepatitis

Entzündung der Leberzellen, die durch Viren verursacht wird. 95 % aller Virushepatitiden werden durch die Hepatitis-Viren verursacht, die mit Großbuchstaben von A–E bezeichnet werden. Meldepflichtig bei Erkrankungs- und Todesfall. Hepatitis A und E kommen in den Industrieländern nur noch bei weniger als 10 % der Bevölkerung vor. In den tropischen Ländern ist die Bevölkerung nahezu vollständig durchseucht, kann als Reisekrankheit mitgebracht werden.

Etwa 6 % der Weltbevölkerung ist mit Hepatitis-B-Virus infiziert. Die Infektion geht in den letzten Jahren durch vermehrte Impfung und den Gebrauch von Kondomen zurück. Eine Infektion mit dem Hepatitis-D-Virus tritt ausschließlich als Co- oder Superinfektion mit dem Hepatitis-B-Virus auf.

Ursache
Hepatitisvirus A oder E, die werden fäkal-oral übertragen werden:
- Verunreinigtes Trinkwasser
- Nahrungsmittel: ungewaschenes Obst, Salat, der mit Fäkalien gedüngt wurde
- Toiletten: Schmierinfektion.

Die Hepatitisviren B, C und D finden sich in Samenflüssigkeit, Muttermilch, Speichel, Tränen, Aszites, Liquor, Urin und Blut. Sie werden parenteral und sexuell übertragen:
- Transfusionen
- Unsaubere Spritzen (Fixer!)
- Hautwunden, Tätowieren, Piercing usw., es reicht eine winzige Menge infizierten Blutes aus
- Kinder bei der Geburt durch infizierte Mutter.

Symptome
- Grippale Symptome: Müdigkeit, leichtes Fieber, Gelenkschmerzen
- Gastrointestinale Symptomatik: Appetitlosigkeit, Übelkeit, evtl. Diarrhö
- Ikterus mit braungefärbtem Urin und entfärbtem Stuhl (anikterische – ohne Ikterus – Verläufe möglich)
- Schmerzen und Druckgefühl im Oberbauch
- Leber vergrößert, evtl. Milzvergrößerung
- Hautjucken.

Komplikationen
Infektionen mit Hepatitisviren B, C oder D können chronisch verlaufen, d.h. sie ist nach sechs Monaten noch nicht ausgeheilt. Dann kann es zu folgenden Komplikationen kommen:
- Akutes Leberversagen
- Leberzirrhose
- Leberzellkarzinom.

Therapie
- Bettruhe
- Absolute Hygiene! Schutz der Umgebung
- Weglassen aller Medikamente, die leberschädigend sein können
- Alkoholverbot
- Bei einer akuten Hepatitis C: Interferon, Ribaverin
- Bei einer chronischen Hepatitis B, C oder D: Interferon, Lamivudin.

Ikterus (Gelbsucht)

Gelbfärbung von Haut, Schleimhäuten und des Augenweiß (Skleren) durch die Einlagerung von Bilirubin im Gewebe
Die Einteilung der Ikterusformen erfolgt bezogen auf den Ort der Störung im Bilirubinstoffwechsel:
- Prähepatisch: die Störung im Bilirubinstoffwechsel liegt **vor** (prae) der Leber
- Intrahepatisch: die Störung im Bilirubinstoffwechsel liegt **in** (intra) der Leberzelle
- Posthepatisch: die Störung im Bilirubinstoffwechsel liegt **hinter** (post) der Leber.

Prähepatischer (hämolytischer) Ikterus

Meist Folge eines Abbaus großer Mengen roter Blutkörperchen (Hämolyse). Die Leber kann die anfallende Menge an Bilirubin nicht verstoffwechseln und das indirekte Bilirubin im Blut steigt an.

Ursache
Hämolytische Anämien, Transfusionszwischenfall

Symptome
Urin dunkel, Stuhl nicht entfärbt, kein Juckreiz.

Intrahepatischer Ikterus

Ikterus als Folge von Lebererkrankungen wie Hepatitis, Leberzirrhose.

Ursache
Hepatitis, Leberzirrhose, Gifte, Medikamente

Symptome
Stuhl hell, Urin dunkel, Juckreiz

Posthepatischer Ikterus (Verschlussikterus)

Durch Verlegung der Gallenwege kommt es zur Rückstauung der Galle. Die Leber ist **nicht** geschädigt. Das Bilirubin tritt in das Blut über.

Ursache
Verschluss des Ductus choledochus durch Cholelithiasis (Gallensteine), Gallengangkarzinom.

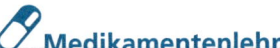

Medikamentenlehre

Interferon

Hemmstoffe der reversen Transkriptase. Hemmen die Vermehrung der Hepatitisviren, indem sie eine intrazelluläre Resistenz gegen die Viren hervorrufen und Killerzellen aktivieren. Interferon wird gentechnisch hergestellt.

Nebenwirkungen:
- Grippeähnliche Erscheinungen, Müdigkeit, Muskel- und Kopfschmerzen
- Reizbarkeit
- Depressionen.

Präparate:
- Interferon α; z.B. Intron A (Roferon® A) mindestens 6 Monate lang 3 mal wöchentlich subkutan verabreicht

Nukleosidanaloga

Greifen in die Vermehrung der Viren ein. Für das Therapieziel ist die Lebensdauer der infizierten Zellen, in denen das Virus eingeschlossen ist, entscheidend.

Nebenwirkungen:
- Selten Kopfschmerzen
- Gastrointestinale Beschwerden
- Muskelschmerzen.

Präparate:
- Lamivudin.

Symptome
Heller Stuhl durch Fehlen der Abbauprodukte des Bilirubins, Juckreiz.

Prophylaxe
Eine durchgemachte Hepatitis A oder E hinterlässt lebenslange Immunität. Gegen Hepatitis A und B gibt es eine aktive und passive Immunisierung.

8.2.24 Leberzirrhose

Chronische Lebererkrankung; Leberzellen gehen zugrunde und werden durch Bindegewebe ersetzt. Dieses erfüllt keine Leberfunktionen. Die Leberoberfläche wird grob und höckrig, die Beschaffenheit derb. Folge ist der Ausfall der Leberfunktionen, der Blutdurchfluss durch die Leber ist erschwert, das Blut staut sich in die Pfortader zurück.

Ursachen
- Alkoholmissbrauch: Alkoholzirrhose (in mehr als der Hälfte der Fälle)
- Folge einer chronischen Hepatitis
- Chronische Gallenwegserkrankung
- Leberstauung bei Rechtsherzinsuffizienz.

Symptome
- Müdigkeit, Appetitlosigkeit
- Übelkeit
- Vergrößerte und verhärtete Leber
- Ikterus
- Aszites (Bauchwassersucht): Flüssigkeitsansammlung in der Bauchhöhle mit aufgetriebenem Bauch, Druckgefühl und Schmerzen
- Portale Hypertension (Pfortaderhochdruck). Als Folge der portalen Hypertension entstehen sog. Umgehungskreisläufe für das Blut, so dass das Blut über andere Wege zum rechten Herzen gelangt:
  - Ösophagusvarizen (Erweiterung der Venen im unteren Ösophagus)
  - Erweiterung der Nabelvenen (Medusenhaupt)
  - Hämorrhoiden
- Milzvergrößerung
- Hormonstörungen
  - beim Mann: Potenzverlust, Verlust der männlichen Sekundärbehaarung (Bauchglatze), Brustdrüsenschwellung
  - bei der Frau: Menstruationsstörungen
- Gefäßsternchen (Spider naevi)
- Lackzunge (glatte, rote Zunge)
- Rötung der Handinnenflächen (Palmarerythem).

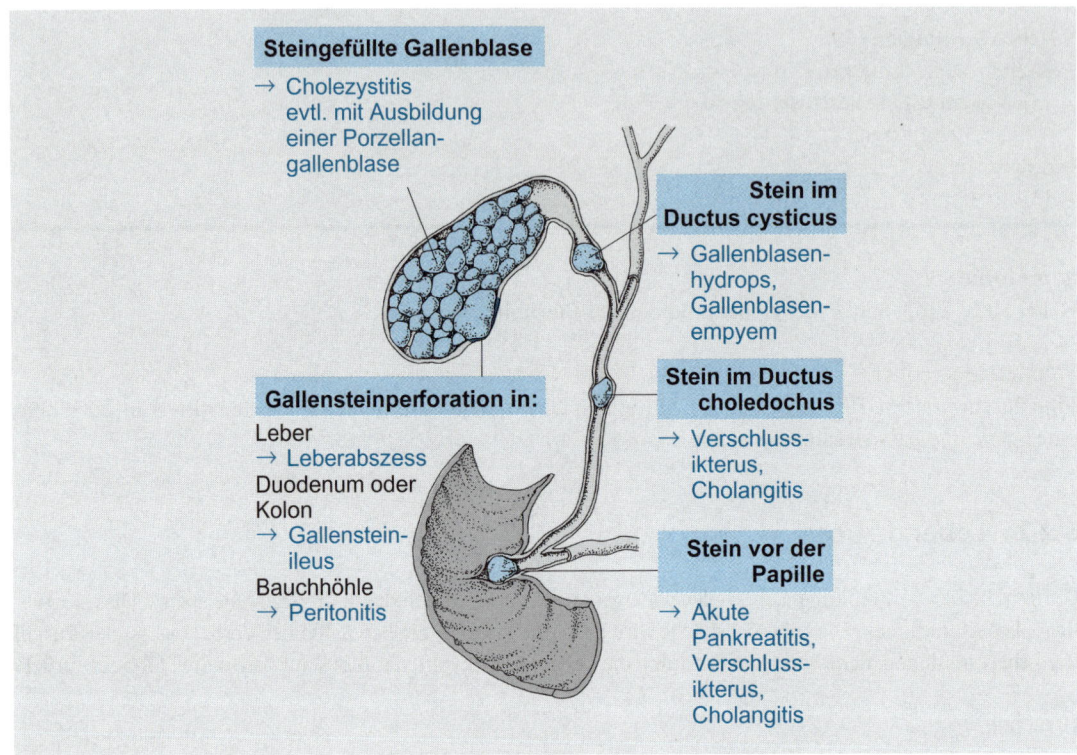

Abb. 8.6 Mögliche Komplikationen von Gallensteinen in Abhängigkeit von ihrer Lokalisation. [A400-190]

Komplikationen

- Ösophagusvarizenblutung: Schwere Blutung mit Bluterbrechen, Schock.
  - Therapie: Kreislaufstablisierung, endoskopische Blutstillung durch Sklerosierung der Varizen
  - Prophylaxe: β-Blocker
- Erhöhte Blutungsneigung durch fehlende Produktion an Gerinnungsfaktoren
- Hepatische Enzephalopathie durch mangelhafte Entgiftung ZNS-schädigender Stoffwechselprodukte (Ammoniak). Die zunehmende Bewusstseinseintrübung wird in vier Stadien eingeteilt:
  - Stadium I: Stimmungsschwankungen, Unruhe, Verwirrtheit, Muskelzittern (Tremor), Fahrige Handschrift, Tachykardie, Hypotonie
  - Stadium II: Desorientierung, stärkere Schläfrigkeit, Apathie
  - Stadium III: Leberähnlicher Geruch (Foetor hepaticus), andauernde Schläfrigkeit, nur noch auf Schmerzreize erweckbar (Sopor)
  - Stadium IV: Tiefe Bewusstlosigkeit.
  - Therapie: Reduktion der Eiweißzufuhr, Reduktion der bakteriellen Ammoniakbildung im Darm durch Antibiotika (Neomycin) und Einläufe.
- Leberkarzinom mit Gewichtsverlust, Druckgefühl im rechten Oberbauch, Appetitlosigkeit
  - Therapie: Zytostatika, Leberteilresektion oder Komplettentfernung mit anschließender Transplantation.

Therapie

- Therapie der Grunderkrankung: Behandlung von chronischen Gallenwegserkrankungen, chronischer Hepatitis, Herzinsuffizienz
- Absolute Alkoholabstinenz

- Ausreichende Kalorien- und Eiweißzufuhr
- Bei Aszites Diuretika
- Therapie der Komplikationen
- Lebertransplantation.

8.2.25 Cholelithiasis

Gallensteinerkrankung: Bildung von Steinen unterschiedlicher Zusammensetzung und Größe in der Gallenblase oder in den Gallengängen. Die Gallenflüssigkeit ist zu konzentriert, deshalb bilden sich Kristalle (Feststoffe, die nicht in Lösung gehalten werden können). Etwa 10 bis 15% der Bevölkerung bilden Gallensteine. Die Gallensteine können entweder als Einzelstein, mehrere kleine Steine oder als feine Ablagerungen (Gallengries) vorliegen. Je nach ihrer Zusammensetzung lassen sie sich unterscheiden:
- Cholesterinsteine: zum Teil recht groß, gelb, bestehen zu 70 % aus Cholesterin
- Pigmentsteine: meist klein, braun bis schwarz, Cholesterinkern mit aufgelagertem Gallenfarbstoff (Bilirubin)
- Gemischte Steine: vielfarbig, Mischung aus Cholesterin, Bilirubin und Kalk.

Ursachen
- Risikofaktoren: Weibliches Geschlecht, Alter, Adipositas, Diabetes mellitus,Hypercholesterinämie, Schwangerschaft
- Gallenstauung
- Entzündung der Gallenblase (Cholezystitis)
  - Symptome: Heftiger Dauerschmerz im rechten Oberbauch, Übelkeit, Erbrechen, Blähungen, Fieber, Schüttelfrost, evtl. Ikterus
  - Therapie: Antibiotika, Schmerzbekämpfung, parenterale Ernährung, langsamer Nahrungsaufbau, evtl. Operation nach Abklingen der Entzündung.

Symptome
- Oft kaum Beschwerden (ca. 75 % der Gallensteinträger)
- Gallenkolik: Heftige, krampfartige Schmerzen bei Einklemmung kleiner Steine in den Gallenwegen
- Evtl. Ikterus infolge Gallengangsverschluss.
Die Beschwerden sind flüchtig, wenn der Stein abgeht, anhaltend, wenn der Stein stecken bleibt.

Therapie
- Bei Koliken
  - Spasmolytika, Analgetika
- Medikamentöse Steinauflösung: bei Cholesterinsteinen unter 2 cm mit Chenodeoxycholsäure (Chenofalk®) oder Ursodeoxycholsäure (Ursofalk®).
- Endoskopische Steinentfernung bei Steinen dicht an der Einmündung des Gallenganges in das Duodenum
- Operative (meist endoskopische) Entfernung der Gallenblase im beschwerdefreien Intervall.

8.2.26 Akute Pankreatitis

Akute Entzündung der Bauchspeicheldrüse durch Selbstandauung (Autolyse) des Pankreas mit Bauchspeichel.

Ursachen
- Alkoholkrankheit

- Rückstau von Bauchspeichel durch Gallensteine im Papillenbereich
- Medikamente: Kortikosteroide, Östrogene, Diuretika
- Nach Bauchoperationen.

Symptome
- Extrem starke Bauchschmerzen, oft nach einer reichlichen Mahlzeit
- Kreislaufkollaps bis zum Schock!
- Massive Blähungen
- Paralytischer Ileus
- Übelkeit, Erbrechen.

Komplikation
- Volumenmangelschock
- Pankreasabszess, Sepsis
- Zerfall (Nekrose) von Pankreasgewebe
- Blutungen.

Therapie
- Schmerzbekämpfung
- Kreislaufstabilisierung, großzügige Volumengabe
- Ruhigstellung der Pankreas durch Nahrungskarenz, Infusionen, parenterale Ernährung
- Prophylaxe Stressulkus (Protonenpumpenblocker)
- Prophylaxe Thrombembolie.

8.2.27 Chronische Pankreatitis

Chronische Entzündung der Bauchspeicheldrüse.

Ursachen
Chronischer Alkoholabusus.

Symptome
- Meist intermittierende Oberbauchschmerzen
- Erbrechen
- Unverträglichkeit von Süßigkeiten, Fett, Milch, Alkohol
- Völlegefühl
- Verstopfung oder Durchfall
- Gewichtsverlust
- Die fortschreitende Umwandlung des Pankreasgewebes in Bindegewebe führt zu Verdauungsinsuffizienz: Fettstühle, weil zu wenig Fett resorbiert wird, Diabetes mellitus.

Therapie
- Absolute Alkoholabstinenz!
- Fettarme, kohlenhydratreiche Diät, kein Kaffee, Tee
- Ersatz der Pankreasenzyme
- Insulin bei Diabetes mellitus
- Vitaminzufuhr der fettlöslichen Vitamine A, E, D, K

8.2.28 Pankreaskarzinom

Ausgehend von den Epithelzellen der Pankreasgänge, meist im Pankreaskopf lokalisiert, tritt meist um das 60. Lebensjahr auf. Insgesamt schlechte Prognose.

Symptome
- Gewichtsverlust
- Appetitlosigkeit
- Oberbauchschmerzen
- Verschlussikterus.

Therapie
- Evtl. Operation
- Zytostatika (Gemcitabin).

8.2.29 Diabetes mellitus

Zuckerkrankheit aufgrund absoluten oder relativen Mangels an Insulin. Der Nüchtern-Blutzucker liegt über 126 mg/dl.

Insulin

Hormon, das in den Langerhansschen Inseln des Pankreas gebildet wird. Durch Insulin wird die Glukosemenge im Blut reduziert. Insulin dockt an die Rezeptoren der Zellmembran an und öffnet so die Zellmembran, so dass die Zelle Glukose aufnehmen kann. Des Weiteren werden Stoffwechselprozesse beschleunigt: Einerseits wird vermehrt Glukose in den Leberzellen zu Glykogen umgebaut und andererseits Glukose in die Muskelzellen aufgenommen und in Energie umgewandelt wird. Normalerweise wird die Hormonproduktion durch die Glukosekonzentration im Blut geregelt. Befindet sich viel Glukose im Blut, wird viel Insulin ausgeschüttet. Insulin wird schnell in der Leber abgebaut, sobald der Glukosespiegel im Blut abgesunken ist.

Mangel an Insulin hat Folgen
- Die Leber kann die Glukose nicht in die Speicherform Glykogen umwandeln
- Glukose kann nicht in die Muskelzellen aufgenommen werden, anstelle von Glukose werden im Muskel Eiweiß und Fett verarbeitet, um Energie zu gewinnen
  - Aceton als Abbauprodukt der Fettsäuren entsteht, der Acetongehalt des Blutes steigt → Ketonurie
  - Säuregehalt des Blutes steigt → Azidose
- Da die Glukoseverwertung gestört ist, nimmt der Glukosegehalt des Blutes zu
  - Glukosespiegel im Blut steigt über normal (> 126 mg %) → Hyperglykämie
  - Überschüssige Glukose wird im Urin ausgeschieden → Glukosurie
- Mehr Flüssigkeit wird ausgeschieden
  - Polyurie: Harnmenge stark erhöht. Wenn im Urin Glukose ausgeschieden wird, muss zusätzlich auch mehr Flüssigkeit ausgeschieden werden
  - Polydipsie: Starker Durst.

Typen des Diabetes mellitus

Typ 1	Immunologische B-Zellenzerstörung und absoluter Insulinmangel
Typ 2 a	Schlank, im Vordergrund relativer Insulinmangel (15 %)
Typ 2 b	Übergewichtig, im Vordergrund Insulinresistenz bei ausreichender Insulineigenproduktion (85 %)
Typ 3	Spezielle Typen durch Krankheiten, z.B. Pankreatitis oder als Medikamentennebenwirkung, z.B. Kortikosteroide
Typ 4	Gestationsdiabetes: Im Rahmen einer Schwangerschaft erstmals aufgetretener Diabetes mellitus.

Diabetes mellitus Typ 1

In Deutschland sind ca. 400 000 Menschen Typ-1-Diabetiker (früher auch als Juveniler Diabetes bezeichnet). Sie sind von Krankheitsbeginn an auf eine Substitution von Insulin angewiesen, sie sind insulinpflichtig. Typ-1-Diabetes tritt meist im Kindes- bis frühen Erwachsenenalter, typischerweise vor dem 30. Lebensjahr auf und beruht auf **absolutem Insulinmangel.** LADA (latent autoimmune diabetes in adult) ist ein im fortgeschrittenen Alter auftretender relativ seltener Typ 1 Diabetes.

Ursachen
- Autoimmunprozess, der wahrscheinlich durch eine Virusinfektion in Gang gesetzt wird:
- Diese Autoimmunreaktion wird für die Zerstörung der B-Zellen der Langerhansschen Inseln des Pankreas verantwortlich gemacht (Insulitis)
- Durch die Zerstörung der Zellen kommt es zum völligen Erliegen der körpereigenen Insulinproduktion.

Diabetes mellitus Typ 2

Typ-2-Diabetes kann als Volkskrankheit eingestuft werden. Immer häufiger wird dieser durch relativen Insulinmangel und Insulinresistenz gekennzeichnete Störung des Kohlehydratstoffwechsels infolge von zunehmender Fettleibigkeit auch bei jüngeren Menschen diagnostiziert. Derzeit leben etwa 8 Millionen Diabetiker in Deutschland, bis 2010 wird mit 10 Millionen gerechnet. Bei den über 70-Jährigen sind 20 % Diabetiker. Typ-2-Diabetes ist die bedeutendste zivilisationsbedingte Krankheit.
Metabolisches Syndrom, Wohlstandssyndrom: Gehäuftes Zusammentreffen von Adipositas, Fettstoffwechselstörung, Hyperurikämie, Hypertonie und Typ-2-Diabetes.

Ursachen
- Man vermutet eine erbliche Prädisposition und begünstigende Risikofaktoren als Auslöser:
  - Adipositas, vor allem Fettansatz an der Taille
  - Bewegungsmangel
  - Stress
  - Medikamente
- Man geht davon aus, dass durch Überernährung und Adipositas zunächst eine Insulinresistenz (eine mangelhafte Wirkung des Insulins an seinem Rezeptor) entsteht, die zunächst durch eine vermehrte Insulinproduktion ausgeglichen wird (Hyperinsulinämie)
- Als Gegenreaktion auf die gesteigerte Insulinmenge verringert sich die Zahl der Insulinrezeptoren
- Das Insulin kann nicht richtig wirken und erfüllt seine Aufgabe nicht, den Blutzucker als Energielieferant im erforderlichem Umfang in die Zellen zu schleusen → Insulinresistenz → weiter erhöhter Blutzucker
- Ein Insulinmangel als Folge der Überforderung der B-Zellen der Langerhansschen Inseln bildet sich aus.

Symptome

Typ-1-Diabetes manifestiert sich meist innerhalb kurzer Zeit und zeigt deutliche Symptome, während ein Typ-2-Diabetes sich meist schleichend bemerkbar macht:

- Juckreiz
- Sehstörungen (schlechteres Sehen)
- Vorübergehende Hypoglykämien mit Heißhunger, Schwitzen, Bewusstseinsstörungen
- Gewichtsverlust
- Schwäche, Schwindel, Müdigkeit
- Polyurie mit Glukosurie: Erhöhte Zuckerausscheidung mit dem Urin
- Polydipsie: Großer Durst, der trotz vielen Trinkens nicht zu stillen ist → Exsikkosegefahr
- Vermehrte Infektionen mit Bakterien und Pilzen wie Harnwegsinfekte, Frunkulose, Mykosen.

Diagnostik

- **Urinzucker:** ungenau in Bezug auf die Bestimmung des Blutglukosespiegels, da der Harnzucker individuell unterschiedlich erst bei Blutzuckerwerten von 180 mg/dl auftritt
- **Nüchtern-Glukose:** Vor der Entnahme von Kapillarblut aus Fingerbeere oder Ohrläppchen sollte eine mindestens zehn- bis zwölfstündige Nahrungskarenz liegen. Normbereich ist ein Blutzuckerwert unter 110 mg/dl, Werte zwischen 110 bis 126 mg/dl liefern einen Hinweis auf einen möglicherweise bestehenden Diabetes, Werte über 126 mg/dl sprechen für eine manifeste Erkrankung.
- **Glukose-Wert 2 Stunden nach einer Mahlzeit:** Im Normbereich liegen Werte unter 140 mg/dl, liegen die Werte zwischen 140 und 200 mg/dl liegt eine gestörte Glukosetoleranz vor, von einem bestehenden Diabetes geht man bei Werten über 200 mg/dl aus.
- **Glukosetoleranztest:** Wenn ein Verdacht auf eine Erkrankung vorliegt, wird ein oraler Glukosetoleranztest durchgeführt. Hierfür muss der Patient mindestens 10 Stunden nüchtern sein. Dann wird Blut zum Bestimmen eines Ausgangswertes abgenommen. Der Patient trinkt daraufhin innerhalb von 5 Minuten eine standardisierte Glukoselösung von 75 g Glukose in 300 ml Wasser. Nach 2 Stunden wird erneut der Blutzuckerwert gemessen. Bei Gesunden liegt er unter 140 mg/dl, Werte bis 200 mg/dl weisen auf eine gestörte Glukosetoleranz hin. Ein Wert ab 200 mg/dl belegt einen Diabetes mellitus. Kontraindiziert ist der orale Glukosetoleranztest bei diagnostiziertem Diabetes, erhöhtem Nüchternglukosewerten über 126 mg/dl oder einem Blutzuckerwert von über 200 mg/dl zu einem beliebigen Tageszeitpunkt.
- **HbA$_{1c}$:** Dieser Wert spiegelt den mittleren Blutglukosewert über einen längeren Zeitraum wider, indem die Menge des glykosylierten Hämoglobinanteils bestimmt wird. Hämoglobin wird in einer nicht-enymatischen Reaktion glykosyliert, die abhängig ist von der vorhandenen Menge an Glukose im Blut. Diese Reaktion ist nicht reversibel, sondern bleibt über die Lebensdauer der Erythrozyten (etwa 8 bis 12 Wochen) bestehen. Angestrebt wird ein Langzeitwert unter 6.5 %, bis 7 % gilt als tolerabel. Höhere Werte zeigen eine schlechte Einstellung an.
- **Mikroalbumin:** Albuminausscheidung im Urin weist auf eine Funktionsstörung der Niere hin.

Folgeschäden

Probleme bereiten heute weniger akute Stoffwechselentgleisungen als die schwer wiegenden Folgeerkrankungen mit Organkomplikationen:

- Jeder zweite Diabetiker stirbt einen vorzeitigen Herztod
- Die Schlaganfallrate ist verdoppelt
- Zwei von drei Amputierten sind Diabetiker

- 40% der Dialyse-Neuzugänge sind Diabetiker
- 30% der Neuerblindeten sind Diabetiker.

Mikroangiopathie

Durch andauernd zu hohen Blutzuckerspiegel verdicken sich die Wände der Kapillargefässe. Dadurch kommt es in diesen kleinsten Blutgefässen zu Durchblutungsstörungen. Je höher der HbA_{1c} desto größer ist die Gefahr von Gefäßschäden.
Betroffen sind insbesondere die Gefäße von:
- Netzhaut (Retina)
- Niere (Glomerula)

Diabetische Retinopathie
Häufigste Erblindungsursache in den westlichen Industrienationen, in Deutschland jedes Jahr 7000 Menschen! Mikroangiopathie in der Retina, erkennbar an Veränderungen am sog. Augenhintergrund:
- Nichtproliferative Retinopathie – v.a. bei Typ 2 – Lipidablagerungen in den Netzhautgefäßen, Netzhautblutungen, Ödembildung.
- Proliferative (wuchernde) Retinopathie – v.a. bei Typ 1 – zusätzlich zu oben Gefäßneubildungen und Glaskörpereinblutungen.

Diabetische Nephropathie
In Deutschland erkranken jedes Jahr ca. 9000 Menschen auf Grund von Diabetes an einer Niereninsuffizienz mit späterer Dialysepflicht. Die diabetische Nephropathie ist charakterisiert durch
- Albuminausscheidung (normalerweise wird kein Albumin im Urin ausgeschieden)
- Abnahme des gefilterten Blutvolumens
- Entwicklung und Verstärkung einer Hypertonie
- **Fortgeschrittene Nierenschädigung mit Niereninsuffizienz,** die zu Nierenversagen führt, Weiterleben nur mit Dialyse oder Nierentransplantation möglich
- Störung des Knochenstoffwechsels und Anämieentwicklung als Folgen der Niereninsuffizienz.
Früherkennung: Mikroalbumin-Nachweis im Urin
Urinuntersuchungen alle 3 bis 6 Monate: bei Albuminausscheidungen von 20 bis 200 mg in 24 Stunden liegt eine Mikroalbuminurie vor. Dies ist nicht nur ein Hinweis auf Nierenschäden, sondern auch auf andere Organmanifestationen des Diabetes.

Diabetische Neuropathie

Die Zeichen der Neuropathie lassen sich in allen Anteilen des peripheren Nervensystems nachweisen, sowohl in den sensiblen, motorischen, als auch in den vegetativen Fasern. Vermutlich leiden die Nerven unter der Mangelversorgung mit Sauerstoff durch geschädigte kleine Blutgefäße, außerdem fehlen wichtige Bausteine der Nerven. Von einer diabetischen Neuropathie sind etwa 25 % aller Diabetiker sowie ungefähr 45 % der Diabetiker im Alter über 60 Jahren betroffen.
Wichtig ist, dass bereits die ersten Anzeichen ernst genommen werden, da langfristig die peripheren Nervenfasern absterben und das Schmerzempfinden herabgesetzt wird. Dies führt oft zu schweren Verletzungen und die Wunden heilen wegen dem Diabetes zudem schlecht ab.
- Periphere sensomotorische Polyneuropathien insbesondere an den unteren Extremitäten: Brennen, einschlafendes Gefühl als Zeichen der Parästhesie, Abnahme des Temperatur- und Schmerzempfindens mit schmerzlosen Rhagaden und Ulzerationen an den Füßen (Diabetischer Fuß)
- Autonome Neuropathien: Störungen des vegetativen Nervensystem:

- Herz: Stumme Myokardischämie, stummer Herzinfarkt (Minderdurchblutung verläuft ohne die typische Schmerzsymptomatik)
- Urogenitaltrakt: Blasenatonie und Blasenentleerungsstörungen mit gehäuftem Auftreten von Harnwegsinfekten
- Magen-Darm-Trakt: Magenfunktionsstörung.

Makroangiopathie

Unter Makroangiopathie versteht man Veränderungen an den großen (Makro) Blutgefäßen (Angiopathie, Krankheit der Blutgefäße), in den meisten Fällen dreht es sich hier um Arteriosklerose. Bei Diabetikern tritt dies früher als im Altersdurchschnitt auf, da bestimmte Blutfette durch erhöhte Blutzuckerwerte verzuckert werden und sich so vermehrt an die Gefäßwände lagern.

Für folgende Erkrankung besteht ein erhöhtes Risiko für Diabetiker, wobei die Faktoren des Metabolischen Syndroms, vor allem Übergewicht, das Risiko noch weiter erhöhen:
- Koronare Herzerkrankung, Herzinfarkt
- Arterielle Verschlusskrankheit an den Hirngefäßen: Apoplex.
- Arterielle Verschlusskrankheit der Beine (pAVK)

Diabetischer Fuß

Kleinste Verletzungen am Fuß können zu Geschwüren mit Knochenbeteiligung und Gangrän führen.

Ursachen
- Diabetische Polyneuropathie
  - Ausfall des Schmerzempfindens und deshalb gestörter Schutzreflex für Druckentlastung
  - Gestörte Mikrozirkulation
- Infektionen
- Mikroangiopathie
- Periphere arterielle Verschlusskrankheit aufgrund der Makroangiopathie (Die Schmerzen hervorgerufen durch die Ischämie können durch Neuropathie vermindert oder aufgehoben sein)
- Verstärkte Druckbelastung des Vorderfußes durch behinderte Abrollbewegung der Zehen
- Verminderte bis fehlende Schweißsekretion fördert Rhagaden, Schwielen und Hyperkeratosen.
- Auslöser: falsches Schuhwerk, Bagatellverletzungen, falsche Fußpflege.

Symptome
- Schwere Gewebsschäden: Trockene Gangrän (Schwarzverfärbung, Schrumpfung und Austrocknung des betroffenen Hautbezirkes), feuchte Gangrän (Verflüssigung des abgestorbenen Gewebes infolge bakterieller Abbauprozesse)
- Oft Schmerzlosigkeit wegen gleichzeitiger Nervenschäden: Erhöhte Verletzungsgefahr.

Therapie
- Konsequente Druckentlastung
  - Durch orthopädisches Schuhwerk
  - Bettruhe bei Abszess und größeren Nekrosen
- Lokale Therapie
  - Abtragung der Nekrosen in 3 Phasen: enzymatisch andauend, granulationsfördernd (gewebeaufbauend), epithelaufbauend
  - Lokal antiseptisch evtl. lokal antimykotisch

- Systemische Antibiotikatherapie
- Blutzuckereinstellung optimieren
- Bei reduzierter Durchblutung: Bypass-Operation
- Amputation.

Prophylaxe
Patienten müssen die notwendigen Vorbeugemaßnahmen erlernen und konsequent befolgen:
- Tägliche Fußinspektion
- Keine heißen, nur warme Bäder
- Vorsicht beim Nägelschneiden
- Nicht barfuss gehen
- geeignetes Schuhwerk
- Keine Eigenbehandlung von Hühneraugen.

Hypoglykämischer Schock

Hypoglykämie: Unterzuckerung, Glukosemangel im Blut, Zuckerwerte unter 50 mg/dl.
Hypoglykämischer Schock: Unterzuckerungsschock, Zuckerwerte unter 40 mg/dl und Schocksymptome.

Ursache
- Überdosierung von Insulin oder oraler Antidiabetika
- Zu große körperliche Anstrengung (viel Glukose wird verbraucht)
- Zu große Pausen zwischen den Mahlzeiten
- Durchfälle, Erbrechen
- Alkoholgenuss (Alkohol hemmt die Neubildung von Glukose).

Symptome

> ⚡ **VORSICHT**
> Der hypoglykämische Schock beginnt plötzlich innerhalb weniger Minuten!

Typisches Auftreten: nachts, frühmorgens, einige Stunden nach der Mahlzeit.
Anfangs:
- Kalter Schweiß
- Tremor
- Heißhunger
- Angst, Unruhe
- Tachykardie
- Übelkeit, Erbrechen.

Später:
- Kopfschmerzen
- Koordinationsstörungen
- Benommenheit
- Lähmungen, Krämpfe
- Bewusstlosigkeit.

Das Gehirn reagiert auf Glukosemangel am empfindlichsten.

Therapie
- Bei vorhandenem Bewusstsein (die meisten Diabetiker kennen die Vorboten einer Hypoglykämie und reagieren sofort)
  - Würfelzucker, Traubenzucker lutschen
  - Stark mit Traubenzucker gesüßten Tee trinken
- Bei Bewusstlosigkeit:
  - Glukagon-Fertigspritze i.m.
  - 40%ige Glukose-Lsg. i.v.

✔
Einem Diabetiker mit Schocksymptomen im Zweifelsfall immer Traubenzucker geben.
- Eine Unterzuckerung wird sofort therapiert
- Eine Überzuckerung wird nicht verschlimmert (der Zuckerspiegel im Blut ist so hoch, dass die kleine verabreichte Menge keine Auswirkung mehr hat)
Arzt benachrichtigen.

Hyperglykämisches Koma

Coma diabeticum: Diabetisches Koma: Überzuckerung (Hyperglykämie) als Folge des Insulinmangels im Stoffwechsel mit zunehmender Symptomatik.

Ketoazidotisches Koma: Bei absolutem Insulinmangel bei Typ-1-Diabetes folgt der Hyperglykämie eine Lipolyse (Fettabbau). Dabei entstehen Ketonkörper und eine Azidose (Übersäuerung des Blutes). Blutzucker 300 bis 700 mg/dl.

Hyperosmolares Koma: Bei extrem hohen Glukosespiegeln bei Typ-2-Diabetes kommt es zu einer Glukosurie und Polyurie mit folgendem Volumenmangel bis zur Exsikkose. Blutzucker höher als 700 mg/dl.

Ursachen
- Unzureichende Insulintherapie (Spritze vergessen)
- Schwere Diätfehler (zuviel Kohlenhydrate)
- Zu wenig Bewegung (plötzliche Bettlägerigkeit)
- Seelische Belastung
- Bisher unerkannter Diabetes
- Akute Infekte z.B. Harnwegsinfekte oder Pneumonie
- Herzinfarkt.

Symptome
- Durst bedingt durch Polyurie
- Schwächegefühl
- Übelkeit und Erbrechen
- Bewusstseinseintrübung, Bewusstlosigkeit.
- Typ 1: Azidose, Acetongeruch der Ausatemluft, Kussmaulsche Atmung (der Körper versucht über eine vertiefte Atmung vermehrt Aceton abzuatmen)
- Typ 2: Exsikkose, Hypotonie, Tachykardie

⚡ **VORSICHT**
Das diabetische Koma ist ein lebensbedrohender Notfall. Der Patient muss sofort ins Krankenhaus gebracht werden.

Therapie
- Insulin intravenös
- Rascher Flüssigkeitsersatz durch Infusionen, muss bereits auf dem Transport in die Klinik einsetzen!
- Gabe von Kalium und evtl. Bikarbonat.

Therapie

Therapieziel:
- Fettstoffwechselstörung vorbeugen.
- Übergewicht abbauen
- Blutzuckerspiegel im Normbereich
- Bei älteren Patienten gelten laut den Leitlinien der Deutschen Diabetes Gesellschaft etwas höhere Zielwerte für HbA1c und Nüchternglukose, die sich an der Patientencharakteristik orientieren (Patienten über 75 Jahre)
- Vorgerücktes Alter allein ist kein Grund auf eine Insulintherapie zu verzichten, da gerade bei geriatrischen Patienten hierdurch eine anabole Stoffwechsellage erreicht werden kann.

Patientencharakteristik	HbA_{1c} (%)	Nüchternglukose (mg/dl)
• Fit, ohne Multimorbidität	• 6,5 bis 7,0	• 154 bis 171
• Funktionseingeschränkt, vergesslich, gebrechlich	• 7,0 bis 7,5	• 171 bis189
• Bettlägerig, schwer demenzkrank, stark funktionsbeeinträchtigt	• 7,5 bis 8.0	• 189 bis 207

Maßnahmen
Diät:
   - Qualitativ vollwertige und hochwertige Ernährung: Deckung physiologischer Bedürfnisse
   - Die Ernährung soll einer ausgewogenen Vollkost entsprechen
   - Die Ernährung soll auf 5–6 kleine Mahlzeiten (Haupt- und Zwischenmahlzeiten) verteilt werden, um einen massiven Blutzuckeranstieg zu vermeiden
   - Reduktion versteckter Fette
   - Ballaststoffreiche Kost (Glukose wird langsamer aus dem Darm resorbiert)
   - Kohlenhydrat (KH) angepasste Kost (Berechnung der KH-Portionen nach KH-Einheiten (KE) oder Broteinheiten (BE): 1 KE = 10 g KH, 1 BE = 12 g KH. Die KH/BE-Portionen können über Austauschtabellen ermittelt werden. Bei konventioneller Insulintherapie (siehe oben) werden die BE auf Haupt- und Zwischenmahlzeit im Verhältnis 2:1 verteilt
   - Diabetiker können auch Kuchen oder andere Leckereien essen, müssen diese nur entsprechend in ihren Tagesbedarf einrechnen
   - Glykämischer Index: gibt an, welcher Anteil der kalorisch verwertbaren Kohlenhydrate blutzuckererhöhend wirkt (wird selten verwandt).
- Bewegung
- Orale Antidiabetika, nur bei Typ-2-Diabetikern
- Insulin
   - **Supplementäre Insulintherapie (SIT):** Eine vom Arzt festgelegte Menge an Normalinsulin oder kurz wirksames Analog-Insulin wird dreimal täglich kurz vor den Hauptmahlzeiten gegeben. Es kann auch ein kurzwirksames Analogon je nach Essensmenge kurz nach dem Essen gegeben werden

- **Konventionelle Insulin-Therapie:** Eine Mischung aus einer kleinen Menge Normalinsulin und einer größeren Menge Depotinsulin wird ein oder zweimal täglich gespritzt
  Vorteil: einfache Handhabung
  Nachteil: keine physiologischen Blutzuckerspiegel zu erreichen, Patient muss seine Mahlzeiten und seinen Tageslauf einem Plan unterwerfen, ansonsten drohen hypo- oder hyperglykämische Krisen.
- **Intensivierte konventionelle Therapie (ICT)** = Basis-Bolus-Therapie: Ein langwirkendes Depotinsulin wird als Basis eingesetzt, d.h. morgens und abends gespritzt und dann wird den Mahlzeiten entsprechend eine passende Menge Normalinsulin = Bolus zusätzlich angewendet. Eine weitere Verbesserung stellen Insulinanaloga als Bolus dar. Diese Therapie ist für einen Typ-1-Diabetiker heute Standard.
  Vorteil: Essen und Tagesablauf ist individuell wählbar, Gefahren von hyper- und hypoglykämischen Zuständen sind gering, Folgeschäden werden hinausgeschoben.
  Nachteil: Patient muss gut informiert und geschult sein.

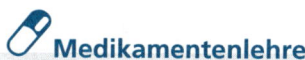

Medikamentenlehre

Orale Antidiabetika

Biguanide

Mittel erster Wahl bei übergewichtigen Typ-2-Diabetikern (Typ 2b), die auf Grund ihres Übergewichts meistens eine Hyperinsulinämie aufweisen. Metformin vermindert die intestinale Glukoseresorption und die Glukoneogenese und stimuliert die periphere Glukoseaufnahme, es stimuliert nicht die Insulinausschüttung.
Nebenwirkungen:
- Gastrointestinale Beschwerden
- Gefahr von Lactacidosen (nicht geben bei niereninsuffizienten Patienten, Alkoholismus, schweren Lebererkrankungen).

Präparate:
Metformin (Glucophage®, Mescorit®): Einnahme **nach** den Mahlzeiten.

α-Glucosidase-Hemmstoffe

Stickstoffhaltiges Kohlenhydrat, kommt vornehmlich bei übergewichtigen Typ-2-Diabetikern in Frage.
Wirkung:
Konkurriert im Dünndarm mit den Oligosacchariden um das Enzym α-Glucosidase → verzögerte Kohlenhydrataufnahme ins Blut.
Nebenwirkungen:
Gesteigerte Gärung im Darm → Blähungen, Durchfall.
Präparate:
- Acarbose: Glucobay®
- Miglitol: Diastobol®

Sulfonylharnstoffe

Wirkung:
Die Sulfonylharnstoffe greifen an den insulinproduzierenden Zellen an und binden an einen spezifischen Rezeptor → Erhöhung der Insulinsekretion. Die Wirkstoffe haben deutliche Unterschiede hinsichtlich Wirkdauer und Wirkstärke.

Nebenwirkungen:
Auslösung von Hypoglykämien → Essen auf sechs Mahlzeiten verteilen, eher schwächer wirkende Substanzen einsetzen.
Präparate:
Schwächer wirkend:
- Tolbutamid: Rastinon®
- Glipizid: Glibenese®

Stärker wirkend:
- Glibenclamid: Euglucon N®, Glibenclamid ratio®
- Glimepirid: Amaryl®
- Glibornurid:Glutri®

Glinide

Wirkung:
Steigert die Insulinsekretion durch eine kurz anhaltende, aber schnell anflutende Stimulation der B-Zellen im Pankreas → wird direkt zu den Mahlzeiten genommen und relativ schnell wieder unwirksam → kaum Hypoglykämien zu befürchten.
Präparate:
Repaglinide (Novo Norm®)

Insulinsensitizer

Wirkung:
Neue Klasse oraler Antidiabetika. Sie vermindern die Insulinresistenz, vor allem im Frühstadium des Typ-2-Diabetes, indem sie Muskel-, Leber und Fettzellen für die Insulinwirkung sensibilisieren. Das körpereigene Insulin kann so besser wirken. Im Fettgewebe bewirkt dies, dass Glukose und Fettsäure vermehrt aufgenommen werden. Dadurch wird der Blutzuckerspiegel gesenkt, die diabetische Fettstoffwechselstörung gebessert und der überhöhte Insulinspiegel gesenkt.
Präparate:
- Pioglitazon: Actos®
- Rosiglitazon: Avandia®

Insulinsensitizer werden sowohl in Kombination mit Metformin oder Sulfonylharnstoffen oder auch als Monotherapeutikum eingesetzt.

Insuline

Insulin senkt den Blutzuckerspiegel, indem es
- die Aufnahme von Glukose in die Zelle verbessert
- den Glukoseabbau steigert
- die Glykogenbildung fördert
- den Glykogenabbau hemmt
- die Bildung von Fett und Eiweiß aus Glukose fördert.

Insulin ist ein Protein und wird vom Magensaft zerstört, daher ist nur eine parenterale Applikation möglich. Gebräuchlich ist die subkutane Gabe mittels Einmalspritze oder Injektionshilfe (PEN).

Humaninsulin

Humaninsulin wird gentechnisch hergestellt. Das für die Insulinproduktion zuständige menschliche Gen wird einem Mikroorganismus übertragen, der dann das Insulin herstellt. Der Tagesbedarf liegt ca. bei 40 I.E.

Die Wirkeigenschaften des Insulins, insbesondere seine Wirkdauer, können durch unterschiedliche Zusatzstoffe beeinflusst werden:

- Altinsulin (Normalinsulin)
  - Wirkt rasch, i. v.-Gabe möglich, kann mit Verzögerungsinsulin gemischt werden
  - Nach der Applikation muss ein Spritz-Ess-Abstand von ca. 10–15 Minuten eingehalten werden. Das Insulin erreicht nach ca. 2–3 Stunden sein Wirkmaximum und wirkt ca. 5–8 Stunden → Zwischenmahlzeiten für den Insulinüberhang sind nötig
- Depotinsulin (Verzögerungsinsulin)
  - Wirkt langsam, lange Zeit blutzuckersenkend (bis zu 30 Stunden lang), Gabe ca. 30 Minuten vor dem Essen
  - Verzögerungsinsuline erhält man durch Zusatz von Aminoquinurid oder Suspension von Insulin mit Zinkionen, darf nicht i.v. verabreicht werden
- Mischinsuline (vorgefertigte Gemische aus Normal- und Verzögerungsinsulinen).

Insulinanaloga

Diese Substanzen entstehen durch strukturelle Abwandlung des Insulinmoleküls. Man hat Aminosäuren vertauscht und ein Derivat erhalten, das wesentlich schneller, stärker und kürzer wirkt als Humaninsulin. Das Insulinanalogum kann unmittelbar vor der Mahlzeit angewendet werden und ist bereits nach 120 min soweit abgebaut, dass keine physiologische Wirkung mehr nachweisbar ist. Die Lebensqualität der Patienten steigt, weil sie dadurch einen flexibleren Lebensstil führen können.

Präparate:
Lispro (Humalog®).

Beispiele für Insulin-Mischungen		
Normal(Human-)insulin	**+ NPH-Insulin**	**= Präparat**
15 % Insuman RAPID	85 % Insuman BASAL	Insuman® COMB 15 (Sanofi Aventis)
25 % Insuman RAPID	75 % Insuman BASAL	Insuman® COMB 25 (Sanofi Aventis)
30 % Normal	70 % Basal	B. Braun Comb 30/70
30 % Huminsulin Normal	70 % Huminsulin Basal	Huminsulin Profil® III (Lilly)
30 % Actrapid	70 % Protaphan HM	Actraphane® 30 (Novo Nordisk)
30 % Berlinsulin H Normal	70 % Berlinsulin H Basal	Berlinsulin® H 30/70 (Berlin-Chemie)
50 % Insuman RAPID	50 % Insuman BASAL	Insuman® COMB 50 (Sanofi Aventis)
50 % Actrapid	50 % Protaphan HM	Actraphane® 50 (Novo Nordisk)

Abb. 8.7 Insulin-Mischungen aus Humaninsulin und NPH-Insulin.

9 Das Urogenitalsystem

9.1 Anatomie und Physiologie

9.1.1 Nieren und ableitende Organe

Niere (Ren)

Dicht unter dem Zwerchfell, links und rechts von der Wirbelsäule liegen die Nieren. Jede ist ca. 10 cm lang, 5 cm breit und 120–150 g schwer. Die Nieren sind bohnenförmig: Am inneren Bogen tritt die Nierenarterie ein, die Nierenvene und der Harnleiter verlassen die Niere. Diese Stelle heißt Nierenhilus. Die Nieren und der Harnleiter sind nicht von Bauchfell (Peritoneum) umschlossen, sondern nur bedeckt. Somit liegen Niere und Harnleiter in einem Raum, der von Rückenmuskulatur und Peritoneum begrenzt wird (Retroperitonalraum).

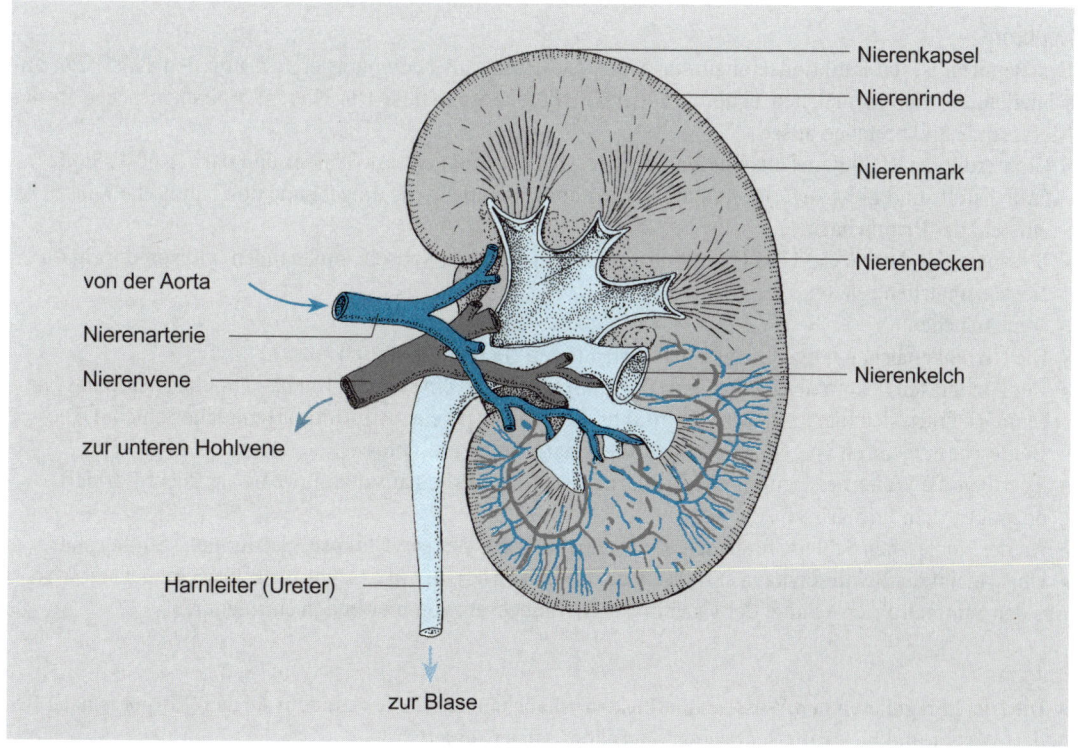

Abb. 9.1 Die Niere. [L190]

Bau

Die Niere wird durch verschiedene Schichten vor Stößen geschützt und an ihrem Platz gehalten. Von außen nach innen sind dies:

- Fascia renalis: dünne Bindegewebsschicht
- Capsula adiposa: Nierenfettgewebe
- Capsula fibrosa renalis (Nierenkapsel) aus derbem Bindegewebe.

Die **Nierenrinde** liegt zwischen der Nierenkapsel und der Basis der Pyramiden des Nierenmarks. Das Rindengewebe füllt auch den Raum zwischen den Markpyramiden aus. Diese Ausläufer des Rindengewebes heißen Nierensäulen (Columnae renales).

Das **Nierenmark** bildet bis zu 20 Nierenpyramiden (Pyramidae renalis), die mit ihrer Spitze (Papillae renalis) in das Nierenbecken reichen und in die Nierenkelche münden. Ihre Basis liegt an der Nierenrinde.

Die Nierenkelche (Calices renalis) vereinigen sich zum **Nierenbecken.** Das Nierenbecken ist ein Hohlraum in der Niere zum Sammeln des Urins. Am Nierenhilus verjüngt sich das Nierenbecken und mündet in den Harnleiter.

Blutversorgung

In jede Niere tritt am Nierenhilus eine Arterie ein, die direkt von der Aorta abzweigt. Die Arteria renalis verzweigt sich in der Niere in die Arteriae interlobares, die in den Rindensäulen zwischen den Pyramiden verlaufen, dann teilen sie sich immer weiter bis hin zu den Nierenkörperchen, ein Teil der kleinsten Funktionseinheit (Nephron) der Niere. Diese Arteriolen (Vas afferens) bringen Blut zu den Nierenkörperchen und verzweigen sich im Inneren weiter zu Kapillaren und bilden ein Gefäßknäuel, das Glomerulum. Direkt neben der afferenten Arteriole verlässt eine kleine Arterie das Nierenkörperchen (Vas efferens) und teilt sich nach kurzer Strecke erneut in ein Kapillarnetz auf. Dieses Netz umgibt die Nierenkanälchen.

Nephron

Das Nephron ist die Funktionseinheit der Niere. Es besteht aus Nierenkörperchen und den sich daran anschließenden Nierenkanälchen (Tubulusapparat). Nierenkörperchen. Die Nierenkörperchen liegen in der Nierenrinde und bestehen aus:

- Glomerulum: Gefäßknäuel aus Kapillaren. Hier wird das Blut gefiltert. Wasser und darin gelöste Stoffe (Abfallstoffe und Elektrolyte) treten durch die Kapillarwände in die umgebende Bowmannsche Kapsel. Es entsteht der **Primärharn.**
- Bowmansche Kapsel: Ca. 170 l Primärharn wird täglich in den Kapseln aufgefangen und von dort in die Nierenkanälchen geleitet.

Nierenkanälchen:

- Die Nierenkanälchen fangen den Primärharn aus den Nierenkörperchen auf
- Der Anfangsteil liegt in der Nierenrinde. Daran schließt sich ein gerader Teil des Tubulus, der in das Nierenmark führt, sich hier stark verjüngt und im Bogen zurückkehrt zur Rinde (Henlesche Schleife). Die Henlesche Schleife ist von einem dichten Netz Haargefäßen umschlossen
- Es erfolgt die Weiterbearbeitung des Primärharns. Stoffe werden aus dem Primärharn rückresorbiert oder aktiv dem Primärharn zugesetzt
- An der Henleschen Schleife findet die Rückresorption von Wasser, Glukose, Natrium u.a. Stoffen statt
- Übrig bleibt der **Sekundärharn** (Endharn, ca. 1,5–2,0 l/Tag), der in das Sammelrohr weitergeleitet wird.

Aus den Sammelrohren gelangt der Harn in das Nierenbecken, von hier in den Harnleiter.

Aufgabe

- Die Nieren regulieren den Wasser- und Elektrolythaushalt des Körpers, indem sie dem Körper je nach Bedarf Wasser und Elektrolyte entziehen (Harnkonzentrierung)
- Endprodukte des Stoffwechsels werden ausgeschieden (z.B. Harnstoff).

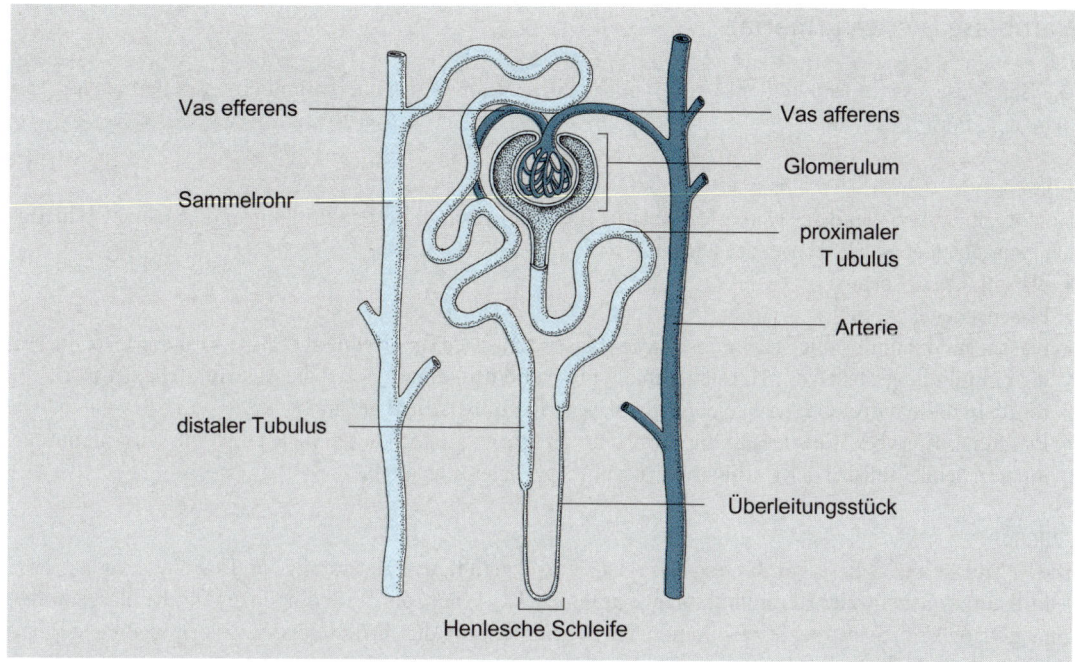

Abb. 9.2 Nierenkörperchen und Tubulusapparat sowie zu- und ableitende Nierengefäße in schematischer Darstellung. [L190]

- Endokrine Funktion
  - Das Hormon Renin wird gebildet, welches Angiotensin aktiviert und so an der Regulation des Blutdruckes beteiligt ist
  - Das Hormon Erythropoetin wird produziert, das die Bildung der roten Blutkörperchen (Erythropoese) anregt.

Harnleiter (Ureter)

Die Harnleiter sind ca. 30 cm lang und ca. 4 mm dick, sie verlaufen im Retroperitonealraum.

Aufbau
- Zwei mit Schleimhaut ausgekleidete Muskelschläuche
- Drei physiologische Engstellen, an denen Nierensteine hängen bleiben können:
  - Direkt nach dem Nierenbecken
  - Kreuzungsstelle mit der Beckenarterie
  - Einmündungsstelle in die Harnblase
- Die Ureter münden ventilartig in die in die Harnblase: Der Urin kann nur in die Blase hinein, aber nicht wieder zurückfließen. Dadurch können Krankheitskeime in der Regel nicht aufsteigen.

Aufgabe
Der Ureter verbindet Nierenbecken und Harnblase. Durch wellenförmige Muskelbewegungen wird der Harn von der Niere in die Harnblase befördert.

Harnblase (Vesica urinaria)

Die Harnblase fasst ca. 200–500 ml Urin. Sie liegt extraperitoneal, im oberen und hinteren Bereich liegt die Blase dem Peritoneum an.

Aufbau
Hohlorgan, dessen Wand aus glatter Muskulatur (Detrusor vesicae) besteht und mit stark gefalteter Schleimhaut ausgekleidet ist. Die Harnblase wird unterteilt in:
- Blasenkörper (Corpus)
- Blasenscheitel (Apex)
- Blasengrund: Fundus mit Trigonum vesicae (Blasendreieck). Das Trigonum vesicae wird markiert durch die Einmündungsstellen der Harnleiter in die Blase und nach unten durch die Austrittsstelle der Harnröhre. In diesem dreieckigen Gebiet ist die Blasenschleimhaut nicht gefaltet
- Blasenhals (Cervix): Hier verlässt die Harnröhre die Harnblase. An dieser Stelle bildet die Muskulatur den inneren Schließmuskel der Harnblase (Musculus sphincter internus).

Aufgabe
Die Harnblase ist das Reservoir für den Harn. Ist sie zu ⅔ gefüllt, tritt Harndrang auf. Das Wasserlassen kann jedoch aufgrund zentraler Hemmung solange unterdrückt werden, bis die Bedingungen für die Blasenentleerung günstig sind. Selbst bei intraabdomineller Druckerhöhung durch Niesen oder Husten bleibt der Harnröhrenverschluss dicht (Kontinenz).
Blasenentleerung (Miktion):
- Blasenwandmuskulatur zieht sich zusammen
- Der innere Schließmuskel erschlafft
- Harn wird in die Harnröhre gedrückt, dabei sind die Einmündungsstellen der Harnleiter verschlossen, um einen Rückfluss zur Niere zu verhindern
- Der äußere Schließmuskel erschlafft
- Harn kann mit kräftigem Strahl restlos abfließen.

Harnröhre (Urethra)

Aufbau
Die Harnröhre beginnt am inneren Schließmuskel der Blase.
- Weibliche Harnröhre: Etwa 3–5 cm lang, mündet auf einer kleinen Vorwölbung im Scheidenvorhof
- Männliche Harnröhre: Etwa 20–30 cm lang, mündet am Ende des Penis an der Eichel.
- Der äußere Schließmuskel wird von der Beckenbodenmuskulatur gebildet.

Zusammensetzung des Harns
- 95% Wasser
- Enthält etwa 25–30 g gelöste Substanzen. Hierzu zählen:
  - Harnstoff: Endprodukt des Eiweißstoffwechsels, Normalwert: 10–50 mg/dl Blut
  - Kreatinin: Endprodukt des Muskelstoffwechsels, Normalwert: 0,5–1,2 mg/dl Blut
  - Harnsäure
  - Natrium
  - Kalium
  - Chlorid

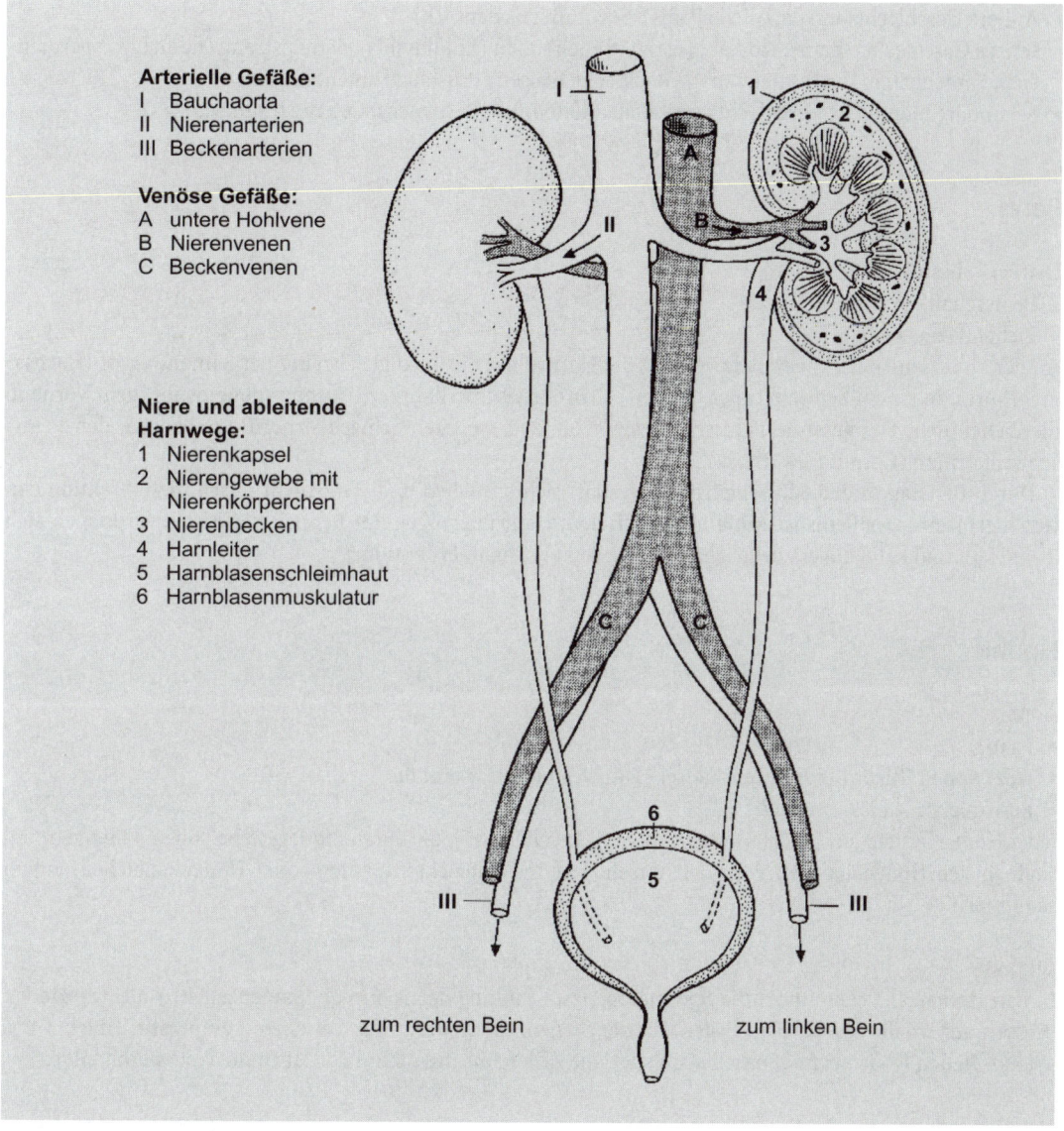

Arterielle Gefäße:
I Bauchaorta
II Nierenarterien
III Beckenarterien

Venöse Gefäße:
A untere Hohlvene
B Nierenvenen
C Beckenvenen

Niere und ableitende Harnwege:
1 Nierenkapsel
2 Nierengewebe mit Nierenkörperchen
3 Nierenbecken
4 Harnleiter
5 Harnblasenschleimhaut
6 Harnblasenmuskulatur

zum rechten Bein   zum linken Bein

Abb. 9.3 Niere und ableitende Harnwege. [L190-202]

– Zitronensäure, Oxalsäure
– Urobilinogen: Abbauprodukt des Bilirubins, für die gelbe Farbe des Harns verantwortlich.

9.1.2 Geschlechtsorgane des Mannes

Es werden äußere und innere Geschlechtsorgane (Genitalorgane), die der Fortpflanzung und dem Geschlechtsverkehr dienen sowie die sekundären Geschlechtsmerkmale, die erst während der Pubertät durch den Einfluss von Hormonen ausgebildet werden, unterschieden:

- Äußere Geschlechtsorgane: Glied (Penis), Skrotum (Hodensack)
- Innere Geschlechtsorgane: Hoden (Testis), Nebenhoden (Epididymis), Samenstrang (Funiculus spermaticus), Samenleiter (Ductus deferens), Geschlechtsdrüsen (Prostata, Samenbläschen).
- Sekundäre männliche Geschlechtsmerkmale: Reifen, z.B. Bartwuchs, tiefere Stimme.

Penis

Der Penis besteht aus:
- Penisschaft.
- Eichel (Glans penis).

An der Unterseite des Penisschafts verläuft die Harnröhre, die auch gleichzeitig der Samenweg ist (Harnsamenröhre), in einem Schwellkörper. Dieser Harnröhrenschwellkörper (Corpus spongiosum) geht vorne in die Eichel über. Der gesamte Penisschaft wird von zwei weiteren Schwellkörpern durchzogen, den Penisschwellkörpern (Corpora cavernosa).

Durch Blutstau in den Schwellkörpern versteift sich das Glied und ermöglicht durch diese Erektion den Geschlechtsakt. Der Penis ist mit einer elastischen Haut überzogen, im Bereich der Eichel verdoppelt sich diese Haut und kann daher zurückgezogen werden (Vorhaut, Präputium).

Hoden

Aufbau
- Paarig
- Jeder von kräftiger Bindegewebskapsel (Tunica albuginea) umhüllt
- Eiförmig, ca. 4 bis 6 cm lang.

Jeder Hoden besteht aus ca. 250 Hodenläppchen (Lobuli testes), die durch Bindegewebe voneinander getrennt sind. In den Hodenläppchen verlaufen unzählige feine Kanälchen (Samen- oder Hodenkanälchen, Tubuli seminiferi)

Aufgabe
In den Hodenkanälchen findet die Spermatogenese (Bildung der Spermien, Samenzellen) statt. Die Hoden müssen außerhalb des Körpers liegen, da die Samenzellenreifung nur bei einer Temperatur unter 37 °C abläuft. In den Hoden befinden sich auch spezielle Zellen, die das männliche Hormon Testosteron bilden.

Nebenhoden

Der Nebenhoden liegt an der Ober- und Rückseite des Hoden. Er enthält in seinem oberen Teil die Ausführungsgänge (Ductuli efferentes testis) der Hoden, die die in den Hodenkanälchen gebildeten Spermien aufnehmen. Sie leiten die Spermien in den Nebenhodengang (Ductus epididymidis). Hier werden die Spermien gespeichert. Durch die Muskulatur der Nebenhoden können die Spermien schnell in den Samenleiter gepresst werden, der aus dem Nebenhodengang hervorgeht.

Samenleiter

Der Samenleiter beginnt am unteren Ende des Nebenhodens, verläuft durch den Leistenkanal in die Bauchhöhle, hinter der Harnblase und weiter durch die Prostata. In der Prostata münden Samenleiter und Harnröhre ineinander und bilden nun die Harnsamenröhre (glatte Muskulatur und ein Venengeflecht verhindern bei Erregung das Eindringen von Harn).

Prostata (Vorsteherdrüse)

Die Prostata hat etwa die Größe einer Kastanie und umschließt die Harnröhre. Sie besteht aus glatter Muskulatur, Bindegewebe (Stroma) und dem Drüsengewebe.

Aufgabe

Die Prostata besteht aus vielen Einzeldrüsen, die ein milchiges, dünnflüssiges Sekret produzieren:
- Macht prozentual den größten Teil der Samenflüssigkeit aus
- Verantwortlich für den typischen Geruch.

Das Muskelgewebe der Prostata zieht sich beim sexuellen Höhepunkt zusammen, so dass das Sekret der Prostata sowie die Samenzellen ausgestoßen werden. Bei einem Samenerguss befinden sich in der Samenflüssigkeit ca. 40–100 Mill. Spermien pro Milliliter.

Nach der Pubertät stagniert das Wachstum der Prostata. Bis sich nach dem 50. Lebensjahr bei 50 bis 70 % der Männer eine erneute Gewichtszunahme einstellt. Die durch Proliferation von Stroma und Epithel (Prostataadenom) und nur in selteneren Fällen durch maligne Veränderungen bedingt ist.

Samenbläschen (Vesiculae seminales)

Die zwei Samenbläschen bestehen jeweils aus einem 15–20 cm langen, gewundenen Kanal. Sie liegen an der Hinterwand der Harnblase. Der Ausführungsgang der beiden Samenbläschen mündet zusammen mit dem Samenleiter innerhalb der Prostata.

Die Samenbläschen produzieren ein Sekret, das die Beweglichkeit der Spermien stimuliert.

Klimakterium des Mannes

Bessere Bezeichnung: partielles Androgendefizit des alternden Mannes (PADAM). Etwa jeder dritte Mann über 60 Jahre besitzt zu wenig biologisch aktives Testosteron. Der Anteil des biologisch aktiven Testosterons nimmt zwischen dem 40. und 70. Lebensjahr kontinuierlich pro Jahr um etwa 1,2 % ab.

Testosteron ist beim Mann an vielen Aufbauprozessen beteiligt:
- Setzt lokal Wachstumshormone frei
- Fördert den Knochenstoffwechsel
- Kräftigt die Muskulatur
- Stimuliert die Talgbildung
- Steigert die Potenz
- Bedingt die Fertilität.

Symptome eines Androgendefizits

- Osteoporose: Rückenschmerzen, Frakturen, Abnahme der Körpergröße
- Atrophie der Muskeln mit nachlassender Kraft
- Libidoverlust und Impotenz
- Zunahme des Fettgewebes, Adipositas

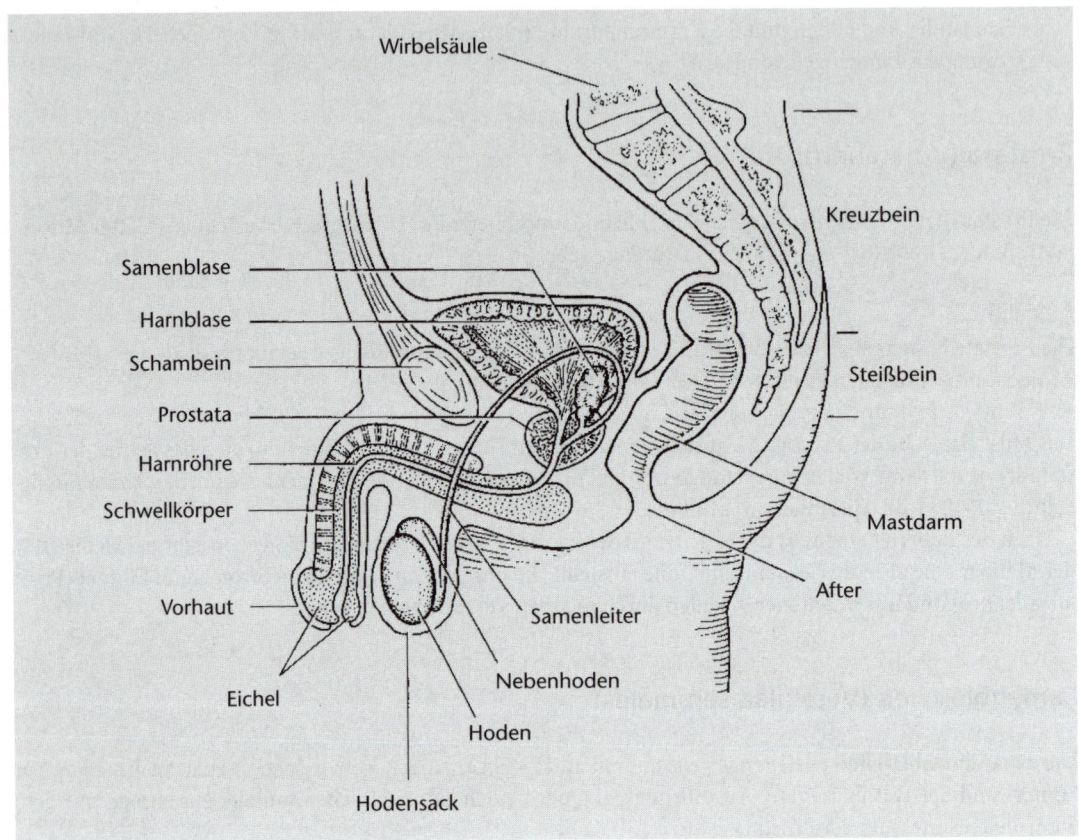

Abb. 9.4 Die männlichen Beckenorgane. [M201]

- Trockene Haut, reduzierte Sekundärbehaarung
- Anämie mit Müdigkeit und Leistungsschwäche
- Nachlassen der kognitiven Fähigkeiten
- Stimmungsschwankungen mit Übellaunigkeit, Gereiztheit, Missmut.

Therapie
Eine Testosteron-Substitution wird meist erst bei Testosteron-Konzentrationen unter 12 mmol/Liter bei gleichzeitig vorhandenen Beschwerden durchgeführt.
- Testosteron-Ersatz durch Injektion von Testosteron alle 3 Monate (Testoviron®)
- Hormonpflaster.

9.1.3 Geschlechtsorgane der Frau

Wie beim Mann werden auch bei der Frau unterschieden:
- Äußere Geschlechtsorgane (Vulva) (➤ Abb. 9.5): Sie bestehen aus Venushügel (Mons pubis), großen Schamlippen (Labia maiora), kleinen Schamlippen (Labia minora), Schamspalte mit Klitoris, Harnröhrenausgang und Scheideneingang (Introitus Vaginae)

Der Bereich zwischen Schamspalte und After heißt Damm. Der Venushügel und die äußeren Schamlippen sind mit Schamhaaren (Pubes) bewachsen.

- Innere Geschlechtsorgane (liegen im kleinen Becken): Eierstöcke (Ovarien), Eileiter, (Tuba uterina), Gebärmutter (Uterus), Scheide (Vagina). Eierstöcke und Eileiter sind von Bindegewebe umgeben und werden als Adnexe bezeichnet.
- Sekundäre Geschlechtsmerkmale: z.B. Brüste, weibliche Körperformen

Eierstöcke (Ovarien)

Weibliche Keimdrüsen, liegen rechts und links neben dem Uterus an der Wand des kleinen Beckens und sind dort durch Bänder in ihrer Lage fixiert. Die Eierstöcke bilden die Hormone Östrogen und Progesteron. Bei der Geburt eines Mädchens enthält jeder Eierstock ca. 400.000 Eizellen (Primärfollikel). Nur ein Bruchteil reift im Laufe des Lebens heran.

Eileiter (Tuba uterina)

Die Eileiter verbinden Eierstock und Gebärmutter. Sie sind 10 – 18 cm lang, haben einen trichterförmig-fransigen Beginn, ein Teil der Fransen liegt fest am Eierstock an. Sie sind mit Schleimhaut ausgekleidet, diese weist Längsfalten und Flimmerepithel auf zum Transport von Sekret, Eizelle und Samenzelle. Die männlichen Samenzellen wandern durch die Gebärmutter in den Eileiter: Hier erfolgt die Befruchtung. Ei- und Samenzelle verschmelzen, die Zellkerne vereinigen sich. Sofort setzen die Zellteilung und der Transport zur Gebärmutter ein. Dieser Transport erfolgt durch aktive wellenartige Bewegung der Muskelschicht in der Eileiterwand.

Gebärmutter (Uterus)

Muskuläres Hohlorgan, ca. 7 bis 9 cm lang, das sich wie folgt gliedert:
- Corpus uteri (Gebärmutterkörper): Oberer, größerer Teil: Hier reift in der Schwangerschaft das Kind heran
- Isthmus uteri (Gebärmutterenge) zwischen Gebärmutterkörper und Gebärmutterhals
- Cervix uteri (Gebärmutterhals): Unterer Teil, dient dem Verschluss des Uterus, ragt mit der Portio (Muttermund) in die Scheide hinein.

Wandaufbau (von außen nach innen):
- Perimetrium Bauchfellüberzug
- Myometrium = dicke Schicht glatter Muskulatur
- Endometrium: Gebärmutterschleimhaut, die ihr Aussehen im Verlauf eines Menstruationszyklus verändert.

Scheide (Vagina)

Die Vagina (➤ Abb. 9.6) ist ein ca. 9 cm langer, muskulär-bindegewebiger Schlauch. Sie ist mit mehrschichtigem Plattenepithel ausgekleidet und enthält keine Drüsen. Die Sekrete in der Vagina entstammen der Schleimhaut des Gebärmutterhalses. In der Vagi-

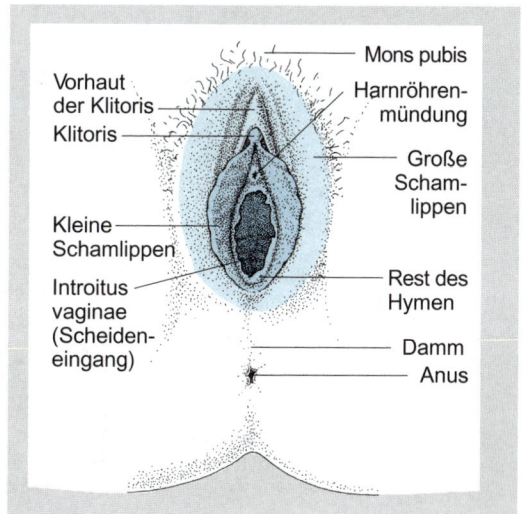

Abb. 9.5 Vulva. [L190]

na herrscht physiologisch ein saures Milieu, das durch Milchsäurebakterien hervorgerufen wird. Der pH-Wert von ca. 4 verhindert das Wachstum von Krankheitserregern.

Klimakterium/Wechseljahre der Frau

In der Regel beginnen die Wechseljahre (Klimakterium) zwischen dem 40. und 45. Lebensjahr, die letzte Blutung tritt etwa um das 50. Lebensjahr auf. Es werden unterschieden:
- **Klimakterium:** Zeit der ausklingenden Geschlechtsreife
- **Menopause:** Letzte Monatsblutung, Ende der Wechseljahre
- **Postmenopause:** Beginnt etwa 12 Monate nach der Menopause.

Symptome

Das Klimakterium ist keine Krankheit, klimakterische Beschwerden betreffen jede Frau unterschiedlich stark. Sie entwickeln sich entsprechend der rückläufigen Ovarialfunktion häufig über Jahre. Ein Drittel aller Frauen hat keine Beschwerden. Ein Drittel gibt vegetative Beschwerden an und ein Drittel aller Frauen geben Beschwerden an, die Krankheitswert haben. Ab dem 40. bis 45. Lebensjahr macht sich das Klimakterium durch Zyklusunregelmäßigkeiten bzw. dem Ausbleiben der Blutungen mit typischen Beschwerden bemerkbar:
- Vegetative Symptome: Hitzewallungen, Schweißausbrüche (4–5-mal pro Tag, nachts häufiger), rote Hautstellen
- Somatische (körperliche) Störungen: Scheide ist weniger feucht und elastisch, Uterus verkleinert sich, äußere Genitalien werden kleiner
- Psychische Symptome: Angstgefühle, Herzjagen, Schwindel, Nervosität, Schlafstörungen, depressive Verstimmungen
- Kopfschmerzen

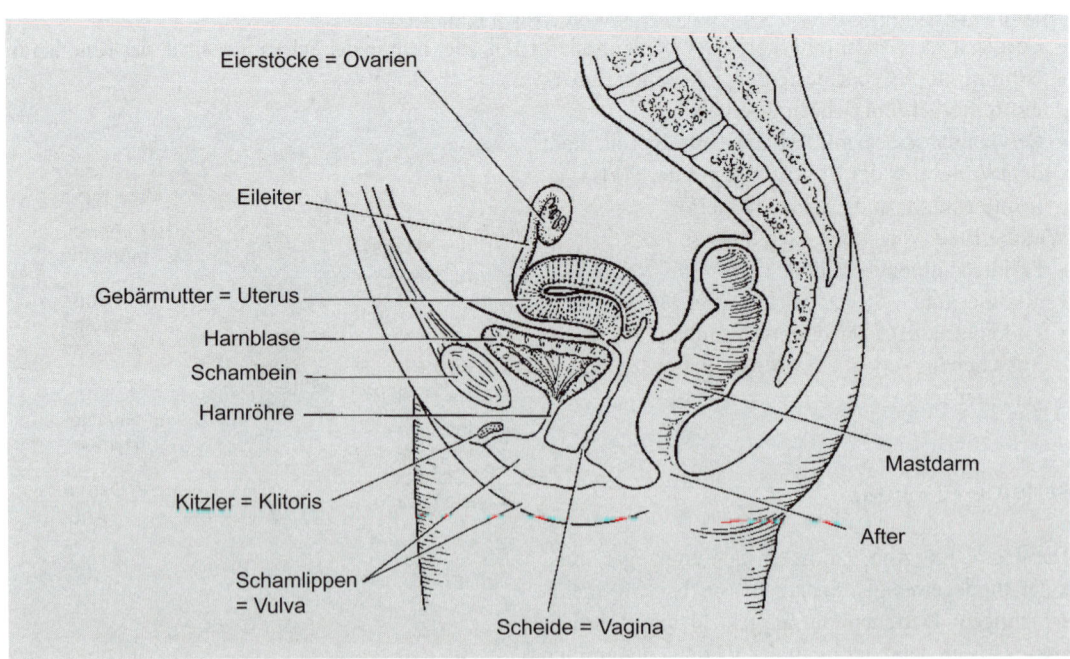

Abb. 9.6 Die weiblichen Beckenorgane. [M201]

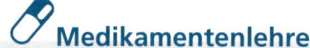

Medikamentenlehre

Östrogene

Bei der Substitution von Östrogenen ist zu beachten:
- Beschwerdefreie Frauen brauchen keine Hormonsubstitution
- Bei deutlichen Symptomen sollte eine Hormonsubstitution im Einzelfall erwogen werden
- Ältere Frauen mit spezifischen Risiken wie z.B. Osteoporose sollte man weiter spezifisch behandeln
- Die Östrogendosis soll so niedrig wie möglich gewählt werden
- Die Hormonsubstitution soll so kurz wie möglich erfolgen.

Östrogensubstitution erfolgt bei:
- Wechseljahresbeschwerden
- Osteoporose, das Risiko für Oberschenkelhalsfrakturen sinkt um 25 %, für Wirbelkörperfrakturen um 50 %
- Menstruationsstörungen z.B. Amenorrhoe, Dysmenorrhoe
- Unterentwicklung des Uterus
- Akne vulgaris bei Frauen
- Prostata-Karzinom.

Wirkung:
- Stimulation des Geschlechtstriebes
- Unterstützung des Knochenaufbaus
- Anstieg der Fette im Blut
- Während der Pubertät: Brustwachstum, Scham- und Achselbehaarung, spezifisch weibliche Fettverteilung.

Nebenwirkungen:
- Erhöhung der Thrombose-Mortalität
- Erhöhung des Brustkrebsrisikos
- Endometriumkrebsrisiko erhöht sich
- Gewichtszunahme durch Rehydrierung (Wassereinlagerung) um 1 bis 2 kg
- Bei erhaltener Gebärmutter: Aufrechterhalten der Blutung
- Brustspannen.

Präparate:
- Ethinylestradiol: Progynon®
- Estriol: Ovestin®
- aus Stutenharn gewonnene Östrogensulfate: Presomen®
- Östrogenhaltige Pflaster: Estraderm TTS®
- Östrogenhaltige Gele: Sisare®.

Gestagene

Wirkung:
- Fördern das Wachstum der Uterusmuskulatur
- Regulieren die Monatsblutung
- Schwangerschafts-Hormon.

Indikation:
- Drohender Abort
- Mastopathie
- Mamma- und Uteruskarzinom im fortgeschrittenen Zustand
- Menstruationsverschiebung
- Kombination mit Östrogenen in der Postmenopause, dadurch wird das Endometriumkarzinomrisiko gesenkt.

Nebenwirkungen: Selten bei zyklusgerechter Anwendung.

Präparate:

- Hydroxyprogesteroncapronat: Primosiston® Amp.
- Medroxyprogesteroncetat: Clinovir®
- Norgestrel: Microlut®
- Chlormadinonacetat: Gestafortin®
- Kombinationspräparate aus Östrogen und Gestagen.

Selektive Östrogenrezeptor-Modulatoren (SERM)

- Der SERM Raloxifen (Evista®) wirkt auf Brust und Gebärmutter wie ein Östrogenantagonist, auf Knochen und Cholesterinspiegel wie ein Östrogenagonist.
- Erhöhung der Knochendichte
- Verbesserung mehrerer Risikofaktoren für kardiovaskuläre Erkrankungen
  - Senkung von LDL-Cholesterin, Lipoprotein und Fibrinogen
  - Erhöhung von HDL-Cholesterin.

Raloxifen hat keinen Einfluss auf die typischen Wechseljahresbeschwerden In den ersten 6 Behandlungsmonaten treten sogar verstärkt Hitzewallungen auf. Außerdem ist das Thromboembolierisiko erhöht. Da keine Stimulation auf das Endometrium ausgeübt wird, scheint das Risiko für ein Endometriumkarzinom nach heutigem Wissenstand gering zu sein.

Phytoöstrogene

Bei den Phytoöstrogenen handelt es sich um Pflanzeninhaltsstoffe unterschiedlicher chemischer Struktur, die in bestimmten Merkmalen chemisch den Steroiden ähneln. Sie werden mit der Nahrung aufgenommen und zirkulieren, manchmal in höherer Konzentration als die Steroide, frei im Blut.

Präparate:

- Traubensilberkerze (Cimicifuga racemosa): Remifemin®
  - Verringerung der Hitzewallungen, Schlafstörungen, depressiven Verstimmungen
  - Im Tierexperiment: signifikante Hemmung der Abnahme der Knochendichte
  - Keine unerwünschte Wirkung auf die Uterusschleimhaut.

Weniger gut untersucht sind Präparate aus:

- Soja: Alsifemin®
- Rotklee: Menoflavon®

- Gewichtszunahme
- Osteoporose.

In dieser Phase sinken die Östrogenspiegel immer weiter ab, die klassischen klimakterischen Symptome gehen meist mit einem absoluten Östrogen- (≤ 20 pg/ml) und Progesterondefizit einher.

Weibliche Brust (Mamma)

Die weibliche Brust gehört zu den sekundären Geschlechtsmerkmalen.

Im Brustgewebe finden sich zahlreiche Milchdrüsenlappen. Diese bestehen aus kleineren Läppchen und enthalten die Milchbläschen. Hier findet die Milchbildung statt. Die Lappen sind in Fettgewebe eingebettet. Von ihnen gehen die Milchausführungsgänge aus und enden in der Brustwarze (Mamille). Ebenfalls enden hier zahlreiche sensible Nerven.

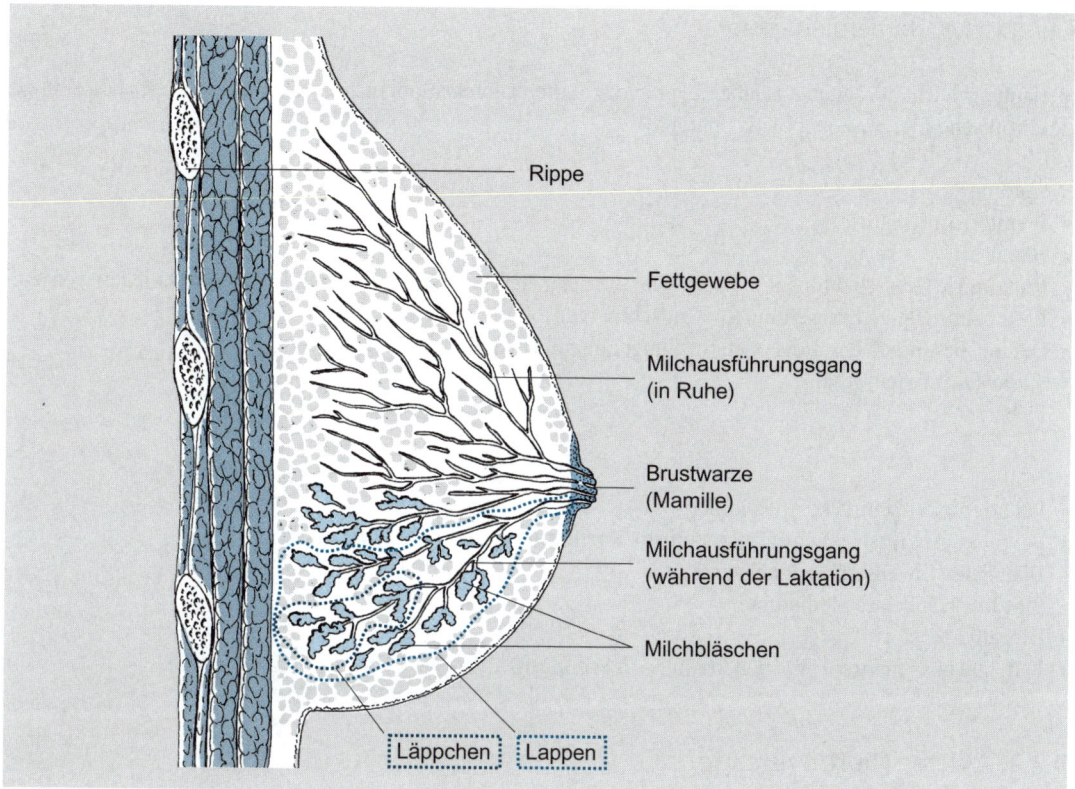

Abb. 9.7 Feinbau der weiblichen Brust. [L190]

9.2 Krankheiten der Nieren und ableitenden Harnwege

9.2.1 Glomerulonephritis

Entzündung der Glomeruli, die nicht durch Bakterien hervorgerufen wird.

Akute postinfektiöse Glomerulonephritis

Tritt 2–3 Wochen nach einer Streptokokkeninfektion (z.B. Angina, Scharlach, Sinusitis, eitriger Zahn) auf. Antigen-Antikörper-Komplexe lagern sich an den Kapillarwände der Glomeruli ab. Die Prognose ist gut: Ausheilung bei Kindern 90 %, bei Erwachsenen ca. 70 %.

Rapid-progressive Glomerulonephritis

Findet sich bei Systemerkrankungen, tritt jedoch auch ohne erkennbare Ursache auf. Verlauf rasch progredient, schlechte Prognose: meist bereits nach einigen Wochen dialysepflichtig.

Chronische Glomerulonephritis

Verläuft schleichend, selten ausgehend von einer akuten Glomerulonephritis, die langsam (über Jahre) in eine chronische Glomerulonephritis übergeht.

Symptome
- Wenig Urin (Oligurie)
- Hämaturie
- Proteinurie (Ausscheidung von Proteinen, die normalerweise nicht über den Urin ausgeschieden werden)
- Bluthochdruck, evtl. Nasenbluten, Kopfschmerzen
- Ödeme, besonders der Lider, Gefahr: Lungenödem, Hirnödem
- Starkes Krankheitsgefühl
- Fieber.

Therapie
- Bei Streptokokkeninfekt Antibiotika
- Bei rapid progressiver Glomerulonephritis Kortikosteroide, Immunsuppressiva
- Diät: Salz-, Eiweiß-, Flüssigkeitsarm
- Blutdrucksenkende Medikamente
- Diuretika
- Bettruhe über mehrere Wochen, dann noch Schonung.

9.2.2 Akutes Nierenversagen

Kompletter oder teilweiser Ausfall der Nierentätigkeit mit Abfall der glomerulären Filtrationsrate. Folge ist die Urämie, so dass harnpflichtigen Substanzen, Elektrolyte und Wasser sich im Körper ansammeln.

Ursachen
- Schock infolge
  - Großer Blutverluste
  - Schwerer Infektionen (z.B. Peritonitis, Blutvergiftung)
  - Extremer Wasser- und Elektrolytverluste (Durchfälle, heftiges Erbrechen)
- Vergiftung (z.B. Pilze, Quecksilber)
- Medikamente, z.B. ACE-Hemmer, nichtsteroidale Antirheumatika, Zytostatika, Aminoglykosid-Antibiotika)
- Glomerulonephritis
- Verschluss einer Nierenarterie
- Abflussbehinderung innerhalb der ableitenden Harnwege, z.B. Tumor, Nierenstein.

Symptone und Verlauf
Das Nierenversagen verläuft unabhängig von der Ursache relativ gleichartig in vier Stadien:
1. Schädigungsstadium: dauert je nach Ursache Stunden bis Tage → Symptomatik gering, evtl. Oligurie
2. Oligurie-/Anurie-Stadium: Ödeme, Harnmenge weniger als 500 ml pro Tag, Gefahr der Überwässerung mit Lungenödem, periphere Ödeme Herzinsuffizienz, sowie Hyperkaliämie, Azidose, urämische Gastroenteritis
3. Polyurie-Stadium: Azidose geht zurück, Gefahr der Exsikkose und von Kaliummangel, Harnmenge mehr als 4 l pro Tag
4. Regenerations-Stadium: langsame Rückkehr zur Normalfunktion der Nieren.

Therapie

Die Therapie richtet sich nach dem Stadium der Erkrankung:

- Stadium 1 und 2
  - Diuretika i. v.
  - Notfalls kurzzeitige Dialyse
  - Nur soviel Flüssigkeit ergänzen, wie ausgeschieden wurde
  - Antibiotika, um einer Infektion vorzubeugen.
- Stadium 3
  - Hohe Flüssigkeitszufuhr
  - Kochsalz- und kaliumreiche Kost, evtl. Kalium medikamentös zuführen (Kalinor® Brausetabletten).

9.2.3 Chronische Niereninsuffizienz

Funktionseinschränkung der Niere, wobei die Nieren zunächst zwar Wasser ausscheiden, aber immer weniger Schadstoffe, die sich im Blut ansammeln (Urämie). In der Folge sind die Nieren nicht mehr in der Lage, Wasser und Elektrolyte ausreichend auszuscheiden.

Ursachen

- Wiederholte schwere Entzündungen der Niere führen zur Verletzung des Nierengewebes mit Narbenbildung, Filterfunktion kann immer weniger ausgeübt werden:
  - Chronische Glomerulonephritis
  - Chronische Nierenbeckenentzündung
- Jahrelanger Schmerzmittelmissbrauch
- Jahrelange Hypertonie
- Folgeschäden des Diabetes mellitus.

Stadieneinteilung der Niereninsuffizienz	
Stadium 1	**Kompensiertes** (ausgeglichenes) Dauerstadium: Nierenerkrankung ist latent vorhanden, die Nierenfunktion ist leichtgradig eingeschränkt, Polyurie, Nykturie (nächtliche Wasser lassen)
Stadium 2	Stadium der **kompensierten Retention** (zurückhalten): Kreatinin und Harnstoff sind im Serum konstant leicht erhöht, renale Anämie, Hypertonie, diffuser Knochenschmerz
Stadium 3	Stadium der **dekompensierten** (entgleiste) **Retention:** Kreatinin und Harnstoff stark erhöht, Verminderte Wasserausscheidung, Ödeme. Herzinsuffizienz, Lungenödem, Juckreiz, erhöhte Infektanfälligkeit
Stadium 4	**Terminale** Niereninsuffizienz: Komplettes Versagen aller Funktionen der Niere, dialysepflichtig, ansonsten Coma urämicum

Therapie

Nur ein akutes Nierenversagen kann rückgängig gemacht werden. Eine chronisch fortschreitende Niereninsuffizienz führt früher oder später zwangsläufig zu Dialyse oder Nierentransplantation.

- Behandlung der Grunderkrankung
- Zusätzlich
  - Diät (eiweißarm, salzarm, kaliumarm)
  - Flüssigkeitsaufnahme muss je nach Ödemneigung gesteuert werden.

– Arzneimitteldosis muss an die verlangsamte Ausscheidung angepasst, d.h. reduziert werden
– Erythropoetin bei renaler Anämie
– Einstellung einer Hypertonie
– Kalzium und Phosphat im Blut müssen im Normbereich gehalten werden.

9.2.4 Harnwegsinfektionen

Harnwegsinfekte treten auf, wenn Krankheitserreger in die ableitenden Harnwege eindringen und sich dort vermehren. Es werden unterschieden:

- **Zystitis:** Entzündungen der Harnblase. Sie kommt sehr häufig vor, bei Frauen ca. 10-mal häufiger als bei Männern
- **Akute Pyelonephritis:** Nieren- und Nierenbeckenentzündung: Bakterielle Entzündung, die sich im Nierenbecken und im Gewebe des Nierenmarks abspielt und ein- oder doppelseitig auftritt, vor allem Frauen betroffen.
- **Chronische Pyelonephritis:** Chronische Nieren- und Nierenbeckenentzündung bei wiederholter, nicht ausgeheilter akuter Pyelonephritis, Schmerzmittelmissbrauch.

Ursache
Meist aufsteigende Infektion aus den ableitenden Harnwegen. Begünstigend wirken
- Diabetes mellitus
- Gestörter Abfluss des Harns, z.B. durch Harnsteine, Tumore
- Kälte, Nässe
- Unsteriles katheterisieren
- Schwangerschaft
- Analgetika-Missbrauch.

Symptome
Zystitis:
- Ständiger Harndrang mit häufigen Entleerungen kleinster Urinmengen (Pollakisurie)
- Brennen und Stechen beim Wasserlassen
- Krampfartige Schmerzen im Blasenbereich (Blasentenesmen)
- Urin evtl. übel riechend, blutig
- Der Urin kann Leukozyten und/oder verschiedene Keime enthalten, am häufigsten Escherichia coli

Komplikationen
- Häufige Rezidive: Eine Langzeitbehandlung mit niedrig dosierten Antibiotika ist möglich
- Selten Nierenbeckenentzündungen

Akute Pyelonephritis:
- Plötzlicher Beginn mit hohem Fieber, Schüttelfrost
- Häufiges, schmerzhaftes Wasserlassen
- Druck- und Klopfschmerz in der Nierengegend
- Schwäche, Krankheitsgefühl
- Übelkeit, Erbrechen
- Bakterien sind in großer Zahl im Urin nachweisbar, auch Eiweiß und Blut.

Chronische Pyelonephritis:
Meist unspezifisch
- Wiederholte leichte Fieberschübe, Kopfschmerzen, Anämie, Müdigkeit
- Vernarbungen auf der Nierenoberfläche im Ultraschall.

Therapie
- Bettruhe
- Mehr als 3 l pro Tag trinken
- Schnellstmögliche Antibiotikatherapie, evtl. Umstellung der Antibiotikatherapie nach Keimartbestimmung.
- Katheterpflege bei liegendem transurethralen Blasendauerkatheter und Zystitisprophylaxe.

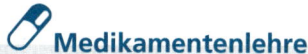 **Medikamentenlehre**

Chemotherapeutika für Harnwegsinfekte

Sulfonamide

Bakterien stellen Folsäure zum Aufbau ihrer Zellwände selbst her. Dies wird durch Sulfonamide unmöglich gemacht.

Nebenwirkungen:
- Übelkeit (nicht nüchtern nehmen)
- 1–3 % allergische Reaktionen
- (vermeidbare) Nierenschäden: Bei zu wenig Flüssigkeitszufuhr können manche Sulfonamide in den Nieren auskristallisieren.

Präparate:
- Sulfacarbamid: Euvernil®
- Sulfametoxydiazin: Durenat®

Trimethoprim, Tetroxoprim

- Bakteriostatisch
- Meist mit Sulfonamiden kombiniert, um viele Keime zu erreichen.

Nebenwirkungen:
- Übelkeit
- Bei längerer Anwendung: Blutbildveränderungen.

Präparate:
- Trimethoprim + Sulfamethoxazol = Cotrimoxazol: Sigaprim®, Bactrim®, Eusaprim®
- Tetroxoprim + Sulfadiazin = Cotetroxazin: Sterinor®.

Nitrofurane

- Bakterizid
- Nach oraler Applikation wird im Urin sehr schnell eine ausreichende Wirkkonzentration erreicht, da die Substanz nicht verstoffwechselt wird, sondern in der Wirkform über die Nieren ausgeschieden wird.

Präparate:
- Nitrofurantoin: Uro-Tablinen®

Gyrasehemmer

Das Bakterienenzym Gyrase wird blockiert, so dass die Bakterienzellen viele für sie lebensnotwendige Funktionen nicht mehr ausführen können und sterben.
- Für Menschen und Tiere untoxisch, da sie keine Gyrase benötigen
- Bakterizid
- Breites Wirkungsspektrum, aber Resistenzentwicklung bei einigen Bakterien.

Nebenwirkungen:
- Kopfschmerzen
- Übelkeit
- Allergische Hautreaktionen.

Präparate:
- Norfloxacin: Barazan® → nur für Harnwegsinfekte
- Ofloxacin: Tarivid®
- Ciprofloxacin: Ciprobay®, breites Wirkungsspektrum, auch bei bakteriellen Infektionen anderer Organe geeignet.

9.2.5 Harnsteine (Urolithiasis)

Steinbildung in den Nierentubuli, dem Nierenbecken oder den ableitenden Harnwegen. Zusammensetzung der Steine:
- 70–80 % Kalziumsalze
- 10–20 % Harnsäure

Größe der Steine: Nierengrieß → Reiskorn- → Linsen → Erbsengröße bis Ausgussstein (füllt das ganze Nierenbecken aus).

Ursachen
Der Harn enthält zu viele steinbildende Substanzen wie Kalzium, Oxalat, Harnsäure, Zystin. Begünstigt wird das Auftreten von Harnsteinen durch:
- Chronische Harnwegsinfekte
- Aufstauung des Harns durch Abflusshindernisse
- Zu wenig Flüssigkeitsaufnahme
- Nebenschilddrüsenerkrankungen.

Symptome
Kleine Steine verursachen häufig keine Symptome und gehen unbemerkt mit dem Urin ab.
Größere Steine rufen eine **Harnleiterkolik** hervor:
- Plötzlich auftretende, krampfartige Schmerzen mit begleitender Übelkeit und Erbrechen.
- Die Schmerzen strahlen je nach Lage des Steins vom Rücken bis in den Schambereich aus
- Evtl. Blut im Urin, wenn der Stein den Harnleiter verletzt.

Therapie
- Krampflösende Medikamente z.B. Buscopan®
- Analgetika (➤ Kap. 13)
- Viel Flüssigkeit, d.h. mehr als 3 l täglich trinken, um den Stein auszuschwemmen
- Wärme
- Bewegungstherapie, sobald die Schmerzen nachlassen, z.B. Seilhüpfen, um den Stein auszutreiben.
- 80 % der Steine gehen während einer Kolik ab
- Evtl. Operation, Nierensteinzertrümmerung mit Ultraschall.
- „Steindiät": Je nach Zusammensetzung des Steins müssen bestimmte Nahrungsmittel oder Getränke reduziert oder vermieden werden:
  - Kalziumhaltige Steine: weniger Milch und Milchprodukte, schwarzen Tee, Kakao und Kakaoprodukte
  - Harnsäurehaltige Steine: Gicht (➤ Kap. 14).

9.2.6 Nierenzellkarzinom

Ursachen
Die Ursachen sind nicht bekannt. Als Risikofaktoren gelten:
- Rauchen
- Schmerzmittelabusus
- Risiko steigt ab dem 50. Lebensjahr.

Symptome
- Hämaturie
- Rückenschmerzen.

Therapie
- Zytostatika
- Operation: Betroffene Niere wird mit der Nebenniere und Harnleiter entfernt.

9.2.7 Blasenkarzinom

Das Blasenkarzinom liegt meist im Bereich des Fundus und tritt vermehrt im höheren Lebensalter auf.

Ursache
Risikofaktoren sind:
- Karzinogene der industriellen Fertigung (aromatische Amine)
- Karzinogene in Nahrungsmitteln (Nitrosamine)
- Nikotin
- Chronische Entzündungen.

Symptome
- Meist lange schmerzlos, bemerkt wird höchstens Blut im Urin
- Später Brennen beim Wasserlassen
- Schmerzen in der Blasengegend.

Therapie
- Operation:
  - Endoskopische Tumorentfernung
  - Bei fortgeschrittenen Tumoren Zystektomie und künstlicher Harnausgang
- Zytostatika, lokal in die Blase eingebracht
- Bestrahlung.

Das Blasenkarzinom ist bei Früherkennung vollständig heilbar.

9.2.8 Harninkontinenz

Unfreiwilliger Abgang von Harn („Blasenschwäche"). Über 6 Millionen Menschen leiden nach Angaben der GIH (Gesellschaft für Inkontinenzhilfe) in Deutschland unter Harninkontinenz. Mehr als 2 Millionen sind über 60 Jahre alt. Damit ist Inkontinenz eine der häufigsten Erkrankungen im Alter. Man unterscheidet international acht Hauptformen hinsichtlich der Symptomatik und Ursache der Inkontinenz:

- Belastungsinkontinenz (Stessinkontinenz)
- Dranginkontinenz:
  - Motorische Dranginkontinenz
  - Senorische Dranginkontinenz
- Reflexinkontinenz:
  - Supraspinale Reflexinkontinenz
  - Spinale Reflexinkontinenz
- Überlaufinkontinenz:
  - Obstuktive Überlaufinkontinenz
  - Funktionelle Überlaufinkontinenz
- Extraurethrale/-vesikale Inkontinenz.

Die größte Bedeutung haben die Belastungsinkontinenz und die Dranginkontinenz, in etwa 30 % der Fälle treten die Symptome kombiniert auf (Mischinkontinenz).

Ursachen

Harninkontinenz bei Frauen

Insgesamt kommt die Harninkontinenz bei Frauen viel häufiger vor als bei Männern. Dies hat zum einen anatomische Ursachen, zum anderen kommt bei Frauen eine Vielzahl von Risiken über die gesamte Lebenszeit hinzu:

- Größerer Beckenboden als bei Männern
- Bei Männern verschließt die Prostata die Harnröhre zusätzlich
- Bindegewebsschwäche aufgrund genetischer Disposition
- Andauernde Druckerhöhung im Beckenbereich durch Übergewicht, schwere körperliche Arbeit, chronische Bronchitis, chronische Obstipation
- Vaginale Geburten
- Allgemein Muskel- und Gewebsschwäche durch Hormonrückgang im Alter.

Harninkontinenz bei Männern

- Benigne Prostatahyperplasie
- Prostatakarzinom
- Altersbedingte Insuffizienz des Blasenmuskels oder des Schließmuskels
- Blasensteine
- Rezidivierende Infektionen
- Nach Prostataoperationen.

Therapie

Konservative Maßnahmen:

- Trainingsmaßnahmen für die Beckenbodenmuskulatur:
  - Während des Wasserlassens auf der Toilette immer wieder den Strahl unterbrechen.
  - Mehrmals täglich Beckenbodenmuskulatur anspannen (so wie bei Unterbrechen des Harnstrahls) und so lange wie möglich Spannung halten.
- Biofeedbacktraining: Beckenbodentraining mit einem Heimgerät, das die korrekte Anspannung der Beckenbodenmuskulatur optisch oder akustisch wahrnehmbar macht. Dazu wird eine Sonde, die über ein Kabel mit dem Messgerät verbunden ist, in die Scheide eingeführt. Bei Anspannung des Beckenbodens entstehen in den Muskeln elektrische Impulse, die das Gerät verstärkt und anzeigt. So kann der korrekte Trainingsablauf kontrolliert werden.

- Feminakonen (Scheidengewichte): Tamponähnliche Gewichte steigenden Gewichts werden täglich 2-mal 15 min eingeführt und durch Anspannen der Beckenbodenmuskulatur festgehalten.
- Elektrostimulation (automatische Beckenbodengymnastik): Über eine Sonde, die Stromimpulse einer Stromstärke von etwa 40 mA bis 80 mA im 5 bis 10 Sekundentakt abgibt, wird die Beckenbodenmuskulatur täglich meist 2-mal 30 min stimuliert. Nach einem halben Jahr tritt bei den meisten Patienten eine deutliche Verbesserung der Symptomatik ein.
- Bei Frauen Vaginalpessare, falls eine Belastungsinkontinenz durch Uterusabsenkung hervorgerufen wird. Das Pessar wird in der Vagina platziert und verhindert, dass der Druck in der Blase höher ansteigt als in der Harnröhre, dadurch wird einem unfreiwilligen Harnabgang vorgebeugt.
- Inkontinenztagebuch: Da besonders ältere Menschen meist einen exakten Tagesablauf mit konstanten Essenszeiten haben, lassen sich auch die Toilettenzeiten mit Hilfe eines über einige Tage geführten Tagebuches leicht bestimmen. So fällt es den Betroffenen leichter ihren Tagesrhythmus etwa dem Blasenrhythmus anzupassen.
- Regelmäßige Blasenentleerung
- Tagsüber mehr, abends wenig trinken
- Hilfsmittel, z.B. Spezialvorlagen, Inkontinenzslips
- Bei Männern Urinal (Spezielles Kondom mit Schlauch am Ende, der zum Urinauffangbeutel führt. Dieser wird mit Haltebändern am Bein befestigt.)

Operative Maßnahmen: (werden erst eingesetzt, wenn alle anderen Maßnahmen keinen Erfolg zeigen).
- TVT – „Tension-free Vaginal Tape" Kunststoffbänder zur Unterstützung der Harnröhre
- künstliche Blasenschließmuskel
- Implacement-Therapie

Medikamente:
Medikamentös behandelt werden zurzeit ca. 20 % der Patienten, v.a. bei Drang- und Reflexinkontinenz kann mit Arzneimitteln geholfen werden.
- Östrogene bei Frauen in oder nach der Menopause
- Parasympatholytika
- Spasmolytika
- Duloxetin: Antidepressivum, das die Konzentration an Neurotransmittern im Gehirn erhöht.

Belastungsinkontinenz, Stressinkontinenz

Häufigste Form der Inkontinenz (bis zu 40%).

Ursachen
Insuffizienz der Verschluss- und Haltemechanismen von Blasenhals und Beckenboden. Bei Belastung, also beim Husten, Niesen, Lachen oder körperlicher Anstrengung übersteigt der Druck in der Blase (intravesikaler Druck) passiv den Schließmuskeldruck. Bei Frauen häufig bedingt durch eine durch Schwangerschaften, Alter, Übergewicht hervorgerufene Beckenbodeninsuffizienz. Bei Männern sind Verletzungen infolge Prostataoperation als Ursache möglich.

Symptome
Unwillkürlicher Urinverlust bei Druckerhöhung im Abdominalraum durch körperliche Belastungen wie Niesen, Husten, Lachen, Treppensteigen, Sport usw.
- Grad 1: Nur bei starker Druckerhöhung und nur in aufrechter Haltung
- Grad 2: Bereits bei leichter Druckerhöhung oder Anstrengung, nur in aufrechter Haltung
- Grad 3: Auch im Liegen geht unwillkürlich Harn ab.

Dranginkontinenz („Urge"-Inkontinenz)

Die Speicherfunktion der Blase ist gestört durch vorzeitige, nicht hemmbare Kontraktionen der Blasenmuskulatur bei intaktem Schließmuskelsystem.

Sensorische Dranginkontinenz:
Häufige Ausscheidung meist kleiner Urinmengen. Auf Grund einer Überempfindlichkeit der sensorischen Rezeptoren, die den Füllzustand der Blase an das Gehirn melden, kommt es zu einem vorzeitigen Füllungsgefühl, das Gehirn veranlasst willentlich nicht zu hemmende Kontraktionen der Blasenmuskulatur.

Motorische Dranginkontinenz:
Durch eine Enthemmung der Nervenbahnen zum Musculus Detrusor kommt es zu vorzeitigen, nicht zu unterdrückenden Kontraktionen des Detrusors. Durch diese Druckerhöhung in der Blase entsteht ein plötzlicher Harndrang, dem sehr schnell nachgegeben werden muss.

Ursache
Sensorische Dranginkontinenz
Hyperaktivität der glatten Blasenmuskulatur durch zentralnervöse Störung bei
- Chronischen Harnwegsinfekten
- Blasensteine
- Prostatahyperplasie
- Blasentumoren.

Motorische Dranginkontinenz
Neurogene Störung des Detrusors bei
- Multipler Sklerose
- Folge von Diabetes mellitus
- Schlaganfall
- Morbus Parkinson
- Morbus Alzheimer.

Symptome
- Anfangs Pollakisurie: häufiger Harndrang, obwohl nur kleine Mengen Urin in der Blase sind
- Später nicht mehr beherrschbarer Harndrang mit unfreiwilligem Urinabgang, oft bis zur völligen Blasenentleerung.

Therapie
- Blasentraining, um das Füllungsvolumen der Blase zu vergrößern und dem Betroffenen wieder ein Gefühl für die Blase zu vermitteln.
- Bei Harnwegsinfektionen Antibiotika
- Östrogene in der Menopause
- Spasmolytika
- Muskelrelaxanzien
- Medikamente, die auf das zentrale Nervensystem einwirken.

Reflexinkontinenz, Neurogene Inkontinenz

Die willentliche Kontrolle über die Miktion ist infolge von Erkrankungen oder Schädigung des Gehirns oder des Rückenmarks verloren gegangen. Es kommt zu unkoordinierter, oft gleichzeitiger Kontraktion von Detrusor und Sphinkter.

Ursachen
Spinale Reflexinkontinenz
- Erkrankung des Rückenmarks, z.B. fortgeschrittenes Stadium der MS.
- Verletzung des Rückenmarks, z.B. Querschnittslähmung.

Supraspinale Reflexinkontinenz
Die Kontrolle über die Miktion ist durch Hirnleistungsstörungen verloren:
- Morbus Alzheimer
- Demenzen
- Schlaganfall.

Symptome
Die Blase entleert sich unkontrolliert, ohne dass vorher Harndrang spürbar war und ohne dass der Harnfluss willentlich unterbrochen werden kann.

Komplikationen
- Restharnbildung
- Gefahr von Harnstau
- Niereninsuffizienz.

Therapie
Primär muss verhindert werden, dass die obigen Komplikationen zu einer Schädigung der Nieren führen, die Behandlung der Inkontinenz steht erst an zweiter Stelle der Therapie
- Konservative Therapie, die durch Selbstkatheterisierung (4–6-mal täglich) eine möglichst vollständige Entleerung der Blase und damit eine Verhinderung von zu hohem Druck in der Blase erreicht.
- Operative Therapie, z.B. Blasenschrittmacher bei intakten Nerven des kleinen Beckens.

Überlaufinkontinenz

Durch Detrusorinsuffizienz und mangelnde Kontraktilität weitet sich die Blase aus und verliert die Fähigkeit sich wieder zusammenzuziehen. Ist die Blase dann maximal gefüllt, läuft sie über. Die Überlaufinkontinenz ist die häufigste Inkontinenzform bei Männern.

Ursachen
- Bei Männern: Prostatahyperplasie und daraus resultiernde Harnröhrenverengung
- Harnsteine
- Harnröhrenobstruktionen durch Verletzungen, Tumore
- Nebenwirkung von Medikamente: ACE-Hemmer, Betablocker, Antidepressiva, Sedativa.

Symptome
- Anfangs Pollakisurie

- Dann tropfenweise Harnabgang, zunehmende Restharnbildung mit Überdehnung der Blasenmuskulatur
- Schließlich ist die Blasenentleerung nur über die Bauchpresse möglich.

Therapie
- Operation bei mechanischer Obstruktion
- Akut mit Harnableitung durch Katheter
- Selbstkatheterisierung.

Extraurethale/-vesikale Inkontinenz

Weder die Speicherfunktion noch die Verschlussfähigkeit der Blase sind gestört, dennoch ständiger Harnabgang. Es tritt ein Urinverlust durch Öffnungen außerhalb der Harnröhre auf.

Ursachen
- Angeborene Fehlbildung der oberen Harnwege
- Fistelbildung, z.B. nach Entzündungen, Bestrahlungen.

Therapie
Operation

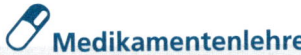 **Medikamentenlehre**

Medikamente gegen Inkontinenz

Parasympatholytika

Parasympatholytika werden bei motorischer Drang- und Reflexinkontinenz eingesetzt, da beide Formen mit einer vermehrten Aktivität des Detrusors einhergehen. Der Parasympathikus wirkt erregend auf den Blasenmuskel und entspannend auf den Blasenausgangsbereich. Durch oral verabreichte Parasympatholytika wird der überaktive Blasenmuskel effektiv gedämpft.

Wirkungen:
- Senkung der Häufigkeit der Miktionen
- Reduktion der Inkontinenzereignisse
- Steigerung der Füllmenge der Blase.

Nebenwirkungen:
- Restharnmenge erhöht sich, da die Blasenmuskulatur gedämpft ist
- Gewisses Maß an Inkontinenz bleibt bestehen
- Nebenwirkungen durch die Blockade des Parasympathikus: Mundtrockenheit, Herzrasen, Gastrointestinale Beschwerden, Sehstörungen.

Präparate:
- Trospiumchlorid: Spasmex®, Spasmolyt®, Spasmo Urgenin®
- Tolterodin: Detrusitol®

Neurotrop-muskulotrop wirkende Spasmolytika

Wirkungen:
Wirken direkt erschlaffend auf die glatte Muskulatur u.a der Blase. Daher kommt es zu einer Erhöhung der Harnblasenkapazität und verzögertem Beginn des Harndranges.

Nebenwirkungen:
Da die Substanzen nicht spezifisch auf die Blase wirken, kommt es zu Nebenwirkungen an anderen Organen:
- Akkomodationsstörungen (Sehstörungen)
- Mundtrockenheit
- Obstipation.

Präparate:
- Oxybutynin: Dridase®, Cystonorm®
- Propiverin: Mictonorm®, Mictonetten®

9.3 Erkrankungen der männlichen Genitalorgane

9.3.1 Prostatitis

Prostataentzündung.

Ursachen
Bakterien (z.B. Streptokokken, Kolibakterien), die entweder über die Harnröhre oder über das Blut einwandern.

Symptome
- Pollakisurie
- Schmerzen beim Stuhlgang
- Blutiger, manchmal eitriger Urin
- Allgemeines Krankheitsgefühl, Fieber.

Komplikationen
- Bei unzureichender Behandlung: Potenzprobleme möglich
- Chronische Prostatitis
- Fistel- und Abszessbildung, Operation nötig.

Therapie
- Antibiotika, bei chronischer Prostatitis müssen die Antibiotika monatelang genommen werden.
- Spasmolytika, z.B. Buscopan®
- Analgetika (➤ Kap. 13)
- Bettruhe
- Lokale Wärme.

9.3.2 Benigne Prostatahypertrophie (BPH)

Prostatavergrößerung, Prostataadenom, gutartiger Tumor. Häufiges Leiden älterer Männer. In Deutschland sind ca. 5,2 Millionen der über 55-Jährigen davon betroffen. Bei über 2 Millionen liegt der maximale Harnstrahl unter 10 ml/s. Wird die BPH nicht behandelt, schreitet sie langsam fort.

Ursachen
- Alterserscheinung
- Anhäufung von 5α-Dihydrotestosteron (DHT) in der Prostata. DHT entsteht durch die enzymatische Reduktion von Testosteron und ist etwa 5-mal so aktiv wie Testosteron.
- Ungleichgewicht von Wachstums- und Inhibitorfaktoren in der Prostata, dessen Ursache wahrscheinlich in einem gestörten Gleichgewicht von Östrogenen und Androgenen liegt.

Symptome
- Irritative (durch Reizung hervorgerufene) Symptome: verursacht durch die Tonusveränderung der Prostata selbst, ihrer Kapsel, oder des Blasenhalses mit prostatischer Harnröhre
  - Pollakisurie (häufiger Harndrang, mehr als 3-mal stündlich)
  - Nykturie (nächtlicher Harndrang)
  - Dysurie (Schmerzen beim Wasserlassen)
  - Dranginkontinenz
  - Restharngefühl
- Obstruktive (durch Verengung bedingte) Symptome: verursacht durch die Vermehrung von Drüsengewebe, Stroma und Muskulatur:
  - Verzögerter Miktionsbeginn („Startschwierigkeiten")
  - Verlängerte Miktionsdauer
  - Abschwächung des Harnstrahls
  - Harnstottern
  - Nachträufeln.

Verlauf
Stadium der Kompensation, Reizstadium
- Pollakisurie
- Nykturie
- Verzögerter Miktionsbeginn
- Schwacher Harnstrahl trotz Pressen (durch die Anstrengung verdicken sich die Blasenwandmuskeln)
- Nachträufeln
- Kein Restharn.

Stadium der inkompletten Harnretention, Restharnstadium, beginnende Dekompensation
Die überanstrengte Blasenmuskulatur erlahmt. Es bilden sich Ausbuchtungen in der Blasenwand, die nicht mehr entleert werden können, Restharn
- Zunehmende Miktionsbeschwerden, besonders früh nach dem Aufstehen
- Gehäufte Nykturie
- Restharnbildung ≥ 100 ml.

Stadium der völligen Dekompensation, komplette Harnretention
Die Blasenmuskulatur ist völlig erschlafft, eine Blasenentleerung ist nicht mehr möglich, Blase ist immer voll gefüllt, nur die durch den Harnleiter neu zufließende Harnmenge wird ständig abgelassen
- Überlaufblase
- Ständiges Harnträufeln
- Harnstauungsniere
- Schleichende Urämie
- Akuter Harnverhalt: Unfähigkeit zur willkürlichen Blasenentleerung. Bis zu 1,5 Liter Harn können sich in der Blase ansammeln, dies ist unangenehm und schmerzhaft. Eine sofortige Einmal-Katheterisierung zur

Harnblasenentleerung ist notwendig. Nachfolgend Katheterisierung zur Blasenentleerung für 2–3 Tage, dann sollte ein „Versuch ohne Katheter" unternommen werden, da bei dieser Verweildauer über die Hälfte der Patienten Chancen auf eine Katheterfreiheit haben. Bei erfolglosem Katheterauslassversuch mit erneutem Harnverhalt Operation. Bei erfolgreichem Katheterauslassversuch:

- Alfuzosin: Verdoppelt die Chance auf eine Wiederaufnahme der Spontanmiktion
- Operation: Die Operation ohne bestehende Katheterisierung ist risikoärmer.

Therapie

Die BPH wird in unterschiedliche Schweregrade nach dem internationalen Prostatasymptome Score (IPSS) eingeteilt:

- Leichte Symptomatik: „kontrolliertes Zuwarten", d. h. halbjährliche Kontrollen, evtl. unterstützende Therapie mit Phytopharmaka
- Mittlere bis schwere Symptomatik: medikamentöse Therapie mit synthetischen Arzneimittel
- Operation, nur zwingend bei Harnverhalt: Bei der Prostata-Operation bleibt die Potenz meistens erhalten, nur die Zeugungsfähigkeit geht verloren (der Samen kann nicht mehr ausgespritzt werden, sondern fließt bei der Blasenentleerung mit ab)
- Dauerkatheter, wenn eine Operation nicht möglich ist.

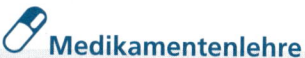
Medikamentenlehre

Pflanzliche Prostata-Medikamente

Extrakte aus Früchten der Sägepalme (Serenoa repens)
In Studien sehr gute Wirksamkeit bei geringer Nebenwirkungsrate.
Präparate: Talso®, Strogen forte®, Prostagutt®mono, Prosta Urgenin Uno®

Extrakte aus Brennnesselwurzeln
Es existieren kaum aussagekräftige Studien, die Wirksamkeit scheint schlechter als die der Sägepalme zu sein.
Präparate: Bazoton®, Cletan®, Prostaforton®

Phytosterole
Besserung der subjektiven Beschwerden.
Präparate: Harzol® Azuprostat®, Prostasal®

Kürbispräparate
Studien, die die Wirksamkeit belegen sollen, sind noch nicht abgeschlossen.
Präparate: Nomon® mono, Prostafink®

Pollenextrakte
Verbesserung der subjektiven Symptomatik.
Präparate: Cernilton®, Pollstimol®

Alpha-1-Rezeptorenblocker

Die Alpha-1-Rezeptorenblocker relaxieren den Tonus der glatten Muskulatur des Blasenhalses, der Harnröhre und der Prostata und wirken so der Obstruktion der Urethra entgegen.
Präparate:
- Tamsulozin: Omnic® Alna®
- Alfuzosin: Urion®, UroXatral®
- Terazosin: Flotrin®, Heitrin®
- Doxazosin: Cardular®Uro, Diblocin® Uro, Alfamedin®

5-Alpha-Reduktasehemmer

5-Alpha-Reduktasehemmer unterbinden die Umwandlung von Testosteron in Dihydrotestosteron und wirken somit hemmend auf das Wachstum der Prostata. Das Prostatavolumen verringert sich während der Therapie um ca. 30 %. Wird vor allem bei mittelschwerer bis schwerer BPH eingesetzt und verringert die Zahl schwerer Komplikationen. Die Wirkung setzt langsam evtl. erst nach Monaten ein.
Präparate:
- Finasterid: (Proscar®).

9.3.3 Prostatakarzinom

Das Prostatakarzinom ist in Deutschland der häufigste bösartige Tumor bei Männern. Bei der jährlichen Krebsvorsorgeuntersuchung kann ein Prostatakarzinom frühzeitig rektal getastet werden.

Ursache
Wahrscheinlich spielen hormonelle Faktoren bei der Entstehung eines Prostatakarzinoms eine Rolle. Im Alter und bei familiärer Belastung tritt es gehäuft auf.

Symptome
Beschwerden treten meist erst spät auf:
- Häufiger Harndrang
- Blasenentleerungsstörungen
- Bei Metastasen in der Wirbelsäule Rückenschmerzen.

Therapie
- Operation im Frühstadium, wenn Tumor auf die Prostata begrenzt ist
- Strahlentherapie
- Hormontherapie zur Senkung der männlichen Geschlechtshormone:
  – Chemische d. h. medikamentös induzierte Kastration: z.B. Enantone®, Trenantone®, als Dreimonatsspritze, die Wirkung ist reversibel, Therapie muss lebenslang durchgeführt werden.
  – Orchiektomie: operative Entfernung der Hoden.

9.3.4 Erektionsstörung, erektile Dysfunktion

Impotenz, d.h. Unfähigkeit des Mannes Geschlechtsverkehr auszuüben, weil er keine Erektion bekommen oder diese nicht lange genug aufrechterhalten kann. Schätzungsweise jeder 8. Mann leidet wenigstens zeitweise unter Impotenz, wobei sie mit höherem Alter zunehmend auftritt. Bei den über 70-Jährigen haben 70 % Erektionsprobleme, als dauerhaft impotent gelten ca. 20 % der über 65-Jährigen.

Ursache
- Diabetes mellitus
- Arteriosklerose
- Verletzungen der Nervenbahnen
- Endokrine Erkrankungen
- Medikamente (Psychopharmaka u.a.)
- Alkohol- und Drogenabusus
- Psychische Ursachen.

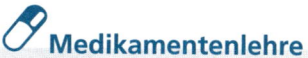 **Medikamentenlehre**

Therapeutika gegen erektile Dysfunktion

Peripher erektogene Substanzen

Substanzen, die peripher eine Erektion auslösen. Autoinjektion von erektogenen Substanzen direkt in den Schwellkörper des Penis (SKAT-Therapie).
Nebenwirkungen:
- Schmerzen an der Einstichstelle,
- Selten Priapismus (schmerzhafte Dauererektion)
- Alprostadil ist fötusschädigend.
Präparate:
- Alprostadil: Caverject®, Viridal®
- Phentolamin/Papaverin-Gemisch.

Periphere konditionierende Wirkstoffe

Wirkstoffe, die das Entstehen einer Erektion verstärken, ohne sie direkt auszulösen. Bei sexueller Erregung wird über die Freisetzung von NO (Stickoxid) aus Nerven- und Endothelzellen in den Schwellkörpern Guanosinmonophosphat (cGMP) gebildet. Dadurch erschlafft die glatte Muskulatur der Schwellkörper und es fließt vermehrt Blut in die Schwellkörper, es kommt zur Erektion.
Nebenwirkungen:
- Kopfschmerzen
- Gesichtsrötung
- Sehstörungen
- Verdauungsstörungen
- Bei gleichzeitiger Einnahme von organischen Nitraten, Glyceroltrinitrat, Molsidomin kann es zu lebensbedrohlichem Blutdruckabfall kommen, da Sildenafil die Nitratwirkung verstärkt.
Präparate:
- Sildenafil: Viagra®
- Vardenafil: Levitra®
- Tadalafil: Cialis®.

9.4 Erkrankungen der weiblichen Genitalorgane

9.4.1 Vaginalmykosen

Pilzinfektionen der Scheide

Ursachen
Die meisten Vaginalmykosen werden durch Candida albicans, seltener auch durch Candida glabrata hervorgerufen.
- Übertriebene Hygiene mit Intimpflegemitteln, die durch alkalische Inhaltsstoffe die Laktobazillen am Wachstum hemmen
- Mangelnde Hygiene nach dem Stuhlgang: Im Enddarm sind Pilze angesiedelt, die durch falsche Wischtechnik (richtig: von der Scheide zum After) auf die Vaginalschleimhaut gelangen
- Medikamente: Antibiotika, Kortikosteroide
- Diabetes mellitus.

Symptome
- Rötung der Vaginalschleimhaut sowie juckendes und brennendes Gefühl
- Typischer weißlich-krümeliger Ausfluss, kaum riechend.

⚡ **VORSICHT**

Stark bzw. faulig riechender Ausfluss weist auf bakterielle Infektion hin.

- Kann auch symptomarm verlaufen, so dass die Mykose eher zufällig bei einer Routineuntersuchung entdeckt wird.

Therapie
- Lokale Behandlung mit antimykotischer Vaginalcreme und/oder Vaginaltabletten, z.B. Clotrimazol (Gyno-Canesten®, Kade-Fungin®), Nystatin (Nystderm®, Nystatin-Lederle®)
- Antiseptika: Polyvidon-Jod (Betaisodona®, Traumasept®), nur bei leichterer oder beginnender Pilzerkrankung
- Mikroorganismen: gefriergetrocknete Kulturen von Lactobacillus grasseri oder Lactobacillus acidophilus. Diese besiedeln die Vaginalschleimhaut und verdrängen die krankheitserregenden Pilze. Durch die Bildung von Milchsäure kommt es zusätzlich zu einer Senkung des pH-Wertes, dadurch kann die physiologische Vaginalflora wieder aufgebaut werden. Auch diese Präparate sind nur für Pilzinfektionen im Anfangsstadium geeignet oder zur Vorbeugung während einer Antibiotikatherapie oder bei bekannter Neigung zu Pilzinfektionen.

✓

Pingpong-Effekt

Partnermitbehandlung ist bei Infektionen wichtig, da ansonsten eine ständige gegenseitige Wiederansteckung droht (Pingpong-Effekt).

9.4.2 Vulvitis und Kolpitis

Entzündung der Vulva (Vulvitis) und/oder der Scheide (Kolpitis).

Ursachen
- Mechanische Reizung
- Übertriebene Hygienemaßnahmen
- Allergie auf Seife und Deos
- Die normale Besiedlung mit Milchsäurebakterien ist zerstört (z.B. Nebenwirkung von Antibiotika, Scheidenspülungen), dadurch
  - Infektion mit Pilzen
  - Infektion mit Bakterien
- Östrogenmangel nach der Menopause
- Diabetes mellitus.
- **Kolpitis senilis:** Scheidenatrophie im Alter mit unspezifischer Entzündung Durch den Mangel an Östrogen atrophiert die Vaginalschleimhaut, die Sekretbildung nimmt ab. Das Scheidenepithel kann den Säureschutzmantel nicht aufrechterhalten und eine Infektion mit unspezifischen Bakterien wird begünstigt.

Symptome
- Fluor (vermehrter Ausfluss): gelblich bis bräunlich und übelriechend
- Entzündung der Schamlippen durch den Ausfluss
- Schmerzen beim Geschlechtsverkehr
- **Pruritus vulvae:** Hautjucken mit zwanghaftem Kratzen im Bereich der Scheide, der durch Wärme (Bett) verstärkt wird, hervorgerufen durch Östrogenmangel.

Therapie
- Ein Vulvakarzinom muss ausgeschlossen werden
- Lokale Antibiotika-/Antimykotika-Therapie in Form von Vaginalovula oder -tabletten und für die Vulva als Salbe
- Bei Östrogenmangel Östrogensalbe.

9.4.3 Vulvakarzinom

Relativ seltene Karzinomform, die vor allem bei Frauen zwischen dem 65. und 80. Lebensjahr auftritt.

Risikofaktoren
- Bei 50 % der Fälle geht eine **Kraurosis** (atrophische Vulvadystrophie) voraus: Die Haut der Vulva bildet sich zurück, wird papierdünn, trocken und leicht verletzlich, kann bis zum Verschwinden der kleinen Labien und des Kitzlers führen, ist mit starkem Juckreiz verbunden
- Herpes-Viren werden als mögliche Ursache diskutiert.

Symptome
- Starker Juckreiz
- Kleine, nässende, nicht heilende, schmerzende Hautverletzungen oder Schwellungen.

Therapie
- Entfernung des Tumors und des umliegenden Gewebes
- Bestrahlung
- Kraurosis muss engmaschig kontrolliert werden, Östrogene, Kortisonsalben (juckreizstillend), Sitzbäder z.B. Kamille.

9.4.4 Ovarialkarzinom (Eierstockkrebs)

Ausgehend vom Oberflächenepithel der Ovarien ausgeht. Vor allem Frauen über 60 Jahren sind betroffen. Tumor wird häufig erst entdeckt wird, wenn er Metastasen im Körper gebildet hat.

Ursachen
Die genauen Ursachen sind nicht bekannt. Risikofaktoren sind familiäre Häufung und Kinderlosigkeit.

Symptome
- Keine Frühsymptome
- Vergrößerung des Bauchumfanges, evtl. Aszites

- Probleme beim Wasser lassen und Stuhlgang
- Leistungsminderung, Gewichtsverlust.

Therapie
- Radikale Operation
- Chemotherapie.

9.4.5 Descensus uteri (Gebärmuttersenkung) und Uterusprolaps

Bei der Gebärmuttersenkung tritt der Uterus in der Schiede tiefer und die Portio kann unter Umständen im Scheideneingang sichtbar werden. Beim Uterusprolaps liegt ein Teil des Uterus außerhalb der Vulva.

Ursachen
Lockerung des Bindegewebes und der Bänder, die die Organe des Unterbauches halten:
- Durch Geburten
- Durch schwere körperliche Arbeit
- Angeborene Bindegewebsschwäche
- Adipositas.

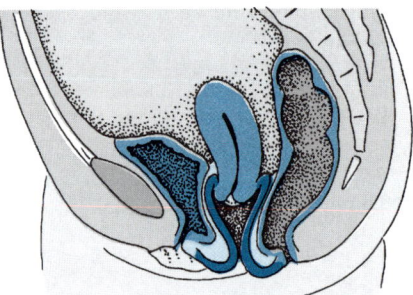 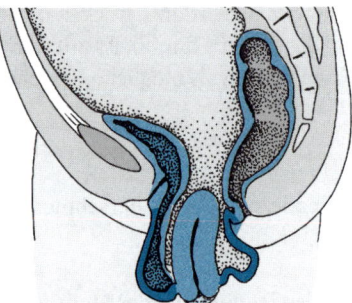

Abb. 9.8 Descensus uteri (links) und Uterusprolaps (rechts). [A400-190]

Symptome
- Druckgefühl nach unten
- Kreuzschmerzen
- Vermehrter Harndrang
- Stressinkontinenz.

Therapie
- Beckenbodengymnastik
- Gewichtsreduktion
- Pessar: Stützring hält Gebärmutter und Blase oben, wird in die Scheide eingelegt, muss vom Arzt monatlich gewechselt oder überprüft werden, Gefahr von Reizung und Entzündung der Vagina.
- Operation: Raffung des überdehnten Beckenbodens, meist bei gleichzeitiger Entfernung des Uterus.

9.4.6 Gebärmutterkarzinom

Zervixkarzinom (Gebärmutterhalskrebs)

Entsteht meist im Übergangsbereich zwischen dem Plattenepithel der Portio und dem Zylinderepithel der Zervix.

Ursachen
Als begünstigende Faktoren gelten:
- Frühzeitiger Geschlechtsverkehr
- Rauchen
- Infektionen mit dem menschlichen Warzenviren (Humanes Papilloma Virus, HPV).

Symptome
- Kontaktblutungen
- Zwischenblutungen
- Vaginaler Ausfluss
- Im Spätstadium Schmerzen im Unterbauch.

Therapie
- Konisation: Entfernung des Karzinoms unter Erhalt der Gebärmutter
- Hysterektomie: Entfernung der Gebärmutter
- Bestrahlung.

√ **VORSORGEUNTERSUCHUNG**
Durch einen Zellabstrich bei der Vorsorgeuntersuchung der Frau können Zellveränderungen, die erst später in ein Karzinom übergehen, sehr früh erkannt werden. Durch jährliche Vorsorgeuntersuchungen kann dieses Karzinom vermieden werden.

Endometriumkarzinom (Korpuskarzinom)

Gebärmutterkrebs, ausgehend vom Endometrium. Der Gebärmutterkrebs tritt vor allem nach der Menopause auf.

Risikofaktoren
- Übergewicht der Östrogenwirkung gegenüber den Gestagenen, z.B. bei östrogenbetonter Hormontherapie oder sehr später Menopause
- Adipositas·
- Diabetes mellitus
- Hypertonie.

Symptome
- Schmierblutungen vor und nach der Menstruation, Zwischenblutungen
- Ungewöhnlich lange, starke Menstruation
- Blutungen nach der Menopause
- Eitriger oder blutiger Fluor.

Therapie
- Entfernung von Uterus und Eileitern
- Anschließend Bestrahlung
- Hormontherapie.

9.4.7 Mastopathie

Hormonabhängige Veränderungen der Milchgänge und des Drüsengewebes der Brust, besonders in den Wechseljahren.

Ursachen
- Zu viele Östrogene
- Gestörtes Verhältnis Östrogen/Gestagen.

Symptome
- Kleine Schwellungen oder Knoten, die sich gut auf der Unterlage verschieben lassen
- Evtl. Schmerzen bei Berührung.

Komplikation
Bösartige Entartung bei ausgeprägten Formen möglich.

Therapie
- Regelmäßige Kontrolle
- Bei Beschwerden Hormone in Salben zur lokalen Applikation.

9.4.8 Mammakarzinom

Brustkrebs.
Häufigster maligner Tumor der Frau. Frauen, die geboren und gestillt haben, erkranken seltener. Die Metastasierung erfolg meist frühzeitig über die Lymphknoten der Achselhöhle. Wichtig ist eine rechtzeitige Entdeckung des Tumors. Deshalb sollte die weibliche Brust regelmäßig abgetastet werden. Dies sollte monatlich durch die Frauen selber geschehen und einmal jährlich im Rahmen der Krebsvorsorgeuntersuchung durch einen Arzt. Zwei Drittel aller kanzerogenen Erkrankungen des Brustgewebes sind hormonabhängig, Östrogene begünstigen das Wachstum.

Risikofaktoren
- Familiäre Disposition
- Frühes Eintreten der Regelblutung ($\leq$ 12 Jahre), späte Menopause ($\geq$ 55 Jahre)
- Kinderlosigkeit, Verzicht auf Stillen
- Schwere Mastopathie
- Frauen mit Ovarialkarzinom, Endometriumkarzinom, Kolonkarzinom
- Diabetes mellitus
- Übergewicht.

Symptome
- Knoten im Brustgewebe, die einseitig auftreten, schmerzlos sind und sich nicht verschieben lassen
- Hautveränderungen: „Orangenhaut", kleine Dellen auf harter Unterlage.
- Sekretion aus der Brustwarze
- Lokale Schwellung
- Eingezogene, schmerzende, juckende Brustwarze.

Therapie
Die Therapie ist abhängig von der Größe des Tumors und eventuell bereits vorhandenen Metastasen:
- Operation (bei einzelnem Tumor brusterhaltend)
- Bestrahlung
- Zytostatika
- Hormontherapie: Blockade der Östrogenrezeptoren mit Tamoxifen.

10 Die Sinnesorgane und ihre Erkrankungen

10.1 Anatomie und Physiologie

10.1.1 Auge

Das Auge ist das Organ des Sehsinnes. Es besteht aus dem Augapfel (Bulbus oculi), verschiedenen Schutzeinrichtungen und liegt in der mit Fettgewebe ausgepolsterten knöchernen Augenhöhle (Orbita). Mit dem Gehirn ist es durch den Sehnerv (Nervus opticus) verbunden. Das Auge wird von sechs äußeren Augenmuskeln bewegt, und ist in seinen Bewegungen willentlich und sehr genau steuerbar.

Augapfel (Bulbus oculi)

Kugelförmig mit einem Durchmesser von ca. 2,5 cm.
Dreischichtiger Wandaufbau (von außen nach innen):

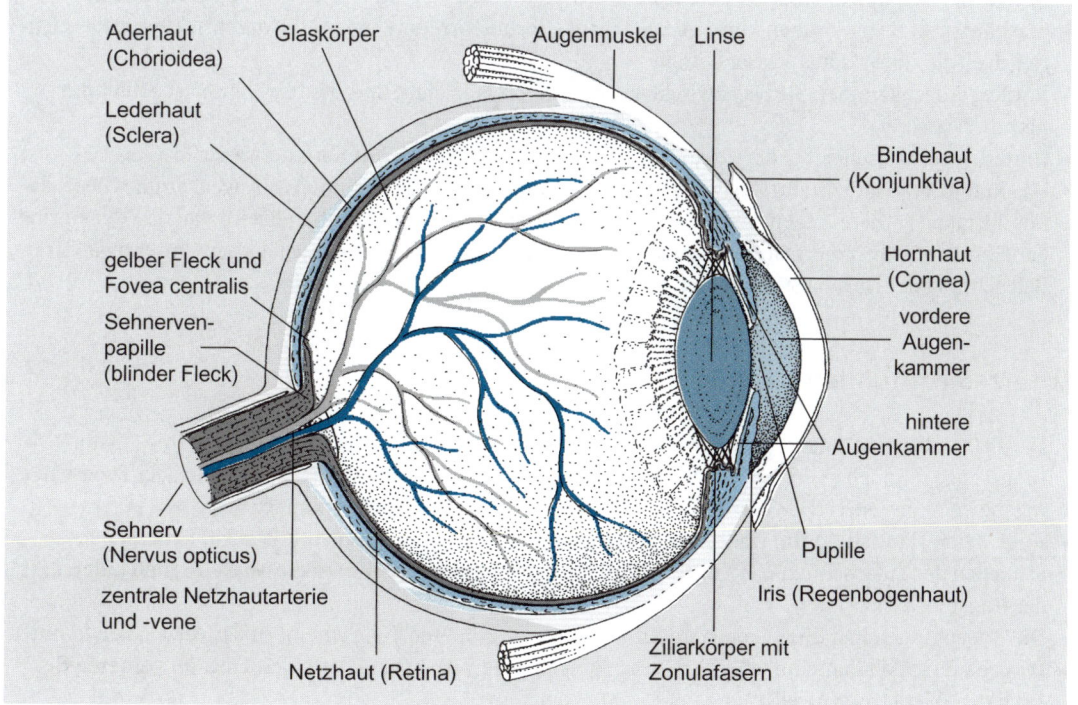

Abb. 10.1 Das Auge. [L190]

- Äußere Augenhaut:
  - Lederhaut (Sklera): Schicht aus kollagenem, festem Bindegewebe, ist lichtundurchlässig
  - Hornhaut (Cornea): Durchsichtiger Teil der Augapfelhülle. Die Cornea enthält keine Blutgefäße. Sie ist stärker gewölbt ist als der übrige Augapfel und ist gemeinsam mit der Linse für die Lichtbrechung verantwortlich.
    Sklera und Cornea sind ineinander verzahnt. In diesem Bereich laufen ringförmige Venen, die das Kammerwasser ableiten.
- Mittlere Augenhaut (Uvea)
  - Aderhaut (Choroidea) an. Sie enthält viele Blutgefäße, lockeres Bindegewebe und ist durch Pigmente dunkel gefärbt.
  - Den vorderen Teil der Aderhaut bildet der Ziliarkörper (Corpus ciliare) mit den Zonulafasern (Linsenaufhängung aus Bindegewebsfasern)
  - Daran schließt die Regenbogenhaut (Iris) an. Sie hat vorne eine runde Öffnung, die Pupille. Die Pupillenweite wird durch die strahlenförmigen Muskeln der Iris (Musculus sphincter pupillae und Musculus dilatator pupillae) entsprechend des Lichteinfalls vergrößert oder verengt. Die Iris enthält viele Pigmentzellen und ist für die Augenfarbe verantwortlich.
- Innere Augenhaut
  - Die Netzhaut (Retina) liegt der Aderhaut auf und wird durch deren Blutgefäße versorgt. Sie ist farb- und lichtempfindlich. Sie ist aus mehreren Nervenzellschichten aufgebaut, die mit ihren Fortsätzen den Sehnerven (N. opticus) bilden) und dem Gehirn melden, was die Sehzellen wahrnehmen. Die Austrittsstelle des Sehnerven aus der Netzhaut wird als blinder Fleck bezeichnet, da sich an dieser Stelle keine Sehzellen (Photorezeptoren) befinden.

Weitere wichtige Strukturen des Augapfels sind:
- Linse: Sie liegt zwischen Iris und Glaskörper, an den Zonulafasern aufgehängt. Sie enthält weder Blutgefäße noch Nerven und ist in der Wölbung veränderlich, was für das Nah- und Fern-Sehen wichtig ist
- Glaskörper: Er liegt zwischen Linse und Netzhaut (Corpus vitreum), eine völlig durchsichtige, gallertartige Kugel, die zu 99 % aus Wasser besteht
- Vordere Augenkammer: Sie liegt zwischen vorgewölbter Hornhaut und Iris bzw. Linse, ist gefüllt mit Kammerwasser
- Hintere Augenkammer: Sie liegt zwischen Linse und Iris, ist gefüllt mit Kammerwasser
- Das Kammerwasser wird im Ziliarkörper produziert und fließt aus der hinteren Augenkammer über die Pupille in die vordere Augenkammer. Es fließt über den Kammerwinkel ab und wird von den Venen rings der Hornhaut aufgenommen. Das Kammerwasser dient der Ernährung der gefäßlosen Linse sowie der Befeuchtung der Hornhaut von innen.

Schutzeinrichtungen des Auges

- Die Tränendrüse ist eine exokrine Drüse und liegt in der seitlichen oberen Augenhöhle. Ihre Ausführungsgänge münden in den oberen Bindehautsack. Sie wird entweder durch emotionale oder andere neurogene Reize gesteuert. Der Tränenfilm schützt die Hornhaut vor Austrocknung:
- Augenlider: Hautfalten zum Abdecken des Auges und Verteilen der Tränenflüssigkeit. Reflexartiges Schließen der Lider schützt das Auge vor Verletzungen. Nachts verhindern die geschlossenen Lider, dass der Augapfel austrocknet
- Die Augenbrauen und die Augenwimpern schützen vor gröberen Teilchen, die in das Auge fallen könnten
- Bindehaut: Schleimhautähnliche, nach innen geschlagene Fortsetzung des Lides. Liegt im vorderen Bereich der Sklera (Augenweiß) auf.

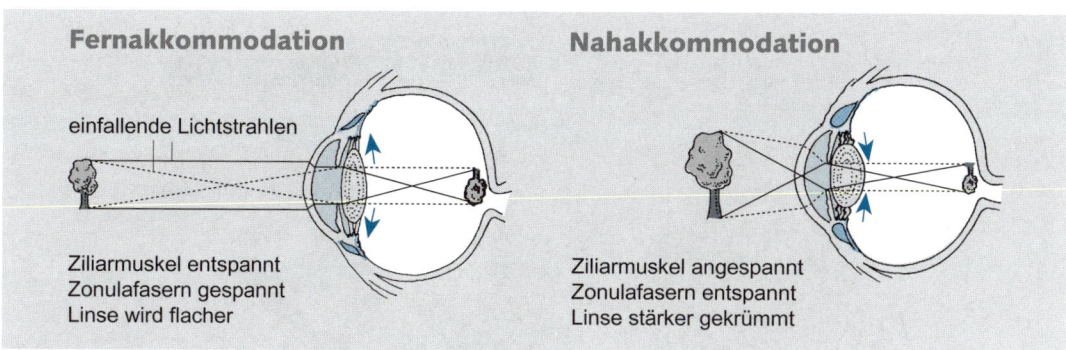

Abb. 10.2 Nah- und Fernakkomodation des Auges. [A400-190]

Nah- und Fern-Sehen (Akkommodation)

Das Auge liefert nur dann scharfe Bilder, wenn das Verhältnis zwischen seiner Brechkraft und der Achsenlänge ausgewogen ist (Normalsichtigkeit).

Brechkraft: Fähigkeit des optischen Systems, eingefallene Lichtstrahlen zu bündeln. Die Brechkraft wird in Dioptrien gemessen.

Achsenlänge: Abstand von der Hornhautmitte bis zur Netzhautmitte.

Das Auge kann seine Brechkraft der Entfernung der Gegenstände, die es betrachtet, anpassen

Akkommodation ist die Fähigkeit des Auges zur Scharfeinstellung des Gesehenen. Mit der Hilfe des Ziliarmuskels kann die Wölbung der Linse verändert werden d.h. der Brennpunkt der Linse wird auf die Ebene eingestellt, die scharf gesehen werden soll (z.B. beim Zeitungslesen). Die Akkommodationskraft lässt im Alter stark nach.

10.1.2 Ohr

Das Ohr beherbergt zwei Sinnesorgane, das Gehör und den Gleichgewichtssinn.

Aufbau

Äußeres Ohr

- Knorpelige Ohrmuschel, befindet sich außerhalb des knöchernen Schädels und stellt einen „Trichter" für die Schallwellen dar
- Der ca. 3 cm lange Gehörgang führt schräg nach innen zum Trommelfell.

Die Haut des Gehörganges enthält Härchen, Talg- und Schweißdrüsen, die den Ohrenschmalz (Cerumen) bilden, der der Ohrreinigung dient.

Mittelohr

- Das Trommelfell schließt den Gehörgang von der Paukenhöhle ab, es ist eine durchscheinende Haut
- Die Paukenhöhle ist luftgefüllt, mit Schleimhaut ausgekleidet und enthält die Gehörknöchelchen: Hammer, Amboss und Steigbügel
- Die Ohrtrompete (Eustachische Röhre) ist der Verbindungsgang zwischen Mittelohr und Nasen-Rachen-Raum. Sie dient dem Druckausgleich.

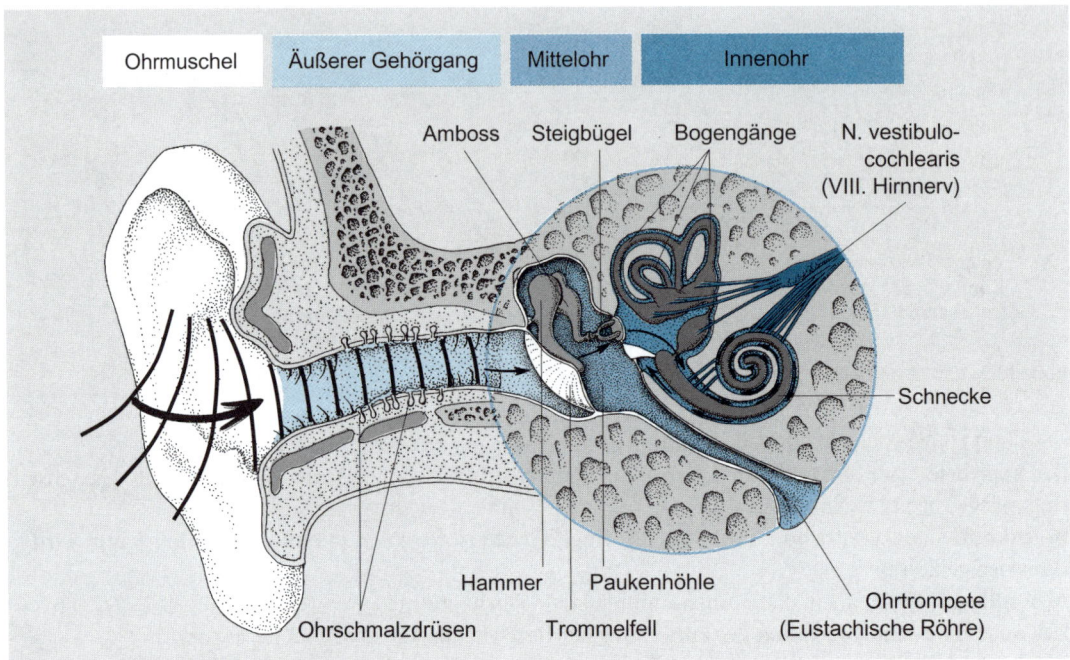

Abb. 10.3 Das Ohr. [M201]

Innenohr

Das Innenohr besteht aus einem komplizierten Hohlraumsystem, dem knöchernen Labyrinth des Schädel-knochens. Es enthält das eigentliche Hörorgan, die Schnecke (Cochlea), und das Gleichgewichtsorgan mit Vorhof (Vestibulum) und Bogengängen. Das Innenohr ist mit Flüssigkeit (Perilymphe) gefüllt.

Hörvorgang (Hörsinn)

- Die Schallwellen werden vom äußeren Ohr aufgefangen und zum Trommelfell geleitet
- Das Trommelfell wird durch die Schallwellen in Schwingungen versetzt
- Der Hammer ist direkt am Trommelfell befestigt. Hammer, Amboss und Steigbügel sind durch Gelenke verbunden und übertragen die Bewegungen des Trommelfells auf das Innenohr
- Der Steigbügel liegt mit seiner Fußplatte an der Schnecke an. In der Schnecke befindet sich Flüssigkeit. Durch die Bewegungen des Steigbügels wird die Flüssigkeit durch die Schnecke gedrückt
- Die Flüssigkeitswellen erregen Rezeptoren der Schnecke
- Die Erregungen werden über den Hör-Nerv an das Gehirn weitergeleitet.

Gleichgewichtssinn

Im Innenohr liegt das Gleichgewichtsorgan. Es besteht aus:
- Drei Bogengänge: Die Bogengänge stehen senkrecht zueinander in den drei Drehachsen des Raumes, so dass jede Drehbewegung registriert werden kann
- Großes und kleines Vorhofsäckchen (Utriculus und Sacculus) zur Wahrnehmung von linearer Beschleu-nigung und der Schwerkraft.

Die Bogengänge sind mit Flüssigkeit gefüllt. Bei Bewegung des Körpers bewegt sich auch die Flüssigkeit und erregt die Sinneszellen des Gleichgewichtsorgans, diese Erregung wird über den Gleichgewichtsnerv zum Gehirn geleitet und dort verarbeitet.

10.1.3 Haut (Cutis) und Hautanhangsgebilde

Organ mit einer Oberfläche von ca. 2 m^2.

Aufgaben
- Schutz des Körpers vor äußeren Umwelteinflüssen
- Wärmeregulation
- Sinnesorgan
- Regulation des Wasserhaushaltes.

Aufbau
Oberhaut (Epidermis)
Die Epidermis besteht aus mehrschichtigem, verhorntem Plattenepithel und enthält keine Blutgefäße. Sie kann bis zu 4 mm dick sein. Ihre Zellen werden durch die Blutgefäße der Papillen der Lederhaut ernährt.
- Hornschicht (Stratum corneum): Äußerste Schicht der Epidermis. Abgestorbene, verhornte Zellen, die sich in kleinen Schüppchen ablösen. Je nach Beanspruchung ist diese Schicht unterschiedlich dick. Die Hornschuppen werden durch Talg miteinander verklebt.
- Keimschicht (Stratum basale und Stratum spinosum): Teilungsfähige, lebende Zellen, die den „Nachschub" für die Hornschicht liefern. Die Zellen verhornen auf ihrem Weg nach außen immer weiter und sterben schließlich ab. Im Stratum basale liegen die Melanozyten, die Melanin produzieren. Melanin schützt den Körper vor dem Eindringen der UV-Strahlen und gibt der Haut die Farbe.

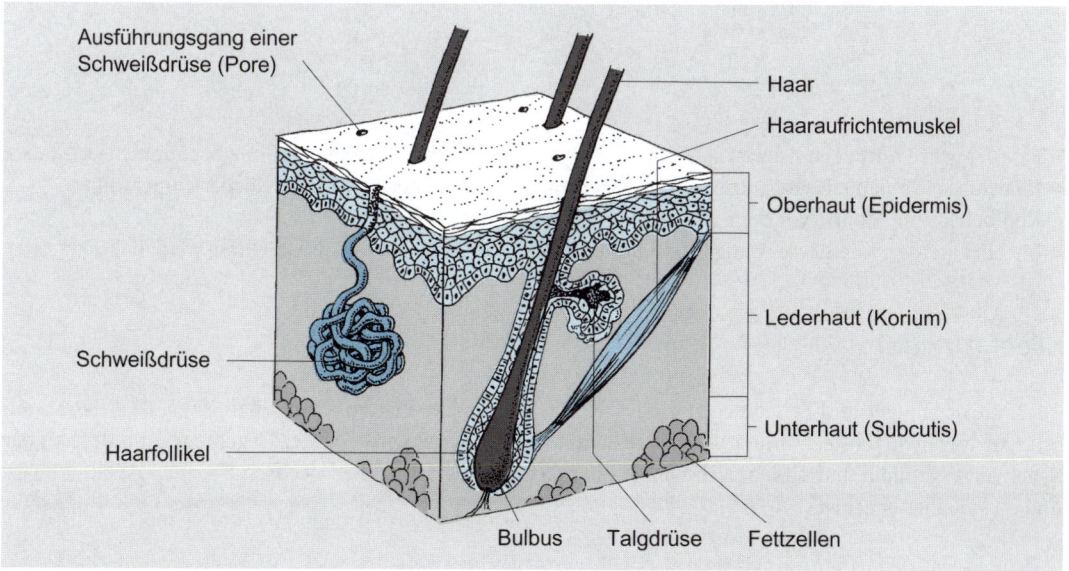

Abb. 10.4 Die Haut. [L190]

Lederhaut (Korium = Dermis)
- Stratum papillare: Bindegewebe mit elastischen Fasern, das mit der Epidermis verzahnt ist. Es enthält viele Kapillargefäße und Nervenendorgane (Tastkörperchen: Sinnesorgane mit ableitenden Nerven). Diese Schicht ernährt die Epidermis, macht die Haut elastisch und straff und schützt so vor Zerreißen
- Stratum reticulare: Retikuläres Bindegewebe, das der Haut die hohe Reißfestigkeit verleiht.

Unterhaut (Subcutis)
Lockeres Bindegewebe mit vielen traubenförmig zusammen gelagerten Fettzellen, dient dem Schutz der tiefer liegenden Strukturen vor Schädigung durch Druck und Stoß, enthält:
- Größere Blutgefäße
- Ableitenden Nerven
- Talgdrüsen: fetten Haut und Haar ein, wirkt Wasser abweisend
- Schweißdrüsen: Wärmeregulation (senkt die Körpertemperatur durch Verdunstung), Säureschutzmantel (Schweiß enthält u. a. Säuren, die über den sauren pH-Wert vor dem Eindringen von Mikroorganismen schützen)
- Haarfollikel (Haarbalg).

Physiologische Hautalterung
Die Lebensspanne der Epidermiszellen ist bei 50-Jährigen nur noch knapp halb so lang wie in der Jugend:
- Haut verliert an Elastizität, wird schlaff, faltiger
- Haut wird dünner, die subkutane Fetteinlagerung nimmt ab
- Drüsen produzieren weniger Schweiß und Talg: Die Haut wird trockener, die Thermoregulation nimmt ab
- Säureschutzmantel nimmt ab, Infektionsgefahr steigt
- Haut wird weniger durchblutet, dadurch geht die Versorgung mit Nährstoffen und Sauerstoff zurück:
  - Wunden heilen langsamer
  - Infektionsrisiko steigt
  - Wirkstoffe werden vermindert über die Haut aufgenommen.

Haar

- Fast der ganze Körper ist behaart. Ausnahme: Lippen, Handflächen, Fußsohlen, Teile der äußeren Genitalien
- Haarmuskel kann die Haare aufrichten, „Gänsehaut" zur Aufrechterhaltung der Körpertemperatur
- Kopfbehaarung schützt vor dem Eindringen von Sonnenstrahlen
- Im Alter werden Kopfhaare weniger und dünner, Haare der Augenbrauen, Nase, Ohren werden dicker.

Nägel (Unguis)

Am Ende der Finger und Zehen liegen die Nägel, stark verhornte Platten. Unter dem Nagel liegt das Nagelbett. Die Nagelwurzel steckt unter dem Nagelhäutchen. Der Nagel wird von der Nagelmatrix im Bereich der Nagelwurzel gebildet und schiebt sich von da über das Nagelbett. Im Alter wachsen Nägel ungleichmäßiger, sind dicker, aber brüchiger.

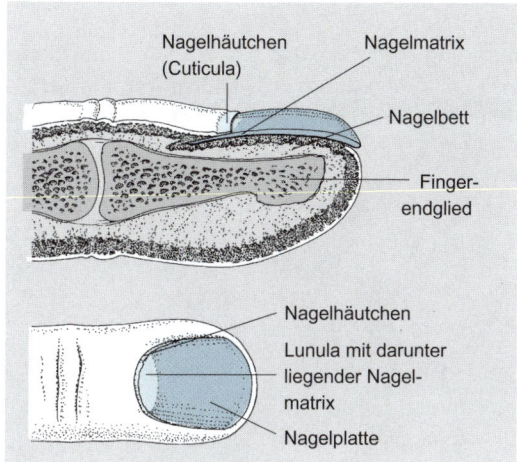

Abb. 10.5 Der Nagel. [L190]

10.2 Erkrankungen des Auges

10.2.1 Kurzsichtigkeit (Myopie)

Ursachen
Der Augapfel ist zu lang, so dass das Bild entfernter Gegenstände vor der Netzhaut entsteht und somit unscharf ist. Beginn meist in der Pubertät, Kurzsichtigkeit verschlechtert sich ca. bis zum 25. Lebensjahr, dann ist das Wachstum des Auges abgeschlossen.

Symptome
• Unscharfes Sehen in der Ferne
• Nahe Gegenstände werden scharf gesehen.

Therapie
Brille mit Zerstreuungslinsen (Minus-Gläser).

10.2.2 Weitsichtigkeit (Übersichtigkeit) (Hypermetropie, Hyperopie)

Ursachen
Der Augapfel ist zu kurz, so dass das Bild nicht exakt auf die Retina fällt, sondern dahinter, ein unscharfes Bild entsteht.

Symptome
• Unscharfes Sehen naher Gegenstände
• Scharfes Sehen in die Ferne ist in Folge der Akkommodation kein Problem
• Latente Hyperopie: Das Auge gleicht die Weitsichtigkeit aus (in der Jugend)
• Manifeste Hyperopie: abnehmende Akkommodationsfähigkeit und Überanstrengung des Ziliarmuskels.

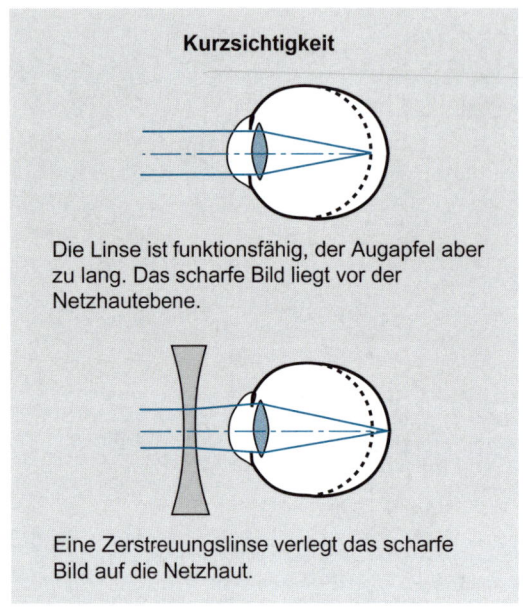

Kurzsichtigkeit

Die Linse ist funktionsfähig, der Augapfel aber zu lang. Das scharfe Bild liegt vor der Netzhautebene.

Eine Zerstreuungslinse verlegt das scharfe Bild auf die Netzhaut.

Abb. 10.6 Kurzsichtigkeit. [L190]

Therapie
Brille mit Sammellinsen (Plus-Gläser).

10.2.3 Alterssichtigkeit (Presbyopie)

Ursachen
Die Linse verhärtet mit zunehmendem Alter (Sklerosierung), so dass die Fähigkeit zur Akkommodation nachlässt. Die Naheinstellung der Linse wird immer unzureichender.

Symptome
Zunehmend unscharfes Sehen naher Gegenstände (etwa ab dem 50. Lebensjahr beginnend, schreitet langsam fort), d.h. der scharf gesehene Nahpunkt rückt immer weiter in die Ferne. Die Zeitung muss zum Lesen beispielsweise weiter entfernt gehalten werden.

Therapie
• Lesebrille mit Sammellinsen
• Bei bereits bestehender Fehlsichtigkeit: 2 Brillen oder Bifokal-Gläser.

10.2.4 Nachtblindheit

Anpassung an das Sehen im Dunkel ist gestört, die Sehfähigkeit in Dämmerung und Dunkelheit ist eingeschränkt:

Ursachen
• Alter
• Kurzsichtigkeit

Weitsichtigkeit

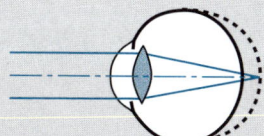

Die Linse ist funktionsfähig, der Augapfel aber zu kurz. Das scharfe Bild liegt hinter der Netzhautebene.

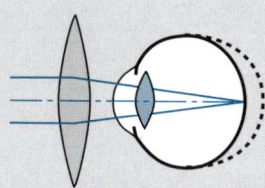

Eine Sammellinse verlegt das scharfe Bild auf die Netzhaut.

Alterweitsichtigkeit

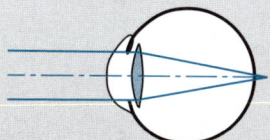

Die Linse hat an Eigenelastizität verloren und kann sich deshalb nicht genügend krümmen. Das scharfe Bild liegt hinter der Netzhautebene.

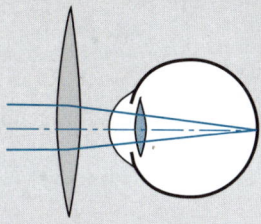

Eine Sammellinse gleicht die fehlende Krümmung der Linse aus.

Abb. 10.7 Weitsichtigkeit und Alterssichtigkeit. [L190]

- Vitamin-A-Mangel
- Angeborener Ausfall der Stäbchensehfähigkeit.

Symptom
Unscharfes Sehen im Dunkeln, nur Formen werden wahrgenommen.

Therapie
- Vitamin-A-Substitution
- Medikamente zur Erhöhung der Kapillardurchlässigkeit (Difrarel®)

10.2.5 Erkrankungen des Augenlides

Auswärtskehrung des Lides (Ektropium)

Ursachen
- Schlaffheit des Lides im Alter
- Häufiges Wischen bei gestörtem Tränenabfluss.

Symptome
- Abstehendes Unterlid
- Tränenträufeln (unteres Pünktchen des Tränennasenkanals steht ab)
- Bindehautentzündung.

Therapie
Operation.

Einwärtskehrung des Lides (Entropium)

Ursachen
Muskelfasern verkürzen und verkrampfen im Alter.

Symptom
Einwärtskehrung des Unterlides mit Scheuern der Wimpern auf der Bindehaut.

Therapie
- Vorübergehend Pflasterzug und Augensalbe
- Operation.

Gerstenkorn (Hordeolum)

Akute, eitrige Entzündung der Liddrüsen mit Abszessbildung.

Ursache
Infektiös bedingt.

Symptome
- Rötung und Schwellung der Lidrandstelle
- Eiterkuppe, die sich nach einigen Tage öffnet.

Therapie
- Trockene Wärme
- Augensalbe mit lokal wirkenden Antibiotika.

10.2.6 Konjunktivitis

Bindehautentzündung, kann akut oder chronisch verlaufen.

Ursachen
Akute Konjunktivitis:
- Infektion mit Adenoviren, Bakterien
- Allergie (Pollen, Augenkosmetika)
- Reizung durch Fremdkörper
- Reizung durch UV-Strahlen (Solarium, Reflektion über Schnee)
- Reizung durch Wind, Rauch, Staub.

⚡ **VORSICHT**
Bei infektiöser Konjunktivitis ist eine Ansteckung möglich.

Chronische Konjunktivitis:
- Veränderungen an den Blutgefäßen
- Ablagerungen auf der Bindehaut
- Ständiger Kontakt mit Allergieauslösern (Kosmetika, Tiere).

Symptome

Akute Konjunktivitis:
- Bindehaut ist rot und geschwollen
- Juckreiz
- Lidränder morgens verklebt.

Chronische Konjunktivitis:
- Eingedickte Sekrete am inneren Lidrand
- „Trockene Augen"
- Evtl. Lidödem.

Therapie
- Je nach Ursache Augentropfen mit Antibiotika, Antihistaminika, Kortikosteroide, α-Sympathomimetika
- Ursachenforschung, falls bekannt, muss die Ursache konsequent gemieden werden.

10.2.7 Keratokonjunktivitis sicca

Trockenes Auge.

Ursachen
- Nachlassende Tränenproduktion im Alter
- Klimakterium
- Diabetes
- Schilddrüsenerkrankungen
- Rheuma, Sjögren-Syndrom
- Nervenschädigung z.B. nach Apoplex
- Veränderung einer oder mehrerer Komponenten des Tränenfilms
  - Verletzung der Tränendrüse
  - Entzündung der Tränendrüse (Mumps, Chlamydien)
  - Infiltration der Tränendrüse (Leukämie, Lymphom)
  - Vitamin-A-Mangel
- Lidveränderungen
- Erkrankungen des Hornhautepithels
- Umweltnoxen, die zu einer Zerstörung der akzessorischen Tränendrüsen führen: Luftverschmutzung, Zigarettenrauch.
- Medikamente: Orale Kontrazeptiva, Betablocker, Benzodiazepine, Antidepressiva, Diuretika, Antihistaminika, lokale Sympathomimetika.

Symptome
- Empfindliche, gerötete Augen
- Brennen, Juckreiz
- Fremdkörpergefühl bei Wind, Kälte, Rauch, in Räumen mit Klimaanlage
- Vermehrter Tränenfluss (Reflextränen).

Komplikation
Die Hornhaut verliert durch ständiges Scheuern der Lider ihre Transparenz und trübt sich ein.

Therapie
- Tränenersatzmittel als Augentropfen oder Augengel:
  - Bei leichten Beschwerden: wässrige Zubereitungen mit Polyvidon
  - Bei mittelschweren Beschwerden: höherviskose Augentropfen
  - Bei starken Beschwerden: Augengele
  - In schweren Fällen: Reversibler mechanischer Verschluss der Abflusskanäle im inneren Augenwinkel mittels Punctum plugs, Stöpsel aus Kollagen oder Silikon, irreversible Veröde ung der Tränenpünktchen durch Elektrokoagualation
- Tabakrauch vermeiden
- Fernsehen reduzieren
- Viel trinken
- Luftfeuchtigkeit in Räumen erhöhen.

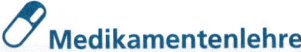
Medikamentenlehre

Tränenersatzmittel

Künstliche Tränen sollen gut verträglich sein und eine hohe Verweildauer auf der Hornhaut haben. Gleichzeitig dürfen sie aber die Sehschärfe nicht beeinflussen.

Filmbildner

Polyvinylderivate
- Polyvinylalkohol: Liquifilm®, Lacrimal®
- Polyvinylpyrrolidon (Polyvidon): Lacophthal®, Vidisept®, Protagent®

Polyacrylsäurederivate
- Corneregel®, Vidisic®, Thilo-Tears®

Halbsynthetische Cellulosederivate
- Hydroxypropylmethylcellulose: Artelac®, Isopto-Naturale®, Lacrisic®, Oculotect®
- Hydroxyethylcellulose: Lacrigel®

Kombinationspräparate
- Filmbildner + Dexpanthenol: Dispatenol®
- Filmbildner + Retinol: Solan-M®

Hyaluronsäurepräparate
- Biolan®, Hylan Stulln®

Wenn vier Mal oder öfter eingetropft werden muss, sollten konservierungsmittelfreie Augentropfen in Einmaldosenbehältnissen bevorzugt werden, da die Konservierungsmittel zelltoxisch wirken. Künstliche Tränen müssen mindestens eine Woche getropft werden, bevor ein Effekt deutlich wird.

10.2.8 Katarakt (Grauer Star)

Trübung der Linse. Fast die Hälfte der Frauen und ein Drittel der Männer über 75 Jahren leiden an grauem Star.

Ursachen
- Alterskatarakt: Häufigste Ursache ist die natürliche Alterung der Linse
- Katarakt bei Stoffwechselerkrankungen: Diabetes mellitus, Niereninsuffizienz
- Verletzung, Prellung

- Vermehrte Sonnenlicht- bzw. UV-Einstrahlung
- Angeborener Katarakt: Vererbung (Kongenitaler Katarakt) oder Erkrankung der Mutter während der Schwangerschaft (Röteln)

Symptome
- Zunehmendes Blendungsgefühl
- Allmählich verliert das Bild immer mehr an Schärfe
- Doppel- oder Dreifachbilder
- Später kann nur noch hell-dunkel unterschieden werden
- Pupille ist nicht mehr schwarz, sondern grau-weiß.

Therapie
- Operative Entfernung der getrübten Linse und Einsetzen einer künstlichen Linse und Tragen einer Brille für das Nahsehen
- Operative Entfernung der Linse und Tragen einer Starbrille (+12 Dioptrien) oder Kontaktlinsen.

10.2.9 Glaukom (Grüner Star)

Augenerkrankungen, die in der Regel aufgrund einer Erhöhung des Augeninnendruckes zur Schädigung des Sehnervs führen. Ca. 10 % aller Menschen über 40 Jahre haben einen erhöhten Augeninnendruck. Zwischen 500 000 und 800 000 Menschen leiden in Deutschland unter einem manifesten Glaukom. Da das zentrale Sehen lange Zeit normal bleibt, bemerken die Betroffenen die Erkrankung zunächst nicht. Selbst wenn 70% der Nervenfasern betroffen sind, wird dies oft noch nicht wahrgenommen, da das Gehirn die Gesichtsfeldausfälle kompensiert und fehlende Gebiete einfach „hinzuerfindet". Das Glaukom befällt meist beide Augen und ist nicht umkehrbar! Zugrunde gegangene Sehnervfasern können nicht wieder hergestellt werden. das Sehvermögen kann nur stabilisiert und eine Erblindung verhindert werden. Das Glaukom ist die häufigste Ursache für Blindheit in den Industrieländern! Normaler Innendruck des Auges: ca. 17 mmHg

Ursachen
Ursache eines Glaukoms ist ein erhöhter Augeninnendruck. Der Innendruck des Auges steigt, weil der Abfluss des Kammerwassers gestört ist. Folgende Formen des Glaukoms werden unterschieden:
- Offenwinkelglaukom (Glaucoma chronicum simplex): Innendruck liegt über 25 mmHg, Kammerwasser kann durch Altersveränderungen nicht abfließen
- Winkelblockglaukom: Akute Form mit anfallartiger Erhöhung des Augeninnendruckes auf mehr als 70 mmHg (akuter Glaukomanfall), der Kammerwinkel ist durch die Iris verlegt, so dass kein Abfluss des Kammerwassers möglich ist. Auslösende Faktoren können sein:
  - Erregung und Dunkelheit (z.B. Fernsehkrimi)
  - Ungewöhnliche körperliche Anstrengung
  - Ungewohnte Mengen an Alkohol, Nikotin, Koffein
  - Antidepressiva (erweitern die Pupillen).
- Angeborenes Glaukom (congenitales Glaukom)
- Glaukom aufgrund einer Augenverletzung, eines Tumors, Entzündungen Gefäßneubildungen auf der Iris, Linsenluxation.

Symptome

Offenwinkelglaukom:

- Am Anfang: häufig keine Beschwerden
- Später: Irreversible Gesichtsfeldausfälle bis zur Erblindung
- Farbringe und Lichtquellen.

Akuter Glaukomanfall:

- Vorzeichen: Nebelsehen, regenbogenfarbene Ringe
- Stärkste Augen- und Stirnkopfschmerzen
- Übelkeit bis zum Erbrechen
- Fieber und Schüttelfrost
- Rötung des Auges
- Vermindertes Sehvermögen bis zur Erblindung
- Lichtscheu
- Augapfel ist steinhart, die Pupille ist erweitert.

⚡ **D R A M A T I S C H E S   K R A N K H E I T S B I L D**

Bei einem akuten Glaukomanfall bestehen oft so starke Beschwerden, dass die Augensymptome übersehen werden. Notfall! Krankenhaus!

Therapie

- Regelmäßige Applikation von Medikamenten zur Senkung des Augeninnendruckes
- Operation
- Lasertherapie.

Beim Glaukomanfall:

- Sofort pupillenverengende Tropfen
- Infusionen zur Senkung des Augeninnendruckes
- Schmerztherapie
- Operation.

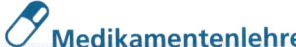 **Medikamentenlehre**

Medikamente zur Senkung des Augeninnendrucks

Therapieziel ist die Senkung des Augeninnendruckes.

Miotika

Medikamente, die die Pupille verengen.

Wirkung:

- Dauerkontraktion des Irismuskels, Pupille ist eng
- Dauerkontraktion des Ziliarmuskels, Linse ist auf Nähe eingestellt, Abflusskanäle des Kammerwassers werden erweitert, Augeninnendruck sinkt

Wirkung für ca. 6 Stunden

Nebenwirkung: Auge auf Nahpunkt eingestellt → vorübergehende Kurzsichtigkeit

Präparate:

- Pilocarpin: Isopto® Pilocarpin
- Carbachol: Carbamann®
- Aceclidin: Glaucotat®

Betablocker

- Müssen nur zweimal täglich getropft werden, daher bessere Compliance der Patienten
- Keine Sehstörungen.

Nebenwirkungen:
- Auf Grund systemischer Wirkung der Betablocker: Kardiale und pulmonale Kontraindikationen müssen beachtet werden.
- Kopfschmerzen.

Präparate:
- Timolol: Timo-Ophthal®
- Betaxolol: Betoptima®

Alpha$_2$-Agonisten

Stimulierung der Alpha$_2$-Rezeptoren senkt den Augeninnendruck, indem die Produktion des Kammerwassers verringert und sein Abfluss gleichzeitig erhöht wird. Darüber hinaus wird die Durchblutung am Sehnerv verbessert. Ein Problem ist die gleichzeitige Stimulierung der Alpha$_1$-Rezeptoren, die eine Pupillenerweiterung zur Folge hat.

Nebenwirkungen:
- Zentrale Nebenwirkungen: Blutdruckabfall, Müdigkeit, Mundtrockenheit
- Allergien.

Präparate:
- Clonidin: Isoglaucon®, Dispaclonidin®
- Apraclonidin: Iopidine®
- Brimonidin: Alphagan®

Carboanhydrasehemmer

Senken im Ziliarkörper die Carboanhydrase und drosseln so die Kammerwasserproduktion.
- Dorzolamid: Trusopt®
- Brinzolamid: Azopt®

Prostaglandinanaloga

Sind die am stärksten wirkenden Augeninnendrucksenker.

Nebenwirkungen:
- Braunfärbung der Regenbogenhaut
- Länger werdende Wimpern
- Hyperämien (Augenrötungen)

Präparate:
- Latanoprost: Xalatan®
- Travoprost: Travatan®
- Bimatoprost: Lumigan®

10.2.10 Altersabhängige Makuladegeneration (AMD)

Erkrankung, bei der die Netzhaut im hinteren Bereich des Auges geschädigt ist, an der Stelle des schärfsten Sehens, der Makula (gelber Fleck)

AMD ist in den Industrieländern bei Personen über 60 Jahren die führende Ursache für den irreversiblen Verlust des zentralen Sehvermögens.

Ursachen

Es werden zwei Formen der AMD unterschieden, wobei die trockene AMD häufig in die schwerere feuchte Form übergeht:

- Trockene AMD: Ein Teil der Netzhaut bildet sich zurück, wird dünner und kann atrophieren, damit wird nach und nach die Sehkraft vermindert.
- Feuchte AMD: Neue, poröse Blutgefässe wachsen in und unter die Netzhaut, verursachen dort Blutungen und eventuell Narbenbildung. Dies schreitet schnell voran.

Risikofaktoren für eine AMD sind:

- Steigendes Alter
- Geschlecht, die AMD betrifft häufiger Frauen als Männer
- Familiäre Disposition
- Rauchen: das Risiko an AMD zu erkranken wird durch Rauchen um das dreifache erhöht, außer dem erkranken Raucher durchschnittlich 10 Jahre früher daran als Nichtraucher
- Übergewicht.

Symptome

- Erhöhte Lichtbedürfigkeit am Tag
- Erhöhte Blendempfindlichkeit
- Vermindertes Kontrastsehen, Farben wirken blasser und verwaschen
- Verzerrtsehen: gerade Linien erscheinen gebogen oder verzerrt
- Verminderte Sehschärfe
- Zentralskotom: Dunkler Fleck in der Mitte des Sichtfeldes. Es kommt nicht zu einer völligen Erblindung.

Therapie

- Rauchen aufhören
- Gesunde Ernährung
- Vergrößernde Sehhilfe
- Lasertherapie, chirurgische Maßnahmen nur in wenigen Fällen möglich.

10.2.11 Netzhautablösung (Ablatio retinae)

Ursachen

Veränderungen und Schrumpfung des Glaskörpers, der sich von der Netzhaut ablöst und dabei ein Loch in die Netzhaut reißt. Glaskörperflüssigkeit dringt unter die Netzhaut, die sich von der Aderhaut ablöst. Die Netzhaut wird nicht mehr ernährt und stirbt ab.

Symptome

- Warnsignale (vor allem bei Dunkelheit):
  - Lichtblitze
  - Rauchschwaden
  - Schleiersehen.
- Später: „Schwarze Wand steigt auf" oder „schwarzer Vorhang fällt" anschließend nur noch stark verzerrtes Sehen oder nur noch Lichteindrücke wahrnehmbar.

Therapie

Operation. Je früher, desto größer sind die Chancen, die Sehkraft zu erhalten.

10.3 Erkrankungen des Ohres

10.3.1 Entzündung des äußeren Gehörganges

Ursachen
Infektion mit Bakterien oder Pilzen.

Symptome
- Gesteigerte Sekretion von Ohrenschmalz
- Starker Juckreiz vor allem bei Pilzinfektionen
- Schmerzen.

Therapie
- Reinigung des äußeren Gehörganges durch den Arzt mit Alkohol und Antiseptika
- Farbstofflösungen zur Desinfektion
- Antimykotische Lösungen.

10.3.2 Chronische Otitis media

Chronische Mittelohrentzündung mit einem bleibenden Trommelfelldefekt.

Ursache
- Störung der Tubenventilation
- Beeinträchtigte Funktion der Mittelohrschleimhaut

Symptome
- Loch im Trommelfell
- Ständiges oder häufig auftretendes Ausfließen von Eiter
- Schwerhörigkeit.

Komplikation
Zerstörung der Gehörknöchelchen.

Therapie
- Antibiotika
- Reinigen und Austrocknen des Ohres mit Ohrentropfen (vorher Einsetzen eines Paukenröhrchens ins Trommelfell)
- Operation des Trommelfelldefektes.

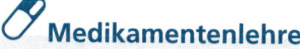 **Medikamentenlehre**

Ohrentropfen

Ohrentropfen sind für den äußeren Gehörgang bis zum Trommelfell bestimmt. Ist das Trommelfell perforiert, dürfen Ohrentropfen nur mit ärztlicher Verordnung angewendet werden, da sie in das Mittelohr gelangen und dort schädliche Wirkungen haben können.

Präparate:

Ohrentropfen müssen lipidlösliche Substanzen enthalten, da nur diese in die Gehörganghaut eindringen.

- Lokalanästhetika
- Wasserfreies Glycerin:
  - setzt durch osmotische Effekte den Innendruck im Mittelohr herab
  - lindert durch eine Entquellung des Trommelfells die Schmerzen
  - stellt ein für Krankheitskeime ungünstiges Klima durch die Wasser entziehende Wirkung her
- Antibiotika
- Homöopathische Wirkstoffe

Anwendung:

- Vor dem Einträufeln etwas anwärmen
- In seitlicher Ruhelage zwei bis fünf Tropfen in den Gehörgang träufeln
- Den Gehörgang mit Watte verschließen
- Etwa stündlich wiederholen

→ Tritt innerhalb eines Tages keine Besserung ein, muss ein Arzt aufgesucht werden.

10.3.3 Otosklerose

Ursachen
- Verkalkung der Steigbügelfußplatte, dadurch keine Übertragung der Schallwellen auf das Innenohr möglich
- Später auch Verkalkung des Innenohres.

Symptome
- Tinnitus (Geräusche im Ohr)
- Zunehmende Schwerhörigkeit.

Therapie
- Operation: Steigbügel wird durch Prothese ersetzt
- Evtl. Hörgerät.

10.3.4 Altersschwerhörigkeit (Presbyakusis)

Häufigste Form der beidseitigen Innenohrschwerhörigkeit.

Ursachen
Normale Alterserscheinung, beginnt meist im 50. bis 60. Lebensjahr.

Symptome
- Schwerhörigkeit, besonders für hohe Töne
- Sprache wird nur noch schwer verstanden
- Lärmempfindlichkeit.

Therapie
Hörgerät.

10.3.5 Hörsturz

Schwerer, meist einseitiger Hörverlust.

Ursachen
Wahrscheinlich Durchblutungsstörung des Innenohres.

Symptome
Plötzlich auftretender, meist einseitiger kompletter oder fast kompletter Hörverlust, meist begleitet von Ohrgeräuschen (Tinnitus).

⚡ **N O T F A L L**
Je früher ein Hörsturz behandelt wird, desto besser sind die Chancen, ihn ohne bleibenden Gehörschaden oder Tinnitus zu überstehen!
→ So schnell wie möglich zum Facharzt oder in die Klinik.

Therapie
- Hämodilutionsbehandlung (Blutverdünnung mit Plasmaersatzstoffen)
- Durchblutungsfördernde Substanzen
- Kortikosteroide
- Stressvermeidung.

10.3.6 Schwindel (Vertigo)

Bis zu 22 % der Männer und 36 % der Frauen klagen über Schwindel, mit dem Alter steigt die Häufigkeit noch an. Bis zu 70 Prozent der hoch betagten Heimbewohner klagen über Schwindel. Bei vielen Betroffenen schränkt immer wiederkehrender Schwindel die Lebensqualität erheblich ein. Häufig wird dies von Angst und Depressionen begleitet. Die alten Menschen haben Angst vor Spaziergängen, ziehen sich aus der Öffentlichkeit zurück, Stürze und Knochenbrüche können Folge des Schwindels sein. Die Patienten verwenden viele verschiedene Beschreibungen: Drehschwindel, Schwäche, Kraftlosigkeit, Schwarz werden vor Augen.

Alterschwindel ist eigentlich ein Verlegenheitsausdruck, weil man die Ursache nicht kennt.

Bei der Untersuchung versucht der Arzt die Ursache einzugrenzen, indem er nach Dauer oder Anzahl der Schwindelattacken, nach Begleitsymptomen wie Kopfschmerzen und Übelkeit fragt und testet, ob sich die Beschwerden durch bestimmte Bewegungen auslösen oder verstärken lassen.

⚡ **V O R S I C H T**
Obwohl Schwindel meist keine ernsthafte Erkrankung anzeigt, sollte bei folgenden Symptomen unverzüglich ein Arzt aufgesucht werden:
- Neuer, anderer oder starker Kopfschmerz
- Verschwommener Blick
- Hörverlust
- Beeinträchtigung des Sprechvermögens
- Bewusstlosigkeit
- Benommenheit oder Kribbeln
- Schmerzen in der Brust oder Herzgegend
- Sturz oder Schwierigkeiten beim Gehen.
Krankheiten wie Schlaganfall, Gehirntumor, Multiple Sklerose, Herzrhythmusstörungen, hoher oder niedriger Blutdruck können durch Schwindel angezeigt werden.

Schwindel als Nebenwirkung von Medikamenten

Gerade bei alten Menschen muss bei Schwindel an Arzneimittelnebenwirkungen gedacht werden, da diese häufig eine Vielzahl von Medikamenten einnehmen.

Ursachen
Mehr als 30 Arzneistoffgruppen können Schwindel auslösen:
- Antibiotika, Tuberkulostatika, Antimykotika, Antihelmetika (gegen Würmer wirksam)
- Betarezeptorenblocker, Antihypertensiva
- Diuretika
- Spasmolytika
- Analgetika
- Tranquillanzien
- Muskelrelaxanzien
- Antiphlogistika
- Lokalanästhetika

Meist hält medikamenteninduzierter Schwindel über längere Zeit an. Es wird ein diffuses, schwer zu beschreibendes Schwindelgefühl beklagt.

Therapie
- Soweit möglich Verzicht auf die auslösenden Medikamente
- Symptomatische Behandlung mit Dimenhydrinat
- Körperliches und geistiges Alltagstraining.

Benigner paroxysmaler Lagerungsschwindel

Ursachen
Nicht bekannt. Häufig nach längerer Bettruhe oder Infektionskrankheiten. Kann in jedem Lebensalter auftreten ist aber eine typische Altererkrankung, ein Drittel der über 70-jährigen war schon ein- oder mehrfach davon betroffen.

Symptome
Plötzlich, ohne Vorwarnung heftiger Drehschwindel, der nur 20 bis 30 Sekunden anhält
- Häufig tritt die erste Attacke nachts im Bett auf
- Jede Lageänderung oder Kopfbewegung löst erneut heftigen Schwindel und Übelkeit aus
- Unwillkürliche Augenbewegungen (Nystagmus)
- Auch Hörstörungen und Doppelbilder möglich.

Therapie
- Heilt nach Wochen selbständig völlig aus
- Keine medikamentöse Therapie
- Lagerungstraining.

Vestibuläre Migräne

Migräne-Schwindel, Basilarismigräne.

Ursachen
Vorübergehende Durchblutungsstörung im Hirnstamm.

Symptome
- Schwindel
- Sehstörungen
- Stand- und Gangataxie
- Kopfdruck oder Kopfschmerz
- Übelkeit und Erbrechen

Die Symptome können in unterschiedlichen Kombinationen auftreten.

Therapie
Therapie wie bei Migräne mit Aura.

Neuritis vestibularis

Akuter Labyrinthausfall.

Ursachen
Nicht bekannt.

Symptome
Aus völligem Wohlbefinden heraus auftretendes Ereignis:
- Heftiger andauernder Drehschwindel
- Massives Erbrechen
- Meist Geh- und Stehunfähigkeit
- Fallneigung
- Spontannystagmus (Augapfelzittern) auch bei geöffneten Augen.

Zustand lässt innerhalb mehrerer Tage nach. Beschwerdefreiheit kann erst nach Wochen erlangt werden.

Therapie
- Akutphase: Antivertiginosa die ersten drei Tage
- Kortikosteroide
- Frühe Mobilisierung mit Schwindeltraining: Aufsetzen, Sitzen, Vierfüßlergang, aufrechtes Gehen, Seiltänzergang usw.

Morbus Menière

Anfallsartig auftretende Schwindelattacken, die meist nach wenigen Stunden, spätestens nach einem Tag von alleine abklingen.

Ursachen
Man vermutet eine Ausweitung des Labyrinthsystems durch verminderte Resorption oder vermehrte Produktion von Endolymphe.

Symptome
- Drehschwindel, der Minuten bis Stunden anhält
- Übelkeit, Erbrechen
- Einseitige Schwerhörigkeit
- Ohrgeräusche
- Druckgefühl im Ohr
- Nystagmus.

Therapie
- Im akuten Anfall Antivertiginosa
- Durchblutungsfördernde Medikamente
- Diuretika
- Stressvermeidung.

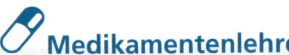 **Medikamentenlehre**

Antivertiginosa

Medikamente, die die Schwindelsymptome unterdrücken.

Präparate:
- Dimenhydrinat: Vomex A®
- Sulpirid: Dogmatil®
- Promethazin: Atosil®

Nebenwirkungen:
- Sedierung
- Mundtrockenheit
- Verschwommensehen.

10.4 Erkrankungen der Haut

10.4.1 Fußpilz (Tinea pedis)

Ursachen
Ansteckende Infektion mit Dermatophyten (Gruppe von Pilzen, die in verhorntem Gewebe existieren können).

Symptome
- Gerötete, nässende und schuppende Haut
- Starker Juckreiz
- Häufig zwischen den Zehen beginnend, Haut bildet Blasen und schält sich ab
- Haut kann schmerzhaft einreißen
- Auch Hände und Finger können infiziert werden.

Therapie
- Antimykotika über Wochen lokal anwenden
- Entzündete Füße mit desinfizierenden Fußbädern behandeln

- Füße nach dem Waschen gut abtrocknen, auch zwischen den Zehen
- Strümpfe täglich wechseln
- Schuhe innen desinfizieren
- Wäsche, die auf der Haut getragen wird, muss über 60 °C gewaschen oder mit speziellen Desinfektionsmitteln gespült werden
- Nicht barfuss gehen, um eine Ansteckung anderer zu vermeiden.
- **Onychomykose** (Nagelpilz): Lokale Behandlung nach Auflösung und Abschabung der Nagelplatte möglich, ansonsten orale Antimykotika.

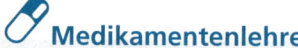

Medikamentenlehre

Antimykotika

Substanzen, die lokal oder systemisch gegen Pilzerkrankungen eingesetzt werden. Z.T. ist eine genaue Identifizierung der Pilze nötig, da einige Antimykotika ein enges Wirkungsspektrum aufweisen. Heute werden vor allem Breitspektrum-Antimykotika verwendet.

Nystatin

Nystatin ist nur lokal wirksam. Es findet keine Resorption ins Gewebe statt. Auch bei oraler Applikation hat Nystatin nur eine lokale Wirkung im Magen-Darm-Trakt. Nystatin wird bei Pilzinfektionen in der Mundhöhle, in der Vagina und im Darm eingesetzt.
Nebenwirkungen: Wegen der fehlenden systemischen Wirkung hat Nystatin kaum Nebenwirkungen.
Präparate:
Monoral®, Mykundex Mono®, Candio Hermal®

Allylamine

Wirken fungizid (pilzabtötend), ein bis zweimal täglich eine Woche konsequent anwenden. Niedrige Rückfallrate.
Präparate:
- Naftifin: Exoderil®
- Terbinafin: Lamisil®

Azole

Wirken fungistatisch (Pilzwachstum hemmend), zwei- bis dreimal täglich über vier Wochen konsequent anwenden.
Präparate:
- Clotrimazol: Canesten®
- Miconazol: Daktar®
- Bifonazol: Canesten extra®
- Econazol: Epi-Pevaryl®

Andere lokale Antimykotika

Nebenwirkungen: Selten lokale Hautreizungen (Substanzen werden nicht resorbiert).
Präparate:
- Ciclopiroxolamin: Batrafen®
- Fenticlor: Antimyk®
- Tolnaftat: Tonoftal®
- Naftifil: Exoderil®

Desinfektionsmittel

Bei Pilzerkrankungen der Haut sind lokale Desinfektionsmittel angezeigt, die eine fungizide Wirkung haben. Verwendet werden Farbstofflösungen.

Präparate:
- Kaliumpermanganatlösung (ca. 0,02 %)
- Ethacridinlösung (Rivanol®, ca. 0,02 – 0,05 %, Jodtinktur).

10.4.2 Bakterielle Infektionen der Haut

Erysipel (Wundrose)

Entzündung der Hat durch Streptokokken.

Ursachen
Streptokokkeninfektion: Die Erreger dringen durch kleine Hautschädigungen (z.B. Fußpilz, Hautrisse, Unterschenkelgeschwüre) in den Körper ein und breiten sich über die Lymphbahnen aus.

Symptome
- Scharf begrenzte, flammend rote Schwellung der Haut
- Schmerzen
- Fieber und Schüttelfrost
- Schweres Krankheitsgefühl
- Regionale Lymphknoten sind vergrößert.

Therapie
- Hochdosierte Antibiotika
- Fechte, antiseptische Umschläge
- Bettruhe.

Follikulitis, Furunkel, Karbunkel

Follikulitis: Bakterielle Infektion und oberflächliche Irritation eines Haarfollikels.
Furunkel: Eitrige Entzündung des Haarbalges und seiner Talgdrüse mit Abszessbildung.
Karbunkel: Verschmelzung mehrerer Furunkel mit Gewebsuntergang.

Ursachen
Staphylokokkeninfektion

Symptome
- Tiefsitzender, entzündeter, schmerzhafter Knoten
- Rötung, Überwärmung
- Zentralsitzender Eiterpfropf
- Lymphknotenschwellungen.

Therapie
- Lokale Wärme und Zugsalben beschleunigen das Aufbrechen
- Abszesseröffnung, damit der Eiter abfließen kann
- Bei Gesichts- und Nasenfurunkel sowie bei Fieber Antibiotika.

⚡ VORSICHT

Keine Manipulationen an Furunkeln der Oberlippe oder Nase. Durch aufsteigende Infektion kann eine Hirnhautentzündung entstehen.

10.4.3 Herpes simplex, Herpes labialis

Ursachen
- Die Erstinfektion mit Herpes-simplex-Viren erfolgt bei 90 % aller Menschen bereits im Kindesalter und verläuft fast immer unbemerkt
- Viren persistieren in den regionalen Nervenganglien
- Stress, Fieber, UV-Licht, Allergien u. a. aktivieren die „schlafenden" Viren.

Symptome
- Schmerzhafte Bläschen an Lippen und Mundschleimhaut, die mit klarer Flüssigkeit gefüllt sind
- Vorzeichen sind Jucken und Spannen der Hautstelle, an der ein Bläschen kommen wird
- Nach 2–3 Tagen eitrig, dann Eintrocknen der Bläschen und Bildung einer gelben Kruste
- Heilung nach ca. 8 Tagen, keine Narbenbildung.
Die Herpes-Bläschen sind ansteckend.

Therapie
- Virustatika lokal anwenden
- Austrocknende Lotionen (zinkhaltig, z.B. Lotio alba).

10.4.4 Herpes zoster (Gürtelrose)

Ursachen
Varizella-Zoster-Viren (Erreger der Windpocken) verbleiben nach einer Windpockenerkrankung in den Nervenganglien der dorsalen Rückenmarkswurzeln. Bei schlechter Immunlage werden sie erneut aktiviert. Die Viren verlassen die dorsalen Wurzeln der Rückenmarksganglien und wandern entlang der Spinalnerven zurück zu den von ihnen sensibel innervierten Hautgebiet (Dermatom).

Symptome
- Lokal begrenzte, brennende Schmerzen und Rötungen (je nach Befall des Nerven)
- Bläschen- und Krustenbildung
- Fieber
- Schlechtes Allgemeinbefinden
- Nervenschmerzen können auch nach Abklingen der Hauterscheinungen sehr lang andauern.
- **Zoster ophthalmicus:** Gefahr der Augenbeteiligung mit Bindehaut- und Hornhautentzündungen.

Therapie
- Möglichst frühzeitig systemische Therapie mit Virustatika
- Symptomatische Therapie mit juckreizstillenden, austrocknenden Zinklotionen.

Medikamentenlehre

Virustatika

Die Behandlung von Viruserkrankungen ist schwierig, weil Viren keine echte Zellstruktur und damit keinen eigenen Stoffwechsel haben. Sie dringen in lebende Zellen ein und vermehren sich in diesen. Die vorhandenen Virustatika haben unterschiedliche Wirkprinzipien:
- **Amantadin** (PK-Merz®): Verhindert das Eindringen bestimmter Viren in Wirtszellen. Nur zur Prophylaxe geeignet (bei Virusgrippe)
- **Tromantadin** (Viru-Merz®): Wirkungsweise wie Amantadin, Anwendung bei den ersten Anzeichen eines Herpes simplex lokal
- **Idoxuridin** (Virunguent, Zostrum®): Wird vom Virus in die Erbsubstanz eingebaut und zerstört so das Virus. Aber auch Einbau in Erbsubstanz von gesunden Zellen möglich, daher nur lokale Anwendung bei Herpes simplex
- **Aciclovir** (Zovirax®): Sowohl lokal als auch oral (bei Herpes zoster) anwendbar. Aciclovir dringt in die vom Virus befallene Zelle ein und wird dort von einem viruseigenen Stoff in die eigentliche Wirkform (Aciclovir-Triphosphat) umgewandelt, die die Virusvermehrung blockiert. Die gesunde Zelle wird nicht angegriffen.

10.4.5 Kontaktekzem

Akute oder chronische Erkrankung der Haut mit meist unscharf begrenzten Ausschlägen, beginnen meist mit einem Knötchen.

Ursachen
Es werden unterschieden:
- Irritativ-toxisches Kontaktekzem: Direkter Kontakt mit hautreizenden oder hautschädigenden Stoffen wie z.B. Säuren, Laugen
- Allergisches Kontaktekzem: Allergische Reaktion, tritt Stunden bis Tage nach einem Zweitkontakt mit dem Allergen auf. Häufige Allergene sind Nickel, Duft-, Farb-, und Konservierungsstoffe.

Symptome
- Rötung, Schwellung
- Bläschenförmige Hautveränderungen, wenn die Bläschen platzen ensteht ein nässendes Ekzem
- Juckreiz.

Therapie
- Kontakt mit auslösender Substanz meiden
- Soforthilfe: Haut mehrere Minuten mit Wasser abspülen, anschließend sauberer, trockener Verband
- Lokal Kortikosteroide
- Rückfettende Salben
- Bei nässender Hautschädigung: feuchte Umschläge, Schüttelmixturen.

10.4.6 Urtikaria

Urtikaria = Nesselsucht, Nesselfieber. Hauterscheinungen, wie nach Berührung einer Brennnessel!

Ursachen
Oft allergisch bedingt:
- Nahrungsmittel: Fisch, Eier, Getreide, Nüsse u.a.
- Arzneimittel: Penicillin, Acetylsalicylsäure u.a.
- Insektenstiche: Bienen, Wespen u.a.
- Sonnenstrahlen
- Tierhaare.

Symptome
- Quaddeln: lokal begrenzt angeschwollene Hautbezirke, innen weiß mit rotem Rand
- Bei schweren Fällen ganze Körperteile angeschwollen: Gesicht, Füße, Hände, Hals
- Juckreiz
- Bei Medikamenten- oder Insektenstichallergie: zusätzlich Atemnot, Übelkeit, Kopfschmerzen.

Therapie
- Feucht-kalte Umschläge
- Ursache beseitigen oder weglassen
- Kalzium
- Antihistaminika
- Glukokortikoide oral (Asthma bronchiale/Medikamentenlehre)
- Hyposensibilisierung bei bekanntem Allergen.

10.4.7 Schuppenflechte (Psoriasis vulgaris)

Häufige chronische Hauterkrankung mit übermäßiger Schuppenbildung. In der Basalzellschicht werden bis zu zehnmal schneller als normal neue Zellen gebildet, so dass die Zellen innerhalb weniger Tage in der Hornschicht angelangen und sich abzuschuppen beginnen.

Ursachen
Die genaue Ursache ist unklar, es besteht eine familiäre Disposition. Auslöser können sein:
- Fiebrige Erkrankungen
- Schwangerschaft, Menarche, Menopause
- Psychische Belastungen
- Stoffwechselstörungen.

Symptome
- Hyperkeratose: Starke Schuppung der Haut
- Unterschiedlich große scharf begrenzte Herde: Rötlich-entzündet, mit weiß-silbrigen Schuppen bedeckt
- Juckreiz
- Nach dem Abkratzen der Schuppen dünne sehr verletzliche Haut
- Häufig betroffen: Ellenbogen, Knie, behaarter Kopf.

Therapie
- Lösung der Hautschuppen
- Spezifische Lokaltherapie
- Photochemotherapie
- In schweren Fällen: Systemische medikamentöse Therapie.

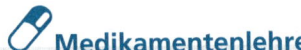 **Medikamentenlehre**

Antipsoriatika

Der Behandlung der Psoriasis soll eine Keratolyse vorangehen:
- 1–3 % Kochsalzbäder
- Ölbäder
- Harnstoffsalben
- Bei starker Verschuppung 2 % Salicylsäure-Salbe.

Lokale Antipsoriatika
- Dithranol (Psoralon®): Führt zu einer unspezifischen Hautreizung und wirkt antiproliferativ. Nachteilig ist eine Verfärbung der Haut und der Wäsche. Außerdem kann Dithranol wegen der Hautreizung nicht im Gesicht angewendet werden.
- Salicylsäure: Lockert die Kittsubstanz zwischen den Hornzellen, so dass sie leichter abgelöst werden können. Andere Wirkstoffe können durch diese Verringerung der Barrierefunktion besser in die Haut eindringen.
- Calcipotriol (Daivonex®): Vit.-D$_3$-Präparat zur lokalen Anwendung. Kann auch am Gesicht angewendet werden
- Topische Retinoide (Zorac®): Dürfen nicht im Gesicht und am Genitale verwendet werden. Starke Irritationen der gesunden Haut
- Kortikosteroide
- Kohleteer.

Systemische Antipsoriatika

Nur bei schweren Erkrankungsfällen.
Präparate:
- Biologicals, beispielsweise Efalizumab, Etarnercept, Infliximab
- Fumarsäureester (Fumaderm®)
- Methotrexat (Lantarel®): Unterdrückt das körpereigene Immunsystem
- Vitamin-A-Abkömmlinge (Retinoide)
- Ciclosporin A (Sandimmun®)

10.4.8 Basaliom (Basalzellkarzinom)

Tumor ausgehend von entarteten Keratinozyten der Basalzellschicht.

Ursachen
Risikofaktoren für das Auftreten eines Basalioms sind:
- UV-Strahlen
- Heller Hauttyp.

Symptome
- Hautfarbene, erhabene Knötchen mit erweiterten Blutgefäßen
- meist im Gesicht, Unterarmen, Handrücken
- Langsames Wachstum, zerstört umliegende Haut und den darunter liegenden Knochen
- Keine Metastasen.

Therapie
Operative Entfernung des Tumors. Regelmäßige Kontrolle. Nicht vollständig entfernte Basaliome können nachwachsen.

10.4.9 Dekubitus (Druckgeschwür)

Schädigung der Haut und der darunter liegenden Schichten.

Ursachen
Langandauernder Druck, der die kapilläre Blutzirkulation unterbindet. Im weiteren Verlauf kommt es zu
- Sauerstoffmangel im Gewebe, Giftstoffe werden nicht mehr abtransportiert
- Übersäuerung des Gewebes und Gefäßerweiterung, Ödem- oder Blasenbildung
- Absterben des Gewebes und damit Ausbildung eines Dekubitus.

Symptome
Druckgeschwüre beginnen mit einer Hautrötung. Wird die Ursache nicht behoben schreiten sie weiter fort. Es werden verschiedene Grade unterschieden.
An bestimmten Körperstellen ist das Risiko für ein Druckgeschwür besonders groß.

Ausprägung	Anzeichen
Grad I	• Scharf begrenzte Hautrötung, die mit dem Finger nicht wegzudrücken ist
Grad II	• Oberfläche der Haut ist geschädigt, es zeigt sich eine Abschürfung oder eine Blase • Risiko: durch diese Wunde können Krankheitserreger eindringen
Grad III	• Alle drei Hautschichten sind unwiederbringlich zerstört • Häufig zeigt sich eine scharf begrenzte dunkle Verfärbung (hervorgerufen durch Einblutungen in die abgestorbenen Hautzellen) • Bricht das Areal auf, entsteht eine Wunde, die bereits recht tief reichen kann; Muskeln und Knochen sind noch nicht beteiligt
Grad IV	• Dieser Grad bezeichnet die Mitbeteiligung von Muskeln und Knochen, er ist zur besseren Abgrenzung in drei Stadien eingeteilt
Grad IVa	• Die Wunde hat die Muskulatur erreicht, die Muskulatur liegt offen • In dem Gebiet liegt beim unbehandelten Druckgeschwür untergegangenes, schwarz verfärbtes Gewebsmaterial (Nekrose)
Grad IVb	• Die Wunde ist in die Muskulatur eingedrungen
Grad IVc	• Der Knochen ist erreicht oder bereits angegriffen • Es kann eine Knochenentzündung bestehen

Abb. 10.8 Gradeinteilung für Druckgeschwüre, angelehnt an die Skala des amerikanischen Arztes J. Darrel Shea.

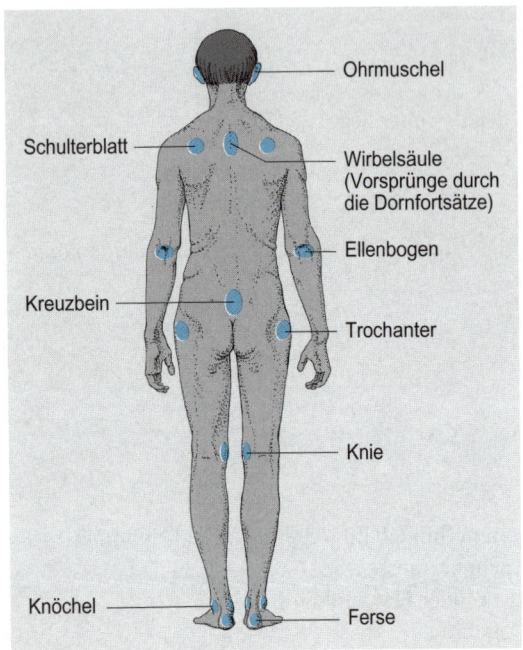

Ohrmuschel

Schulterblatt

Wirbelsäule
(Vorsprünge durch
die Dornfortsätze)

Ellenbogen

Kreuzbein

Trochanter

Knie

Knöchel

Ferse

Abb. 10.9 Körperstellen, an denen gehäuft Druckgeschwüre auftreten. [L190]

Prophylaxe

Da mit der Formel: „Druck × Zeit" die Hauptursache für die Entstehung eines Dekubitus beschrieben wird, hat Druckentlastung oberste Priorität. Diese wird erreicht durch:

- Bewegungsförderung, z.B. Makro- und Mikrobewegungen nach einem Bewegungsförderungsplan
- Regelmäßiger Lagewechsel, z.B. 30°-Lagerung im Wechsel, je nach Bedarf des Patienten
- Lagerungshilfsmittel, z.B. Antidekubitusmatratzen

Unterstützende Maßnahmen:

- Hautpflege: trocken, sauber, luftig
- Ausgewogene Ernährung (Wasser, Eiweiß, Kohlehydrate, Vitamine, Spurenelemente)
- Regelmäßige Hautkontrolle und Fingertest. Jede Rötung, die sich nicht wegdrücken lässt deutet auf einen beginnenden Dekubitus hin.

Therapie

- Kausaltherapie: vollständige Druckentlastung
- Lokale Wundbehandlung:
  - Wundanalyse
  - Wundreinigung
  - Wundheilung: Infektionsbekämpfung, phasengerechte Wundauflage, evtl. operative Wundreinigung.

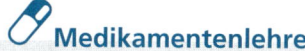
Medikamentenlehre

Konservative Therapie bei chronischen Wunden

Enzymatische Wundreinigung

Enzyme sind in der Lage, nekrotisches Gewebe abzubauen; zusammen mit Proteinen verflüssigen sie Gewebetrümmer.

Präparate:
- Rinderplasmin: Fibrolan®-Salbe
- Clostridiopeptidase: Novuxol®

Nachteile sind relativ häufige Verbandswechsel, die einen schädigenden Einfluss auf das Gewebe haben.

Antiseptische/antibakterielle Behandlung

Der antiseptischen Therapie ist gegenüber einer antibiotischen Behandlung der Vorzug zu geben, da bei Antibiotika die Gefahr von Resistenzen sehr groß ist.

Präparate:
- PVP-Jod-Komplexe: Betaisodona®-Salbe, -Lösung
- Wasserstoffperoxid.

Diese Therapeutika wirken sich negativ auf die Zellteilung des Granulationsgewebes aus, deshalb eignen sie sich nicht zur Daueranwendung.

Fett verbinden

Präparate:
- Wirkstofffreie Salbenkompressen: Lomatüll®, Oleotüll®
- Wirkstoffhaltige Salbenkompressen: Fucidine®-Gaze, Sofratüll®, Braunolind®.

Nachteil dieser Verbandmittel ist, dass der Verband häufig gewechselt werden muss und die Salbe leicht mit der Wunde verklebt.

Feuchttherapie (moderne Wundversorgung)

Grundprinzipien
1. Feucht-warm
2. Atraumatischer Verbandswechsel
3. Antiseptika nur in der ersten Phase der Wundheilung.

Feuchtverbände

- Hydrokolloidverbände (Varihesive®, Sterisorb): Wundexsudat wird aktiv gespeichert, meist in Form eines Gels, das beim Verbandswechsel in der Wunde zurück bleibt und dort ausgespült werden muss.
- Hydropolymerverbände (Cutinova® hydro, Comfeel® plus): Weiterentwicklung der Hydrokolloidverbände: Sie erzeugen ein Gel das in einer stabilen Matrix im Verbandsinneren verbleibt.
- Hydrogelverbände (Cutinova® Gel, Hydrosorb®, Nobagel®): Die Hydrogele haben bereits Gelstruktur. Speziell in trockenen, auch unsauberen Wunden soll hier eine Wundreinigung durch Lösung der Nekrosen und Beläge erreicht werden.
- Alginate (Urgosorb®, Algosorb®): Bestehen fast ausschließlich aus Bestandteilen von Braunalgen. Das trockene Alginatgerüst verwandelt sich unter Exsudationsaufnahme in der Wunde in ein Gel. Die Alginate haben eine sehr starke Saugleistung und können auch für die Behandlung infizierter Wunden genutzt werden.

Xerodressings oder geruchsabsorbierende Karbonverbände

Für die Behandlung infizierter übelriechender Wunden gibt es spezielle Verbände. Nekrotische Wunden werden zuerst durch chirurgische Maßnahmen (Debridement) gereinigt. Dann werden Verbände mit aktiver Oberfläche aufgelegt. An diese Oberflächen werden sowohl die Geruchsmoleküle und Bakterien als auch toxische Substanzen gebunden. Da die Bakterien lebensfähig bleiben, muss ein täglicher Verbandswechsel stattfinden. Bakterizide Eigenschaften lassen sich durch eine Versilberung der Oberfläche erreichen.

Präparate:
Actisorb®, CarboFlex®, BioCELL®, Actisorb® Plus mit Silberimprägnierung.

10.4.10 Medikamentenbedingte Hautveränderungen

Medikamente können bereits vorhandene Hautprobleme verstärken oder Hautveränderungen als Nebenwirkung haben. Gerade alte und multimorbide Menschen müssen oft eine Vielzahl von Medikamenten nehmen, die die Probleme durch die Altersveränderungen der Haut noch verstärken. Hierzu zählen:

- Diuretika: Bei Stauungsödemen in den Beinen wird die Haut stark gedehnt. Wird die Flüssigkeit durch Diuretika ausgeschwemmt, so ist die gedehnte Haut faltig, gerötet und leicht verletzlich, hinzu kommt Juckreiz
- Herzglykoside, Antiarrhythmika und Antihypertonika verursachen häufig eine trockene, schuppende Haut, die zu Rötungen und Juckreiz neigt
- Kortikosteroide: Hautatrophie bei längerer Einnahme, außerdem verzögerte Wundheilung und verstärkte Neigung zu Infektionen.

✓ HAUTPFLEGE
Im Alter ist eine sorgfältige, regelmäßige Hygiene und Hautpflege besonders wichtig. Eine trockene Haut kann durch Salben behandelt werden. Diese Salben können auch Wirkstoffe gegen den Juckreiz sowie entzündungshemmende Wirkstoffe haben. Bäder sollten rückfettende Substanzen enthalten (Ölbäder). Wenn eine gründlichere Körperreinigung erfolgen soll, kann diese durch kurzes Duschen unter Verwendung einer ph-neutralen Seife erfolgen.

10.4.11 Altersdermatosen

- Purpura senilis: flächenhafte Hautblutung durch verminderte Kapillarresistenz
- Teleangiektasien: Erweiterung kleiner Blutgefäße vor allem im Gesicht
- Riesenkomedone: sog. Mitesser: mit Horn und Talg gefüllte Haarfollikel
- Lentigo seniles: Altersflecke
- Pseudo-Narben vor allem an den Beinen
- Rhinophym (Knollennase) durch vermehrte Bildung der Talgdrüsen
- Exsikkationsekzem: Austrocknungsekzem, meist an den Unterschenkeln.

11 Die Hormondrüsen und ihre Erkrankungen

11.1 Anatomie und Physiologie

11.1.1 Hormone

Hormone sind Substanzen, die im Körper die verschiedensten biologischen Prozesse auslösen und regulieren. Sie werden in speziellen Organen, den endokrinen Organen (Hormondrüsen) hergestellt und an das Blut abgegeben (endokrin: Abgabe von Stoffen direkt an das Blut).

Hormone werden vom Blut über den ganzen Körper verteilt und erreichen so alle Zellen. Spezielle Hormonrezeptoren am Zielorgan erkennen die Struktur des Hormons, verbinden sich mit ihm und lösen so den gewünschten Erfolg aus. Bereits minimale Konzentrationen der Hormone genügen für weit reichende Vorgänge. Die Hormondrüsen stehen z. T. in einem Abhängigkeitsverhältnis zueinander. Bereits kleinste Konzentrationsverschiebungen eines Hormons haben Auswirkungen auf andere endokrine Drüsen. Hormone steuern wichtige biologische Vorgänge im Körper. Sie sind für Wachstums- und Entwicklungsprozesse, Verhaltensweisen und Reaktionen des Menschen mitverantwortlich (z.B. Sexualhormone).

11.1.2 Hypothalamus

Der Hypothalamus ist ein Teil des Zwischenhirnes unterhalb des Thalamus gelegen. Er ist eine wichtige Schaltzentrale, das sowohl übergeordnete Zentren des vegetativen Nervensystems enthält, als auch endokrine Funktionen ausübt.

Aufgaben
Vom Hypothalamus werden lebenswichtige Körperfunktionen gesteuert:
- Blutdruckregulation
- Flüssigkeitshaushalt
- Atemvorgänge
- Energiehaushalt und Nahrungsaufnahme
- Wärmeregulation, Körpertemperatur
- Fortpflanzung
- Schlaf.

Die Hormone des Hypothalamus haben als Steuerhormone für den Hypophysenvorderlappen übergeordnete Funktionen:
- Inhibiting-Hormone (Hemmung der Ausschüttung)
- Releasing-Hormone (Anregung der Ausschüttung)

Sie werden mit dem Blut in den Hypophysenvorderlappen gebracht. Hier aktivieren oder deaktivieren sie die Ausschüttung der Hypophysenvorderlappenhormone.

Zum anderen produziert der Hypothalamus Hormone für den Hypophysenhinterlappen:

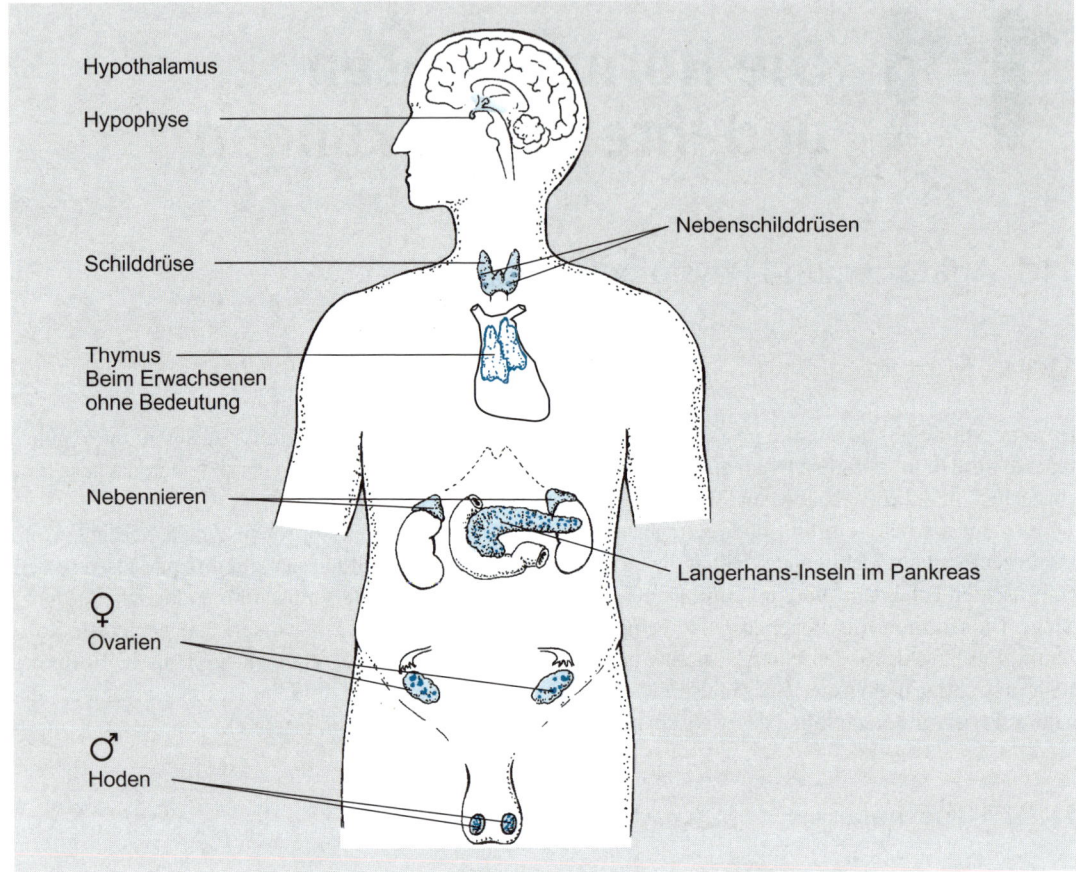

Abb. 11.1 Die Hormondrüsen des Menschen. [A400]

- Oxytocin
- Adiuretin (ADH)

Diese beiden Hormone werden auf rein neuralem Weg direkt in den Hypophysenhinterlappen transportiert.

11.1.3 Hypophyse (Hirnanhangdrüse)

Die Hypophyse liegt im Zwischenhirn und ist über den dünnen Hypophysenstiel (Infundibulus mit dem Hypothalamus verbunden. Sie ist erbsengroß, wiegt 0,5 Gramm und wird in Vorder- und Hinterlappen unterteilt.

Aufgaben

Die meisten Hormone der Hypophyse steuern die Funktion zahlreicher untergeordneter Hormondrüsen. Diese Hormone wirken nicht direkt auf Körpervorgänge ein, sondern auf eine hormonproduzierende Drüse (glandotrope Hormone). Die Hypophysenhormone ermöglichen das harmonische Zusammenspiel anderer Drüsen!

Hypophysenvorderlappen (HVL)

Bildet folgende glandotrope Hormone

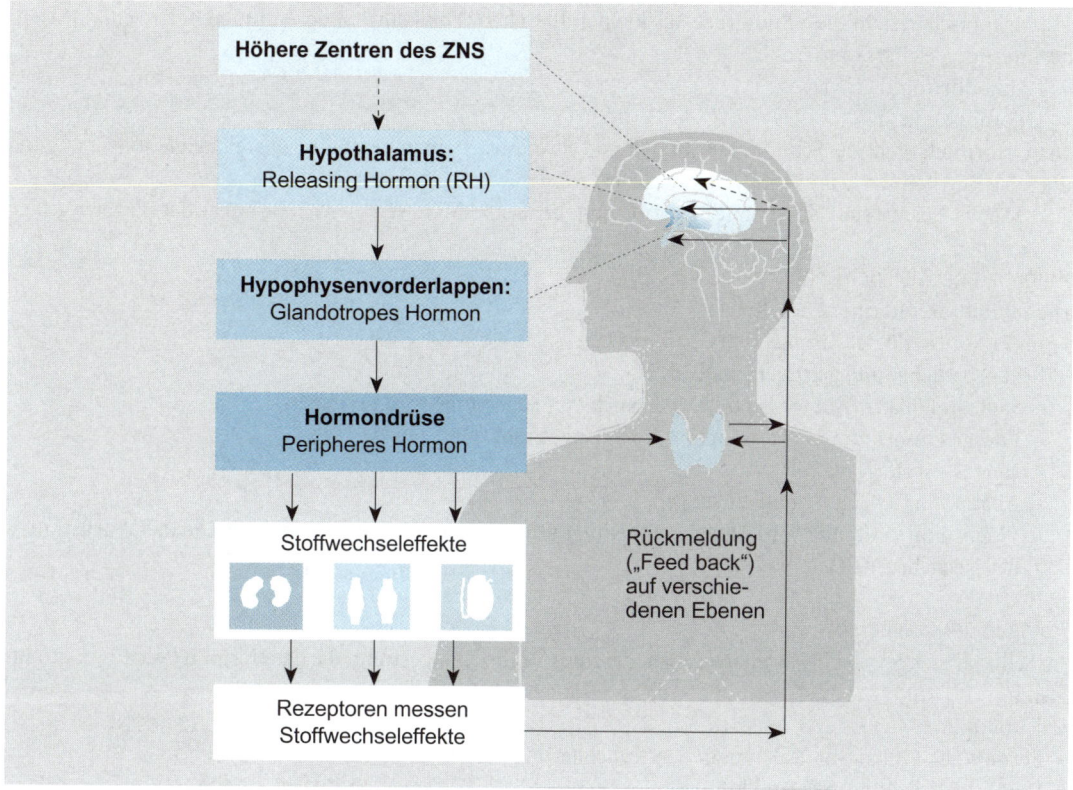

Abb. 11.2 Die Hierarchie der Hormonregulation. [A400]

- Thyreotropin (Thyreoidea-stimulierendes Hormon, TSH): Kontrolle über die Funktion der Schilddrüse
- Adrenocorticotropin (ACTH): Kontrolle über die Funktion der Nebennieren
- Gonadotropin (FSH und LH): Kontrolle über die Funktion der Geschlechtsdrüsen

Zwei weitere HVL-Hormone wirken direkt in der Peripherie und nicht auf andere endokrine Drüsen:
- Prolaktin steuert die Milchbildung nach der Geburt
- Somatotropin (Wachstumshormon) regelt die Wachstumsprozesse des Körpers.

Hypophysenhinterlappen (HHL)

Der Hypophysenhinterlappen bildet selbst keine Hormone. Er dient als Speicher für Hormone, die im Hypothalamus gebildet werden (Adiuretin, Oxytocin). Vom Hypophysenhinterlappen werden diese Hormone bei Bedarf an das Blut abgegeben.
- Adiuretin: Steigert die Wasserrückresorption in der Niere, weniger Harn wird ausgeschieden.
- Oxytocin: Löst die Wehen bei der Geburt aus und ist an der Milchbildung zu Beginn der Stillzeit beteiligt.

11.1.4 Schilddrüse (Glandula thyreoidea)

Die Schilddrüse ist ein kleines schmetterlingsförmiges Organ, das unterhalb des Kehlkopfes vor der Luftröhre liegt. Sie wiegt ca. 18–25 g und besteht aus einem rechten und einem linken Lappen. Die Verbindungsbrücke, der Isthmus, liegt über der Luftröhre.

Mikroskopisch besteht die Schilddrüse aus kleinen Bläschen (Follikeln), in deren Inneren die Schilddrüsenhormone gespeichert werden:
- Tetrajodthyronin (Thyroxin, T_4)
- Trijodthyronin (T_3)

Diese Hormone stellt die Schilddrüse aus Jod und Eiweißbausteinen her. Ohne ausreichende Jodversorgung über das Blut können keine Hormone produziert werden.

Die Schilddrüse ist stark durchblutet. Die Hormone der Schilddrüse werden nach Bedarf an das Blut abgegeben.

Aufgaben der Schilddrüsenhormone T_3 und T_4

Die Schilddrüsenhormone regeln:
- Im Ruhezustand des Körpers den Grundumsatz
- Bei körperlicher und geistiger Anstrengung
  - Sauerstoffbilanz (Aufnahme und Verbrauch von Sauerstoff) wird gesteigert
  - Energieumsatz und Körpertemperatur werden erhöht
  - Herzarbeit steigt
  - Abbau von Glykogen und Fett steigen
  - Wachstumsfördernde Wirkung, die unbedingt nötig für die geistige Entwicklung und das Wachstum des Neugeborenen ist.

Aufgabe des Calcitonins

Im Schilddrüsengewebe sind weitere Zellen, die sog. C-Zellen, eingestreut, die das Hormon Calcitonin produzieren.

Calcitonin:
- Fördert den Einbau von Kalzium in den Knochen
- Senkt den Kalziumgehalt im Blut.

11.1.5 Nebenschilddrüsen (Glandulae parathyreoideae)

Die Nebenschilddrüsen sind vier kleine Epithelknötchen, die an der Rückseite der Schilddrüse liegen.

Aufgaben

Die Nebenschilddrüsen bilden das Parathormon (PTH), das vermehrt bei niedrigem Kalziumspiegel ins Blut ausgeschüttet wird. Die Nebenschilddrüsen sind keinem hormonellen Regelkreis unterworfen, sondern reagieren direkt auf Veränderungen des Kalziumspiegels im Blut.

Parathormon:
- Steigert den Knochenabbau und erhöht dadurch den Kalziumspiegel des Blutes
- Steigert die Kalziumrückresorption in der Niere
- Steigert die Kalziumresorption aus dem Darm, indem es die Aktivierung von Vitamin D fördert
- Erhöht die Phosphatausscheidung in der Niere.

Calcitonin und Parathormon sind Antagonisten.

11.1.6 Nebennieren (Glandulae suprarenales)

Die Nebennieren sind kleine, auf jeder Niere oben aufliegende Organe. Gewicht: ca. 8 g. Sie bestehen aus dem Nebennierenmark und der Nebennierenrinde. Das Mark und die Rinde produzieren unterschiedliche Hormone mit voneinander unabhängigen Aufgaben.

Nebennierenrinde

Die Rinde macht den größten Teil der Nebenniere aus. Es sind drei Gewebsschichten zu erkennen, die unterschiedliche Hormone mit verschiedenen Aufgaben produzieren:
- Zona glomerulosa: Mineralokortikoide
  - Regulierung des Salz- und Wasserhaushaltes
  - Beeinflussung der Natrium- und Kaliumausscheidung
- Zona fasciculata: Kortikosteroide
  - Anregende Wirkung auf den Kohlenhydratstoffwechsel (Glukosespiegel steigt)
  - Eiweiß- und Fettabbau
  - Demineralisierung der Knochen
  - Stimulation der Magensaftsekretion
  - Hemmung von Entzündungsprozessen, immunsuppressive Wirkung
- Zona reticularis: Männliche Sexualhormone (Androgene).

Hormone des Nebennierenmarks

Im Nebennierenmark werden die Katecholamine Adrenalin, Noradrenalin und Dopamin gebildet, die eigentlich keine Hormone, sondern Neurotransmitter sind. Sie wirken sehr schnell und werden v. a. in Stresssituationen ausgeschüttet. Sie steigern die Leistungsfähigkeit, indem sie:
- Den Stoffwechsel anregen (Fettabbau, Glycogenolyse mit Anstieg der Glukose)
- Die Schlagkraft und die Schlagfrequenz des Herzens erhöhen
- Durchblutung von Herz, Muskulatur und Lunge steigern
- Die Bronchien weit stellen
- Verdauungsprozesse hemmen.

11.2 Krankheiten der Hormondrüsen

11.2.1 Überfunktion des Hypophysenvorderlappens

Ursachen
Meist gutartige Hypophysentumoren, die im Übermaß Hormone produzieren:
- Wachstumshormone
- Prolaktin (Prolaktinom)
- ACTH.

Symptome
- Bei Prolaktinom: Milcheinschuss, Zyklusstörungen
- Bei Überproduktion von Wachstumshormon:
  - bei Jugendlichen: Riesenwuchs, solange die Wachstumsfugen noch offen sind
  - bei Erwachsenen: Akromegalie: Ausschließliche Vergrößerung der körperfernen Körperteile z.B. Nase, Kinn, Zunge, Hände, Füße (Akren)
  - Evtl. Diabetes mellitus aufgrund der diabetogenen Wirkung von Wachstumshormon.
- Kopfschmerzen, Sehstörungen (Druck des Tumors auf den Sehnerv) aufgrund der Größenzunahme des Tumors.

Therapie
Operative Tumorentfernung.

11.2.2 Diabetes insipidus

Auch Wasserharnruhrgenannt. In der Niere ist die Wasserrückresorption gestört, so dass große Mengen Urin ausgeschieden werden.

Ursache
Mangel an Adiuretin aufgrund einer Unterfunktion des Hypophysenhinterlappens:
* Hirntumor
* Meningitis
* Operation, Verletzungen.

Symptome
* Polyurie: Ausscheidung enormer Urinmengen > 10 l/Tag
* Starker Durst
* Dehydration.

Therapie
* Wenn möglich Ursache beheben
* Injektion des fehlenden Hormons (Adiuretin, Pitressin®)
* Applikation eines chemischen Abkömmlings (Desmopressin, Minirin®) über die Nasenschleimhaut.

11.2.3 Hypothyreose (Schilddrüsenunterfunktion)

Unzureichende Produktion an Schilddrüsenhormon.

Ursachen
Erworbene Schilddrüsenunterfunktion, der Häufigkeitsgipfel liegt zwischen dem 50. und 70. Lebensjahr.
* Chronische autoimmune Schilddrüsenentzündung (Hashimoto-Thyreoiditis)
* Nach Schilddrüsenoperation
* Nach Radiojodtherapie.

Symptome
Die Schilddrüsenunterfunktion geht mit schleichenden Veränderungen einher. Mit zunehmendem Alter ist die Erkrankung schwierig zu diagnostizieren, da hier das Bild durch allgemeine Alterserscheinungen, wie Verlangsamung, Antriebslosigkeit, Gedächtnisstörungen verschleiert werden kann. Typische Beschwerden sind:
* Erniedrigte Körpertemperatur
* Ständiges Frieren
* Müdigkeit und vermehrtes Schlafbedürfnis
* Leistungs- und Antriebsschwäche
* Trockene, blasse Haut, brüchige Fingernägel, glanzlose Haare
* Gewichtszunahme
* Verstopfung

- Bradykardie
- Hypercholesterinämie mit Arteriosklerose.

Therapie
Schilddrüsenhormone in Dauersubstitution.

11.2.4 Hyperthyreose Schilddrüsenüberfunktion

Übermäßige Produktion von Schilddrüsenhormonen.

Ursache
Die Hyperthyreose kann mit einer Organvergrößerung, der Struma, oder auch mit in das normale Schilddrüsengewebe eingestreute, autonome (selbstständig bzw. unabhängig von Regelmechanismen arbeitende) Knoten einhergehen. Häufigste Ursache einer übermäßigen Produktion an Schilddrüsenhormonen ist eine Autonomie der Schilddrüse, d.h. sie arbeitet unabhängig von der Steuerung durch Hypothalamus und Hypophyse. Der Schilddrüsenautonomie liegt meist eine Struma bei Jodmangel zugrunde.
Morbus Basedow: Autoimmunerkrankung, bei der Antikörper gegen Schilddrüsengewebe gebildet werden, die gleichzeitig die Produktion von Schilddrüsenhormonen anregen.

Symptome
- Struma
- Gewichtsverlust bei gleichem Essen
- Schweißausbrüche
- Tachykardie
- Nervosität, Schlaflosigkeit und Reizbarkeit
- Weicher häufiger Stuhlgang
- Übermäßiges Schwitzen
- Weiches, dünnes Haar.

Schwierigkeiten der Diagnose im Alter
- Je älter der Patient ist, desto uncharakteristischer werden die Symptome
- Atypischer Verlauf, z.B. statt Übererregbarkeit und Nervosität Apathie oder geistige Verwirrung
- Nur latent hyperthyreote Stoffwechsellage, die sich bei Jodgabe schnell verschlechtern kann, z.B. bei Gabe von
  - Röntgenkontrastmittel
  - Broncholytika
  - Augentropfen
  - Antiarrhythmika.

Therapie
- Teilentfernung der Schilddrüse
- Radiojodtherapie
- Thyreostatika.

11.2.5 Struma mit Euthyreose

Vergrößerte Schilddrüse (Kropf) bei normalem Hormonspiegel im Blut. Es kommen sowohl knotige als auch diffuse Strumen vor. Die Häufigkeit einer Struma steigt mit dem Lebensalter an und ist bei Frauen 4–5-mal häufiger als bei Männern.

Ursachen

Jodmangel aufgrund zu geringer Jodaufnahme mit der Nahrung: Zu wenig Jod im Blut, es werden zu wenig T_3 und T_4 gebildet, die Schilddrüse vergrößert sich durch verstärkte Aktivierung des Hypothalamus und der Hypophyse.

Symptome

Einteilung erfolgt nach der Größe der Struma
- Stadium 1a: Normal große Schilddrüse mit knotigen Veränderungen
- Stadium 1b: Struma ist bei zurückgelegtem Kopf sichtbar
- Stadium 2: Struma ist bei normaler Kopfhaltung sichtbar
- Stadium 3: Struma ist von weitem sichtbar und engt die Luftröhre oder andere Nachbarorgane ein.

Therapie

- Einnahme von Jodtabletten: durch die ausreichende Zufuhr von Jod kann die Schilddrüse ausreichend Hormone herstellen
- Einnahme von Schilddrüsenhormonen
- Operation der Struma
- Radiojodtherapie.

! JODSUBSTITUTION

Zur Prophylaxe von Schilddrüsenerkrankungen werden die Verwendung von jodiertem Speisesalz sowie der regelmäßige Verzehr von Meeresfisch empfohlen.

Deutschland ist ein Jodmangelgebiet. Deshalb haben gerade bei der älteren Bevölkerung sehr viele Menschen aufgrund der jahrzehntelangen Unterversorgung mit Jod eine auf den Jodmangel zurückgehende Erkrankung. Ein Drittel der älteren Generation hat eine vergrößerte Schilddrüse oder einen Strumaknoten.

Eine medikamentöse Substitution von Jod bei salzarmer Ernährung oder erhöhtem Bedarf ist möglich.

Präparate:
- Jodid® 100, 200 zur täglichen Einnahme
- Jodetten® Depot zur wöchentlichen Einnahme

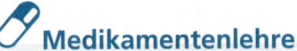 **Medikamentenlehre**

Schilddrüsenhormone

Bei Jodmangel-Struma und Hypothyreose ist eine Substitution nötig. Es werden chemisch hergestellte Hormone eingesetzt. Wichtig ist eine genaue, individuell abgestimmte Dosierung, die Einnahme muss meist lebenslang erfolgen.

Nebenwirkungen:

Treten nur in der Anfangszeit (Nervosität, Tachykardie) als Folge einer relativen Überdosierung auf. Bei genauer Einstellung treten kaum Nebenwirkungen auf, da es sich um eine Substitution fehlender körpereigener Substanzen handelt.

Präparate:

Levothyroxin (L-Thyroxin®).

Thyreostatika

Zwei Wirkprinzipien zur Hemmung der Produktion von Schilddrüsenhormonen sind möglich. Bei beiden Möglichkeiten ist die Wirkung erst nach einigen Wochen zu erwarten, da die noch vorhandenen Schilddrüsenhormone erst verbraucht sein müssen.

Präparate:

- Substanzen, die verhindern, dass Jod in die Schilddrüsenhormone eingebaut wird
  - Carbimazol (Neo-Thyreostat®)
  - Thiamazol (Favistan®).
- Substanzen, die verhindern, dass Jod in die Schilddrüse aufgenommen wird
  - Perchlorat-Ionen (Anthyrinum®).

11.2.6 Schilddrüsenkarzinom

Es werden differenzierte, undifferenzierte und medulläre Karzinome unterschieden.

Ursachen
Unbekannt. Risikofaktoren sind familiäre Belastung und ionisierende Strahlen.

Symptome
- Schilddrüsenvergrößerung
- Schluckbeschwerden, Atembeschwerden bei Einengung von Speiseröhre oder Luftröhre.

Therapie
- Radiojodtherapie
- Operation.

11.2.7 Hypoparathyreoidismus

Unterfunktion der Nebenschilddrüsen.

Ursache
Versehentliche operative Entfernung der Nebenschilddrüsen bei einer Schilddrüsenoperation.

Symptome
- Hypokalzämie:
  - Tetanie mit Muskelkrämpfen (Pfötchenstellung der Hände)
  - Haar-, Nagelwuchsstörungen
  - Grauer Star
  - Erhöhte Reizbarkeit, depressive Verstimmung
- Hyperphosphatämie.

Therapie
Vitamin D- und Kalzium-Substitution.

11.2.8 Hyperparathyreoidismus

Überfunktion der Nebenschilddrüsen.

Ursachen
- Adenom der Nebenschilddrüsen oder allgemeine Vergrößerung (Hyperplasie)
- Reaktion der Nebenschilddrüsen auf Hypokalzämie z.B. bei Vitamin D-Mangel, kalziumarme Ernährung.

Symptome
- Erhöhte Knochenentkalkung mit Knochenschmerzen
- Vermehrte Kalziumresorption aus dem Darm
- Harnsteine
- Magen-Darmbeschwerden
- Muskelschwäche.

Therapie
Operative Entfernung einzelner Nebenschilddrüsen.

11.2.9 Cushing-Syndrom

Vermehrte Bildung von Kortikosteroiden.

Ursachen
- Überproduktion von Kortikosteroiden wegen
  - Tumor der Nebennierenrinde
  - Tumor der Hypophyse
- Langdauernde medikamentöse Gabe von Kortisonpräparaten.

Symptome
- Stammfettsucht, Vollmondgesicht, Stiernacken (aufgrund der Umverteilung der Fettdepots)
- Dünne Haut
- Hypertonie
- Osteoporose, Muskelatrophie
- Vermännlichung bei Frauen
- Diabetes mellitus (Steroid-Diabetes)
- Mangelnde Infektionsabwehr, schlechte Wundheilung
- Psychische Veränderungen.

Therapie
Operative Entfernung eines Tumors.

11.2.10 Überfunktion des Nebennierenmarks

Ursachen
Tumor, der im Übermaß Katecholamine (Adrenalin, Noradrenalin) produziert und schubweise abgibt.

Symptome
Hypertonie, auch anfallsartig.

Therapie
Operation.

KAPITEL

12 Das Nervensystem und seine Erkrankungen

12.1 Anatomie und Physiologie

Transportsystem für Informationen sowohl aus der Außenwelt als auch aus dem Inneren unseres Körpers.

Einteilung nach der Funktion
Es wird zwischen somatischem und autonomem Nervensystem unterschieden, die eng miteinander verflochten sind.

Somatisches Nervensystem
- Dient der bewussten Wahrnehmung von Sinneseindrücken aus den Sinnesorganen, den Skelettmuskeln und den Gelenken
- Dient der Innervation der Skelettmuskulatur (dieser Teil ist dem Willen unterworfen).

Autonomes (vegetatives) Nervensystem
- Dient der Aufrechterhaltung des inneren Gleichgewichts im Organismus
- Reguliert die Verdauungstätigkeit
- Dem Willen nicht unterstellt (autonomes Nervensystem)
- Besteht aus zwei Teilsystemen, die sich in ihrer Funktion unterscheiden
  - Sympathikus: Erhöht die Fähigkeit zur Arbeitsleistung und zur Auseinandersetzung mit der Umwelt:, Herz, Kreislauf, Atmung werden aktiviert, Magen-Darm-Tätigkeit wird vermindert
  - Parasympathikus: Erhöht alle Vorgänge, die der Erholung und Energiegewinnung dienen, Herz-, Kreislauf- und Atemtätigkeit nehmen ab, Verdauungsdrüsen und Darmmuskulatur steigern ihre Tätigkeit.

Einteilung nach der Lage
Zentrales Nervensystem (ZNS)
- Gehirn und Rückenmark
- somatisches und vegetatives Nervensystem sind hier miteinander verbunden
- Steuerzentrum zur Informationsverarbeitung und -koordination
- Das Gehirn wertet aus und antwortet, indem es entsprechende Informationen an die Muskulatur oder über das vegetative Nervensystem an die inneren Organe übermittelt.
- Die wichtigsten Teile des Nervensystems sind besonders gut geschützt (Gehirn vom Schädel, Rückenmark vom knöchernen Wirbelkanal).

Peripheres Nervensystem (PNS)
- Sämtliches Nervengewebe außerhalb des ZNS
- Getrennt in somatisches und vegetatives Nervensystem
- Verbindung zwischen ZNS und Organen und umgekehrt
- Nerven, die Informationen zum Gehirn tragen, werden als afferente oder sensible Nerven bezeichnet
- Nerven, die Informationen vom Gehirn weg in den Körper tragen, nennt man efferente oder motorische Nerven

Markscheiden, auch Myelinscheiden genannt, umgeben die Nervenfasern (Axone) als eine Hülle aus Fetten und Eiweißen. Die Markscheiden werden von speziellen Zellen, den Oligodendrozyten gebildet und umhüllen die Axone nicht gleichmäßig. Sie weisen so genannte Einschnürungen (Ranvier'sche Schnürringe) auf.

Informationsübertragung zwischen Nervenzellen

Markscheiden, auch Myelinscheiden genannt, umgeben die Nervenfasern (Axone) als eine Hülle aus Fetten und Eiweißen. Die Markscheiden werden von speziellen Zellen, den Oligodendrozyten gebildet und umhüllen die Axone nicht gleichmäßig. Sie weisen so genannte Einschnürungen (Ranvier'sche Schnürringe) auf. Diese Schnürringe dienen der schnelleren Informationsweitergabe.

In der Nervenzelle herrscht im Ruhezustand eine schwach negative elektrische Ladung, das Ruhepotential. Aufgrund einer Erregung kann sich dieses Ruhepotential kurzfristig in den positiven Bereich ändern. Es entsteht ein Aktionspotential, das weitergeleitet werden kann. Im und kurz nach dem Aktionspotential ist das Neuron nicht erregbar, diese Phase heißt Refraktärperiode.

Synapsen (Verbindungsstellen)

Ein Axon ist über eine Synapse entweder mit dem Dendriten eines anderen Neurons oder mit einer Muskelfaser verbunden. Die Verbindung Axon zu Muskelfaser nennt man motorische Endplatte. An der Synapse liegt keine direkte Verbindung zwischen den Neuronen bzw. der Muskelfaser vor, sondern ein Spalt (synaptischer Spalt). Hier ist keine direkte elektrische Reizübermittlung möglich. Deshalb werden chemische Substanzen ausgeschüttet, die Botenstoffe oder Neurotransmitter. Diese Botenstoffe (Neurotransmitter) docken an den Rezeptoren der Zellmembran der nächsten Zelle an und übertragen so die Erregung auf die nächste Zelle z.B. an den Dendriten einer Nervenzelle.

Neurotransmitter
- Acetylcholin: Wird im peripheren Nervensystem vom efferenten Neuron abgegeben, wirkt erregend auf die Muskelfaser an der motorischen Endplatte. Im Gehirn zuständig für das Gedächtnis

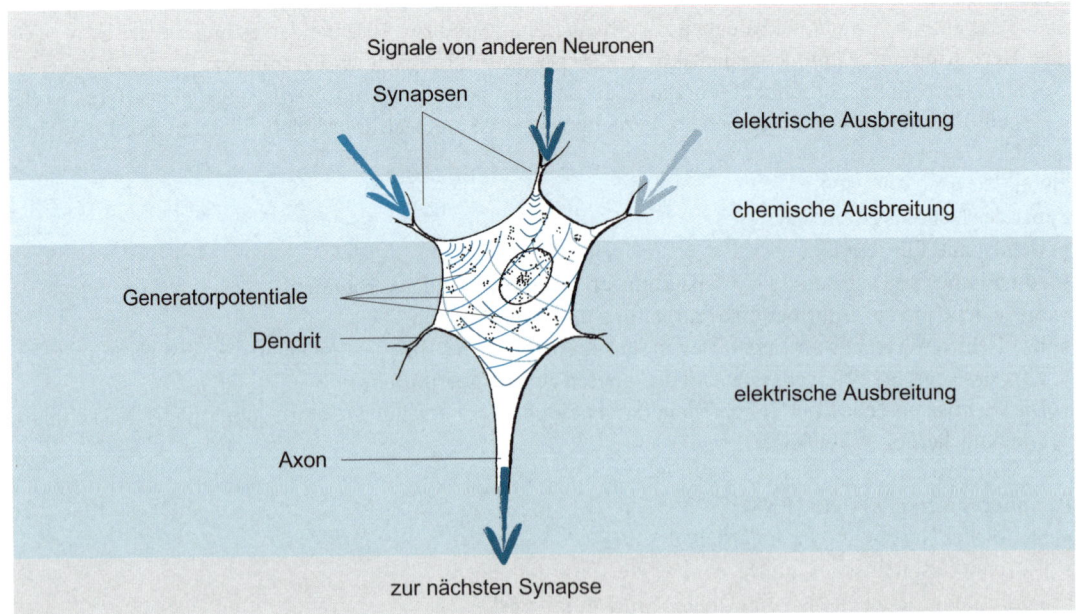

Abb. 12.1 Elektrische und chemische Erregungsleitung. [L190]

- Dopamin: Ist in speziellen Hirnbereichen für unterschiedliche Funktionen verantwortlich z.B. für motorische Abläufe wie Gestik und Mimik (dieser Botenstoff fehlt bei der Parkinsonschen Erkrankung)
- Serotonin: Nimmt im ZNS Einfluss auf Gefühle und Schlaf-Wachrhythmus.

Schematisierte Arbeitsweise des Nervensystems

- Reizaufnahme: Sinneszellen
- Reizleitung: Afferente (zuführende) Nerven leiten Informationen zum Rückenmark bzw. zum Gehirn
- Reizverarbeitung: Gehirn
- Reizantwort: Efferente (wegführende) Nerven leiten Informationen in den Körper zurück, z.B. Skelettmuskulatur oder in die glatte Eingeweidemuskulatur.

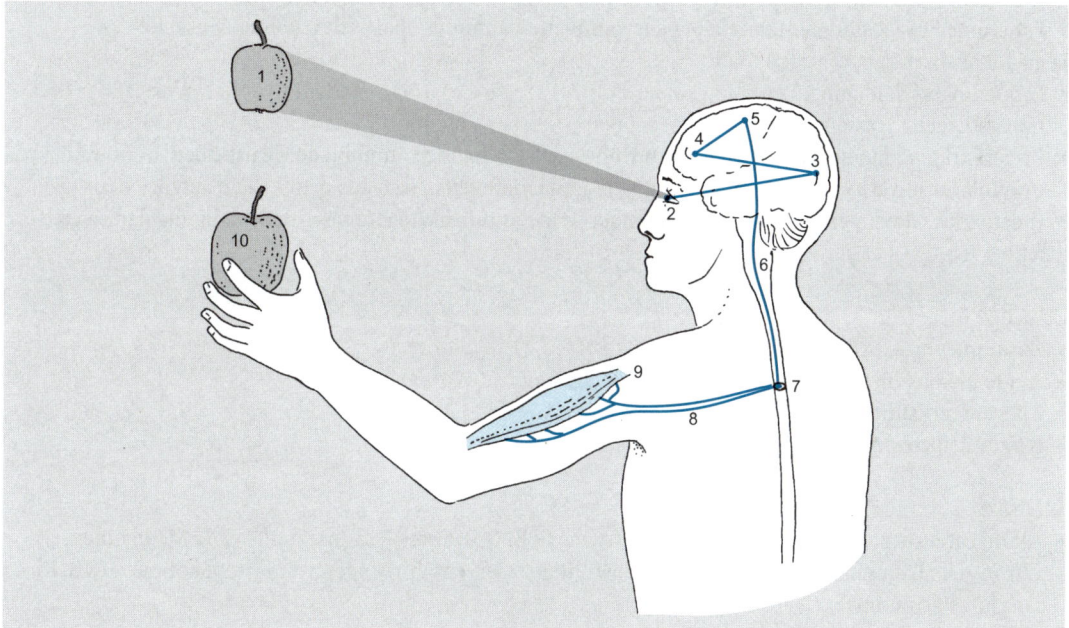

Abb. 12.2 Funktion des Nervensystems am Beispiel einer aktiven, bewussten Reaktion: Fangen des Apfels. [L190–201]
1 Objekt
2 Netzhaut des Auges: Nimmt Lichtreize auf
3 Sehzentrum: Objekt wird bewusst (Mensch sieht Apfel)
4 Willenszentrum: Entscheidung „Ich will den Apfel fangen"
5 Motorisches Zentrum: Gibt Befehl zur Bewegung
6 Rückenmarkbahn: Leitet Befehl zur Bewegung weiter
7 Umschaltstelle im Rückenmark
8 Motorische Nervenfasern: Übertragen Bewegungsbefehl auf Muskelfasern
9 Muskeln kontrahieren
10 Bewegung: Apfel wird gefangen
1–2 = Reizaufnahme
Zwischen 2 und 3 = Reizleitung über sensible Nervenfasern
3–5 = Reizverarbeitung im Gehirn
6–8 = Reizantwort über motorische Nervenfasern

12.2 Neurologische Erkrankungen

12.2.1 Querschnittslähmung

Rückenmarksschädigung mit Ausfall aller motorischen und sensiblen Funktionen unterhalb der Schädigung.

Symptome
- Plötzliche, akute Lähmung: Komplette motorische Lähmung, zunächst schlaffer Muskeltonus (Spannkraft des Muskels), fehlende Reflexe, Sensibilitätsausfall, Ausfall vegetativer Funktionen. Im weiteren Verlauf spastische Lähmung, gesteigerte Muskeleigenreflexe, positive Pyramidenbahnzeichen
- Langsame Entwicklung: Inkomplette oder komplette Lähmung, spastisch erhöhter Muskeltonus.

Je nach Lokalisation:
- Lendenmarkschädigung: Lähmung beider Beine (Paraparese), Harn- und Stuhlverhalt, Verlust der Erektionsfähigkeit, Sensibilitätsstörungen.
- Brustmarkschädigung: zusätzlich je nach Höhe der Schädigung Lähmung der Brust-, Bauch- und Rückenmuskulatur mit schwachen Atembewegungen und Unfähigkeit, sich aus dem Liegen aufzurichten
- Halsmarkschädigung: zusätzlich Lähmung der Arme und Beine (Tetraparese); Schädigung der Zwerchfellnerven.

Ursachen
- Zusammenbruch eines Wirbels: Unfall, Metastasen, Osteoporose
- Akute Mangeldurchblutung im Rückenmark: Thrombose, Arteriosklerose
- Rückenmarkstumoren
- Bandscheibenvorfall.

Therapie
- Akute Lähmung: sofortige Behebung der Ursache (z.B. Operation, gerinnselauflösende Medikamente)
- Chronische Lähmung: Mobilisierung der Bewegungsreserven, Vorbeugen von Komplikationen (z B. Dekubitus, Pneumonie).

12.2.2 Restless-Legs-Syndrom (RLS)

Dieses Syndrom ist eine der häufigsten neurologischen Erkrankungen, 5–10 % der Bevölkerung sind davon betroffen. Die Erkrankungshäufigkeit nimmt mit dem Alter zu. Das Beschwerdenmaximum liegt am Abend und vor 3 Uhr nachts, gegen Morgen nehmen sie ab. Die Patienten können sich nur durch zwanghafte Bewegungen der Beine (Schütteln, Reiben, Umhergehen) helfen.

Ursachen
- Idiopathisches RLS: Keine auslösende Grunderkrankung bekannt (bei 40–60 % scheint eine genetische Prädisposition vorzuliegen)
- Sekundäres (symptomatisches) RLS: Nierenfunktionsstörung, Polyneuropathie, Eisenstoffwechselstörung, chronische Polyarthritis, Schwangerschaft
- Medikamentös induziertes RLS: Bei Einnahme von Neuroleptika, tri- und tetrazyklischer Antidepressiva, Metoclopramid.

Symptome

- Intensiver Bewegungsdrang in den Beinen während des Liegens
- Missempfindungen wie Kribbeln, Jucken, Reißen in den Gliedmaßen in Ruhe
- Verstärkung der Beschwerden in Ruhe, besonders nachts
- Periodische Beinbewegungen im Schlaf: Ursache hierfür sind unwillkürliche Muskelkontraktionen, die über längere Zeit sehr regelmäßig auftreten
- Durch die Symptome des RLS klagen die Patienten über ausgeprägte Schlafstörungen und Erschöpfungszustände am Tag.

Therapie

- Behandlung des Grundleidens bei sekundärer RLS (z.B. Eisensubstitution bei Eisenmangel)
- Kalte und warme Fußbäder
- Regelmäßige körperliche Bewegung
- Medikamentöse Therapie: L-Dopa/Benserazid (Restex®) wirkt schnell, bereits nach wenigen Nächten kann eine Symptomreduktion erreicht werden, bei fehlender Wirksamkeit Benzodiazepine.

12.2.3 Morbus Parkinson (Paralysis agitans, Schüttellähmung)

Der Morbus Parkinson gehört zu den häufigsten neurologischen Erkrankungen (1 bis 2 je 1000 Einwohner). Frauen und Männer erkranken in etwa gleich oft, mit dem Alter nimmt das Erkrankungsrisiko zu. Die Erkrankung verläuft chronisch progredient und ist bis heute unheilbar. Die Krankheit führt zu typischen Störungen der Bewegung: Akinese (Bewegungsarmut), Rigor (Muskelstarre) und Ruhetremor (Ruhezittern).

Ursachen

Es kommt zum Untergang von Neuronen in einem Kerngebiet des ZNS, der schwarzen Substanz (Substantia nigra). In diesen Neuronen wird insbesondere der Neurotransmitter Dopamin hergestellt. Neben dem Dopaminmangel kommt es zu einem relativen Überschuss an Acetylcholin und Glutamat.

- Primäres (idiopathisches) Parkinson-Syndrom (70 % der Fälle): Zelluntergang ungeklärter Ursache
- Sekundäres Parkinson-Syndrom:
  - Folge von Mangeldurchblutung bei Arteriosklerose (15–20 % der Fälle)
  - Nebenwirkung von Arzneimittel z.B. Neuroleptika (5 % der Fälle)
  - Schädelverletzungen, Vergiftungen z.B. Methanol, Kohlenmonoxid (Selten)
  - Folge einer Hirnentzündung (Enzephalitis).

Symptome

Die Erkrankung entwickelt sich schleichend. Anfänglich bestehen nur geringe funktionelle Störungen. Die ersten sichtbaren Symptome treten erst auf, nachdem ca. 60 % der dopaminergen Neurone zugrunde gegangen sind. Daher kann die Diagnose in der Regel erst lange Zeit nach dem eigentlichen Erkrankungsbeginn gestellt werden. Die verschiedenen Symptome müssen nicht bei jedem Patienten auftreten, auch können sie unterschiedliche stark ausgeprägt sein.

- Hypo-/Akinese:
  - Tätigkeiten, die feine Bewegungen erfordern, werden immer schwieriger (Knöpfe schließen, Zähne putzen)
  - kleinschrittiger und schlurfender Gang (Trippelgang)
  - kleine Schrift (Mikrographie: Patienten beginnen mit einem großen Schriftbild, das sich zunehmend verkleinert)
  - starre Mimik (Maskengesicht)

- fehlende Mitbewegung der Hände und Arme beim Gehen
- Stopphemmung (die Bewegungen können nicht mehr harmonisch abgeschlossen werden: Patient kann sich nicht mehr kontrolliert hinsetzen und fällt in den Sessel, Patient kann im Gehen nicht rechtzeitig abstoppen), Patient hat das Gefühl sich nicht mehr bewegen zu können
- Rigor (Muskelsteifheit/-starre): Dauerhaft erhöhter Muskeltonus, der sich bei Bewegung nur Stück für Stück, ruckartig, löst (Zahnradphänomen):
  - Nach vorn gebeugte Körperhaltung
  - Schmerzhafte Muskelverspannungen
  - Starthemmung (Patienten starten eine Bewegung verzögert)
  - Monotone und leise Stimme (Rigor in der Sprechmuskulatur)
- Ruhetremor: Zittern der Hände, verringert sich bei Bewegung. Dieser Tremor erweckt den Eindruck, der Patient führe eine ständige gezielte Bewegung aus: Pillen drehen oder Geld zählen.
- Freezing-Effekt (Einfrier-Effekt): Plötzlich einsetzende Bewegungsunfähigkeit
- Vegetative Symptome:
  - Verstärkte Talgsekretion („Salbengesicht")
  - Hypersalivation (verstärkte Speichelproduktion): aufgrund eines verzögerten Schluckaktes läuft der Speichel aus dem Mund heraus
  - Plötzliches Schwitzen, der Patient beginnt unabhängig von der Außentemperatur zu schwitzen: Die Körpertemperatur sinkt weiter ab
  - Niedriger Blutdruck
  - Obstipation
  - Miktionsstörungen
- Psychische Symptome:
  - Erschwerte Entschlussfähigkeit bis zur Apathie
  - Depression
  - Verlangsamung des Denkens bis zur Demenz
  - Schlafstörungen.

Therapie
- Medikamentöse Behandlung
- Spezielle Krankengymnastik, mehrmals am Tag durchführen

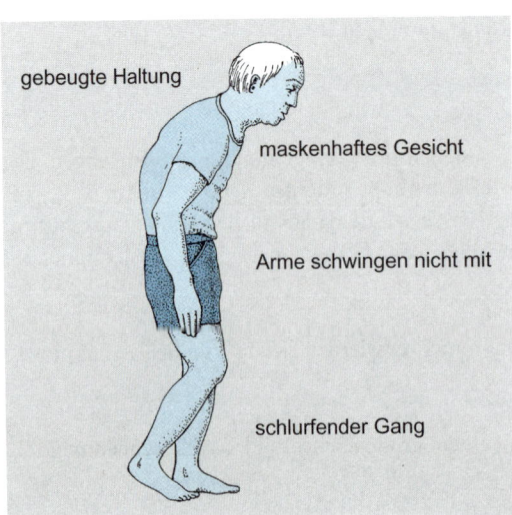

gebeugte Haltung

maskenhaftes Gesicht

Arme schwingen nicht mit

schlurfender Gang

Abb. 12.3 Charakteristische Körperhaltung beim Morbus Parkinson. Typischerweise werden die Arme beim Gehen nicht mitbewegt. Der Gang ist kleinschrittig und schlurfend bei gebeugter Haltung, das Gesicht ausdruckslos. [A400-190]

- Stimm- und Sprechtherapie
- Kunst-/Musiktherapie
- Physiotherapie
- Evtl. Operation zum Ausschalten des Tremors oder elektrische Hirntiefenstimulation mittels implantierter Elektroden („Hirnschrittmacher")
- Kontakt zu einer Selbsthilfegruppe ist sinnvoll, um die Compliance und das Selbstmanagement des Patienten zu unterstützen.

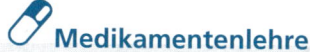

Medikamentenlehre

Antiparkinsonmittel

Ziel der Therapie ist der direkte oder indirekte Ausgleich des Dopaminmangels im Gehirn.

L-Dopa

Dopamin kann nicht direkt zur Therapie genutzt werden, da es die Blut-Hirn-Schranke nicht überwinden kann. Deshalb wird eine Vorstufe, L-Dopa, verabreicht. L-Dopa wird durch ein Enzym (Decarboxylase) in Dopamin umgewandelt.

Nebenwirkungen:

90 % des L-Dopas werden bereits im peripheren Gewebe umgewandelt und gelangen so nicht bis ins Gehirn. Die Nebenwirkungen (Übelkeit, Erbrechen, Hypotonie) liegen vor allem an dem Teil der Dosis, der in der Peripherie verbleibt. Zudem treten Fluktuationen (Schwankungen in der Kontrolle der motorischen Symptome) und Dyskinesien (z.B. gesteigerte Motorik der Skelettmuskulatur mit unwillkürlich ablaufenden Bewegungen) auf. Mit der Zeit sind immer höhere Dosen für eine wirksame Therapie nötig.

Um dennoch bei geringeren Nebenwirkungen eine ausreichende hohe Konzentration im Gehirn zu erhalten, wird L-Dopa mit Decarboxylasehemmern (können die Blut-Hirn-Schranke nicht passieren) kombiniert. So gelangt ausreichend L-Dopa in das Gehirn.

Präparate:
- L-Dopa: Dopaflex®
- L-Dopa + Benserazid: Madopar®
- L-Dopa + Carbidopa: Nacom®.

COMT-Hemmer

L-Dopa wird von dem Enzym **C**atechol-**O**-**M**ethyl-**T**ransferase im synaptischen Spalt abgebaut. Hiergegen werden COMT-Hemmer eingesetzt, die so die Dopamin-Konzentration erhöhen. Sie werden zusätzlich zu den obigen Kombinationspräparaten eingesetzt.

Präparate:
- Entacapon: Comtess®

MAO-B-Hemmer

Mono**a**min**o**oxidase-B-Hemmer vermindern den Abbau von Dopamin. Die Dopamin-Konzentration erhöht sich. Die zugeführte L-Dopa-Dosis kann verringert und damit das Risiko der motorischen Nebenwirkungen gesenkt werden.

Präparate:
- Selegilin : Deprenyl®, Movergan®

Dopaminagonisten

Hier handelt es sich um nicht-physiologische Verbindungen, die im Gehirn die Dopaminrezeptoren aktivieren. Sie wirken ohne gleichzeitige L-Dopa-Gabe. Die Dopaminagonisten unterscheiden sich insbesondere in der Wirkungsdauer.

Nebenwirkungen:

Nebenwirkungen sind geringer als bei L-Dopa: Tagesmüdigkeit, Schlafattacken (Vorsicht bei der Teilnahme am Straßenverkehr).

Präparate:
- Pergolid: Parkotil®
- Cabergolin: Cabaseril®
- Bromocriptin: Pravidel®, Kirim®
- Lisurid: Dopergin®
- Ropinirol: Requip®
- Pramipexol: Sifrol®.

Zentrale Anticholinergika

Werden auf Grund des sehr ungünstigen Nebenwirkungsprofils nur noch sehr selten eingesetzt.

Nebenwirkungen:

Verwirrtheit, Halluzinationen, Mundtrockenheit, Miktionsstörungen, bei älteren Patienten kann eine Demenz verstärkt werden.

Präparate:
- Metixen: Tremarit®, besonders wirksam gegen den Tremor
- Biperiden: Akineton®, besonders wirksam gegen den Rigor.

Andere Wirkprinzipien
- Amantadin: PK-Merz® (wird bei der akinetischen Krise als i.v.-Präparat eingesetzt)
- Memantine: Akatinol®.

12.2.4 Zerebrale Durchblutungsstörungen

Beeinträchtigung der Blutversorgung des Gehirns. Etwa ein Drittel aller Menschen, die einen Schlaganfall erleiden, sterben in der Akutphase. Nur ca. 40 % erlangen eine mehr oder weniger große Selbständigkeit zurück.

Ursachen
- Akute Mangeldurchblutung (Ischämie) des Gehirns bei plötzlichem Blutdruckabfall durch Gefäßverschluss bei Arteriosklerose einer Hirnarterie oder der Halsschlagader. Das hinter dem Verschluss liegende Gehirnareal wird nicht mehr mit Blut und damit mit Sauerstoff versorgt. Die Folge ist Arteriosklerose der hirnversorgenden Arterien (Risikofaktoren der Arteriosklerose: Hypertonie, Diabetes mellitus, Hypercholesterinämie, Zigarettenrauchen)
- Embolie (Gerinnsel) aus dem Herzen oder der Halsschlagader (Arteria carotis interna) löst sich und wird ins Gehirn geschwemmt, wo es ein Gehirngefäß verstopft, z.B. bei Vorhofflimmern, künstlichen Herzklappen.

Symptome
Die klinische Symptomatik ist abhängig von der Dauer der Durchblutungsstörung (vorübergehende oder dauerhafte Funktionseinschränkung) und dem Ort der Schädigung im Gehirn.

Transitorische ischämische Attacke (TIA)
Symptome halten in der Regel nicht länger als eine Stunde, maximal aber 24 Stunden an und bilden sich vollständig zurück (reversibel). Je nach dem Ort der Durchblutungsstörungen können folgende Symptome auftreten:
- Kopfschmerzen
- Gleichgewichtsstörungen mit oder ohne Schwindel
- Ohrensausen
- Kurzfristige Ausfallserscheinungen: Minutenlange Sehstörungen, kurzzeitige Lähmungen oder Sprachstörungen.

Prolongiertes, reversibles, ischämisches, neurologisches Defizit (PRIND)
Symptome halten länger als 24 Stunden bis zu mehreren Tagen an, bilden sich aber vollständig zurück, sehr häufig im CT ein Hirninfarkt sichtbar (engl. „minor stroke").

Progredienter Insult
Symptome entwickeln sich über Stunden oder Tage, zunehmendes neurologisches Defizit.

Hirninfarkt
Auch: Schlaganfall, Gehirnschlag, zerebraler Insult, Apoplex. Untergang von Hirngewebe mit bleibenden neurologischen Defiziten.
- Gleichgewichtsstörungen, Schwächegefühl
- Lähmungen, abhängig von dem betroffenen Hirnareal, z.B.
  - Zuerst schlaffe, später spastische Lähmung (unvollständig: Hemiparese, vollständig: Hemiplegie) kontralateral (die Schädigung im Gehirn liegt auf der dem Körper entgegengesetzten Seite: Rechtshirnige Schädigung → linksseitige Lähmung)
  - Lähmung des Gesichtsnerven (Nervus facialis): Herabhängender Mundwinkel
  - Schluckstörungen
- Sensibilitätsstörungen: Hypästhesie (herabgesetztes Berührungsempfinden), Parästhesie z.B. Taubheitsgefühl, Kribbeln
- Schwierigkeit, Bewegungen zielgerichtet und zweckmäßig auszuführen: Apraxie
- Gesichtsfeldausfall: Bereiche des Gesichtsfelds werden nur mehr schwarz oder grau wahrgenommen: Hemianopsie

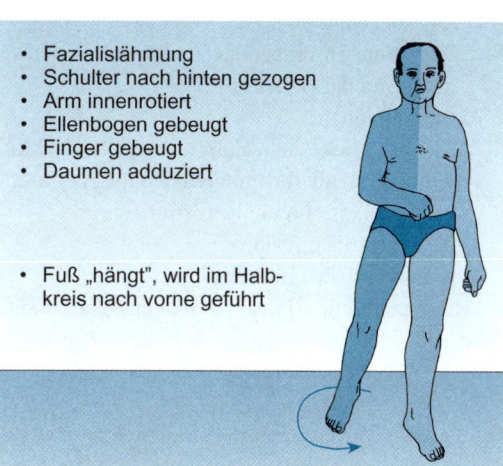

- Fazialislähmung
- Schulter nach hinten gezogen
- Arm innenrotiert
- Ellenbogen gebeugt
- Finger gebeugt
- Daumen adduziert

- Fuß „hängt", wird im Halbkreis nach vorne geführt

Abb. 12.4 Rechtseitige spastische Hemiparese nach Schlaganfall. [A400-215]

- Sprachstörungen
  - Motorische Aphasie: Artikulationsunfähigkeit bei erhaltenem Sprachverständnis
  - Sensorische Aphasie: Verlust des Sprachverständnisses bei erhaltener Sprachmotorik
- Neglect (Vernachlässigung): Der Patient nimmt die gelähmte Körperhälfte bzw. den der gelähmten Körperhälfte gegenüber liegenden Raum nicht wahr
- Bewusstseinsstörung
- Psychische Störungen:
  - Verwirrtheit
  - Depressive Verstimmung
  - Konzentrations- und Gedächtnisschwäche
- Stuhl- und Harninkontinenz (unkontrolliertes Abgehen von Urin und Stuhl).

Therapie

> ⚡ **VORSICHT**
> Bei den Symptomen eines Schlaganfalls muss der Patient unverzüglich ins Krankenhaus gebracht werden.
> Ein Schlaganfall ist behandelbar. Je kürzer die Zeit zum Therapiebeginn ist, desto größer ist der Therapieerfolg.

TIA und PRIND sind Warnsignale, die in jedem Fall eine weitergehende Abklärung benötigen. Nach einer TIA besteht eine um 10 % erhöhte Wahrscheinlichkeit einen Schlaganfall zu erleiden.

- Primärprävention: Dauertherapie, die durch die konsequente Behandlung der bekannten Risikofaktoren einen Hirninfarkt verhindern soll
  - Antihypertonika
  - Optimale Einstellung eines Diabetes mellitus
  - Rauchen einstellen
  - Weniger Alkohol
  - Körperliche Aktivität fördern
  - Reduktion von Übergewicht
- Sekundärprävention: Maßnahmen zur Verhinderung eines Hirninfarkt, nachdem zuvor bereits eine TIA, ein PRIND oder ein Hirninfarkt stattgefunden hat
  - Alle Maßnahmen der Primärprävention
  - Thrombozytenaggregationshemmer (hemmen die Gerinnungsfähigkeit des Blutes, verhindern Thrombusbildung)
  - Antikoagulantien
  - Operation: Thrombendarteriektomie an der Karotisarterie (Ausschälen arteriosklerotischer Veränderungen an der Gefäßwand)
- Akuttherapie
  - Bei nachgewiesenem akuten Arterienverschluss hirnversorgender Gefäße Thrombusauflösung (Lysetherapie) mit Thrombolytika. Eine Hirnblutung muss sicher ausgeschlossen sein
  - Bei Arterienstenosen: Heparinisierung
  - Piracetam als Infusion
  - Pentoxifyllin als Infusion
- Frührehabilitation/Pflege nach dem Bobath-Konzept.

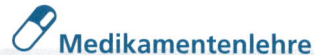

Medikamentenlehre

Thrombolytika/Fibrinolytika

Wichtig für den Erfolg einer Lysetherapie ist ein rascher Wirkungseintritt, eine hohe Thrombolyserate, Fibrinspezifität, keine systemische Wirkung und eine schnelle Ausscheidung der Wirkstoffe aus dem Körper, um so die Wirkung genau steuern zu können.

Nebenwirkungen:
- Blutungen

Kontraindikationen:
- Kurz vorangegangene Operation
- Blutendes Magenulkus
- Bei alten Menschen generell höheres Nebenwirkungsrisiko, z.B. höheres Risiko für Blutungen

Präparate:
- Alteplase: Actilyse®
- Vorteil: höhere Fibrinspezifität, greift selektiver am Thrombus an und verursacht weniger systemische Nebenwirkungen
- Streptokinase
- Urokinase.

⚡ **VORSICHT**

Schnellstmöglichster Einsatz ist Voraussetzung für einen Therapieerfolg. Spätestens nach 3 Stunden sollte Alteplase eingesetzt werden. Durch Alteplase wird lokal eine Auflösung des Thrombus ermöglicht. Je schneller die Gehirnregionen wieder mit Blut versorgt werden, desto geringer sind die Spätfolgen.

12.2.5 Epilepsie (Anfallsleiden)

Ca. 1 % der Bevölkerung leiden an Epilepsie, sie ist damit die zweithäufigste neurologische Erkrankung. Epilepsie ist die dritthäufigste neurologische Erkrankung im höheren Lebensalter, ca. 2 % der über 65-jährigen leiden an epileptischen Anfällen. Neu entwickelte Epilepsien treten inzwischen bei älteren Menschen öfter auf als bei Kindern und Jugendlichen. Epileptische Anfälle werden durch eine gesteigerte Erregbarkeit zentraler untereinander vernetzter Neuronengruppen verursacht. Im Anfall entladen diese spontan und gleichzeitig. Sie leiten ihre Übererregung auf einen Teil des Gehirns (lokale/fokale Anfälle) oder auf das gesamte Gehirn (generalisierte Anfälle) über. Für die gesteigerte Erregbarkeit wird eine Instabilität des Membranpotenzials verantwortlich gemacht.

Ursachen
- Genuine Epilepsie: Tritt meist vor dem 20. Lebensjahr ohne erkennbare Ursache auf
- Symptomatische Epilepsie: Eine ursächliche Hirnschädigung liegt vor z.B.
  - Gehirnverletzung
  - Tumore
  - Schlaganfall
  - Sauerstoffmangel des Gehirns z.B. unter der Geburt
  - Alkoholvergiftungen, Alkoholentzug.

Symptome

Primär generalisierte Anfälle

- Grand-mal-Epilepsie (tonisch-klonischer Anfall):
  - Bewusstseinsverlust, Patient stürzt zu Boden und gibt einen unartikulierten Laut von sich (Initialschrei)
  - Tonische Phase: Atemstillstand mit Zyanose, weite, lichtstarre Pupillen, Streckkrampf (Beine gestreckt, Arme gestreckt oder gebeugt), Dauer einige Sekunden
  - Klonische Phase: Zuckungen am ganzen Körper, häufig Urin- und Stuhlabgang, vermehrte Speichelproduktion (zeigt sich als Schaum vor dem Mund), Dauer einige Minuten
  - Im Anschluss an das akute Anfallsgeschehen Erschlaffung der Muskulatur, es können auftreten: Verwirrtheit (der Patient scheint orientiert, ist aber zu komplexen Handlungen nicht in der Lage), Terminalschlaf (Erholungsphase).
  - Bei alten Menschen können diese Zustände bis zu 24 Stunden anhalten, bei jüngeren normalerweise nicht länger als 30 Minuten. Daher können Verwechslungen mit Schlaganfall oder Psychosen auftreten.
  - Der Patient erinnert sich nicht an den Anfall (Erinnerungslücke, Amnesie).
- Petit-mal-Epilepsie
  - Kurze Bewusstseinsstörung, ohne dass der Patient die motorische Kontrolle verliert
  - Unauffällige motorische Anzeichen.

Fokale (partielle), lokal begrenzte Anfälle

- Lokal motorische oder sensible Anfälle: Zuckungen oder Gefühlsstörungen in dem Körperteil, das vom betroffenen Hirnbezirk gesteuert wird, keine Bewusstseinsstörung.
- Psychomotorische Epilepsie: Bewusstseinseintrübung, die einige Sekunden bis mehrere Tage andauern kann. Status epilepticus: Verlängerter Anfall über 30 Minuten oder Anfälle in schneller Folge ohne Erholungsphase. Gefahr schwerer Hirnschäden bis zum Tod.

Therapie

Bei einer symptomatischen Epilepsie muss die Grunderkrankung therapiert werden. Zusätzlich ist eine medikamentöse Therapie mit Antiepileptika angezeigt.

Ältere Epilepsiepatienten haben zwar meist eine lange Zeit anfallsfrei gelebt, jedoch steigt mit zunehmendem Alter das Interaktionspotential. Außerdem führen besonders die Einnahme von älteren Antiepileptika (Carbamazepin, Phenobarbital, Primidon) vermehrt zu kognitivem Problemen. Eine Umstellung auf moderne Antiepileptika ist auf Grund von Entzugsanfällen meist schwierig.

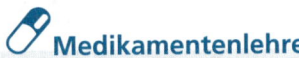

Medikamentenlehre

Antiepileptika

Antiepileptika sollen:

- Krampfschwelle dämpfen und damit die erhöhte Erregbarkeit der Nervenzellen herabsetzen ohne die normale Neurotransmitterfunktion einzuschränken
- Wenig Nebenwirkungen haben
- Eine hohe Wirksamkeit bereits bei geringer Dosierung haben.

Barbiturate

Präparate:

- Phenobarbital: Luminal®, Lepinal®
  Phenobarbital hat eine hypnotische und narkotische Wirkung. Auf Grund seiner geringen therapeutischen Breite wird es nur noch bei generalisierten Krämpfen und therapieresistenten Formen eingesetzt.
- Primidon: Liskantin®, Mylepsinum®

Harnstoffderivate

Präparate:

- Carbamazepin: Tegretal®, Timonil®
  Der Wirkstoff inaktiviert die Ionenkanäle an der Nervenzellmembran und die synaptische Übertragung. Nebenwirkungen sind vor allem schwere Allergien.
- Phenytoin: Phenhydan®, Zentropil®
  Der Wirkstoff ist Goldstandard bei Schlaf-Grand-mal Anfällen. Als Nebenwirkungen dominieren Osteoporose und Gingivahyperplasie (vermehrtes Wachstum des Zahnfleisches). Ständige Blutbildkontrollen sind erforderlich.

Valproinsäure

Mittel der ersten Wahl bei Bewusstseinstörungen. Valproinsäure greift kaum in den Abbau anderer Medikamente ein.
Nebenwirkungen: Leber- und Pankreasfunktionsstörungen, Blutbildveränderungen
Präparate: Convulex®, Ergenyl®

GABA-Analoga

GABA, **G**amma**a**mino**butters**ä**ure** (acid = säure), wichtiger Neurotransmitter im Gehirn.
Präparate:

- Vigabatrin: Sabril®
- Gabapentin: Neurontin®
- Lamotrigin: Lamictal®

Benzodiazepine

Durch die Benzodiazepinwirkung wird die Erregbarkeit der Zellen herabgesetzt. Sie werden heute besonders im Kindesalter eingesetzt, haben aber eine ausgeprägte Toleranzentwicklung.
Präparate:

- Nitrazepam
- Clonazepam

12.3 Psychiatrische Erkrankungen

12.3.1 Demenzerkrankungen

Chronisch-progressive Fehlfunktion des Gehirns, die zu einer Verschlechterung des Gedächtnisses und anderer kognitiver Funktionen, zur Beeinträchtigung der Aktivitäten des täglichen Lebens und zu wechselnden begleitenden psychopathologischen Symptomen führt. Die Erkrankung schreitet progredient voran und ist mit einer erhöhten Mortalität verbunden. Durch den immer höher werdenden Anteil alter Menschen kommt es zu einem starken Anstieg altersbedingter Erkrankungen, allen voran der Demenzerkrankungen, 3–5 % der 70 jährigen erkranken derzeit an einer demenziellen Erkrankung, bei den über 90-jährigen sind es mehr als 30%.

Ursachen

Eine Demenz kann durch verschiedene Krankheitsprozesse entstehen. Die häufigste Demenzform ist der Morbus Alzheimer (ca. 60%). Eine andere wichtige Ursache sind Durchblutungsstörungen des Gehirns (vaskuläre Demenz, 10–20%). Demenzen treten auch im Verlauf neurologischer oder internistischer Erkrankungen auf:

Infektionen, Hirntumore, Alkohol-, Drogenmissbrauch, Morbus Parkinson. Manchmal kann eine massive Dehydrierung des alten Menschen eine Demenz vortäuschen. Mischformen liegen bei ca. 10% der Patienten vor.

Morbus Alzheimer

1911 zum ersten Mal vom Arzt Alois Alzheimer beschriebene und später nach ihm benannte Demenz-Erkrankung. Betrifft ca. 2 % der 65-Jährigen, 5 % der 70-Jährigen, mehr als 10 % der 80-Jährigen und mehr als 30 % der 90-Jährigen (senile (= im Alter) Demenz vom Alzheimer-Typ). Frauen sind häufiger betroffen als Männer.

Ursachen

Auf Grund nicht abschließend geklärter Ursachen kommt es zu einem veränderten Eiweißstoffwechsel im Gehirn. Es bilden sich unlösliche extrazelluläre (außerhalb der Zelle) Ablagerungen (Plaques), die das Eiweißstoffwechselprodukt Amyloid, und intrazelluläre Neurofibrillen (Eiweißbruchstücke) enthalten. Im Gehirn kommt es zum Verlust von Synapsen und synaptischen Neuriten. Außerdem scheinen oxidative Vorgänge, entzündliche Prozesse und toxische Abläufe das Gehirn zu schädigen. Des Weiteren wird ein Defizit des Neurotransmitters Acetylcholin beobachtet. Es kommt zu einer Hirnatrophie (Schwund) insbesondere im Bereich der Hirnrinde.

Diagnose

- Neuropsychologische Tests, bei denen unter anderem die Ausführung alltagsüblicher Aufgaben bewertet werden kann, z.B. Mini-Mental-Statustest, Uhrzeichen-Test
- Bio-Marker-Tests für die zellulären Veränderungen der Neuronen, die im Liquor bestimmt werden können
- CT-Untersuchung zur Ausschlussdiagnostik, beispielsweise eines Hirntumors, aber auch zur Darstellung der fortschreitenden Schrumpfung bestimmter Hirnregionen, die für die Gedächtnisleistung von Bedeutung sind.

Symptome

- Frühe Hinweise sind leichte Merkfähigkeitsstörungen für kurz zurück liegende Ereignisse, die noch keinen großen Einfluss auf die alltäglichen Aktivitäten haben. Dann kommen Denkstörungen, Aufmerksamkeitsstörungen, Rechen- und Sprachschwierigkeiten hinzu. Die Probleme müssen mindestens seit 6 Monaten bestehen und eine Alltagsrelevanz haben
- Zeitliche und örtliche Desorientierung (Verlust d. Kurzzeitgedächtnis)
- Biographieverlust/Desorientierung zur Person (Verlust d. Langzeitgedächtnis)
- Persönlichkeitsveränderungen mit Störungen des Sozialverhaltens
- Störung der Gefühlswelt/-kontrolle
  - Affektinkontinenz/Gefühlslabilität (Patienten zeigen starke Gefühlsäußerungen)
  - Antriebslosigkeit
  - Inadäquate, affektive Reaktion (Patient reagieren der Situation nicht angemessen)
  - Ängstlichkeit/Angst
- Psychomotorische Unruhe: Patienten sind ständig in Bewegung (wandern umher), unsinnige Bewegungen z.B. Reiben oder Zupfen
- Sprachstörungen (Die Sprache verarmt, es werden häufig nur noch Redewendungen benutzt, deren Inhalt nicht mehr verstanden wird)
- Verlust des logischen Denkvermögens mit Verlust der Fähigkeit strukturierte Handlungsabläufe durchzuführen, z.B. Kochen oder späterhin das Anziehen.

Anfangs schleichende Verschlechterung, oft auch Phasen der scheinbaren Besserung der Symptomatik. Die Erkrankung verläuft stetig progredient. Der Patient hat am Ende die Fähigkeit verloren, das tägliche Leben zu bewältigen und benötigt nun eine umfassende Betreuung und ständige Pflege.

Therapie

Die Therapie richtet sich nach dem Schweregrad der Erkrankung. Zu empfehlen ist die Teilnahme an Selbsthilfegruppen.

- Soziotherapeutische Maßnahmen:
  - Beratung
  - Umfeld-/Alltagsstrukturierung.
- Psychologische Therapie: Behandlungsprinzip „Use it or loose it", d.h. die noch bestehenden Fähigkeiten müssen aktiviert werden, um sie vor dem Krankheitsbefall zu schützen.
  - Alltagstraining: Bei leichterer Demenz Realitäts-Orientierungs-Training.
  - Kunsttherapie, Musik
  - Bewegungstherapie, Tanz
  - Gehirnjogging
  - Ausgewogene Kost, ausreichende Flüssigkeitsversorgung
  - Bei fortgeschrittener Demenz: Erinnerungspflege, Validation.
- Medikamentöse Therapie (Antidementiva): Sollte so bald als möglich einsetzen, um die Selbständigkeit so lange als möglich zu erhalten. Alle Medikamente, die heute zur Verfügung stehen, wirken in erster Linie symptomatisch.
  - Acetylcholinesterase-Hemmer
  - Memantine
  - Nootropika
  - Ginkgo-Biloba-Extrakt
- Therapie der Begleiterkrankungen (treten bei ca. 60 % der Patienten auf und schränken die Leistungsfähigkeit noch weiter ein)
  - Therapie internistischer Erkrankungen
  - Angst, Depressionen: Serotonin-Wiederaufnahmehemmer
  - Halluzinationen, Wahnvorstellungen: atypische Neuroleptika wie Risperidon
  - Schlafstörungen, Unruhe: Neuroleptika wie Melperon.

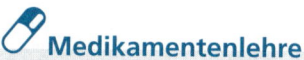 **Medikamentenlehre**

Acetylcholinesterase-Hemmer

Im Gehirn der Alzheimer-Kranken liegt ein Defizit des Neurotransmitters Acetylcholin vor. Indem man den Abbau des Acetylcholins durch das Enzym Acetylcholinesterase hemmt, erhöht man die verfügbare Menge an Acetylcholin im synaptischen Spalt. Es kann jedoch nur der Symptomverlauf gebremst werden, die Degenerationsprozesse im Gehirn laufen weiter.

Nebenwirkungen:
Übelkeit, Erbrechen, Durchfall, Appetitlosigkeit (Ursache ist die periphere Enzymhemmung)

Präparate:
- Donepezil: Aricept®
- Rivastigmin: Exelon®
- Galantamin: Reminyl®

NMDA-Rezeptorantagonisten

Bei degenerativen Hirnerkrankungen kommt es durch Überstimulation der NMDA-Rezeptoren zu einem erhöhten und langandauernden Kalziumeinstrom in die Neurone, der toxisch auf diese Neurone wirkt. Memantine blockiert den Kalziumeinstrom in das Neuron und verbessert gleichzeitig die Funktion des Neurons.

Dadurch können die herabgesetzten intellektuellen Fähigkeiten verbessert, die Aufmerksamkeit, Merkfähigkeit, Antrieb und Motorik gesteigert werden. Der Pflegeaufwand wird unter einer Memantine-Behandlung deutliche verbessert.

Präparate:
- Memantine: Ebixa®, Axura®

Nootropika

Medikamente, die die zerebrale Durchblutung und den Hirnstoffwechsel anregen, indem sie vor allem den Glukose-Umsatz erhöhen.
- Piracetam: Cerebroforte®, Nootrop®, Normabrain®
- Pyritinol: Encephabol®
- Mutterkornalkaloide: Circanol®, Defluina®, Orphol®.

Rheologika

Medikamente, die die Fließeigenschaften des Blutes verbessern. Sie erhöhen die Verformbarkeit der Erythrozyten. Das Gehirn wird dadurch besser durchblutet, die Versorgung mit Sauerstoff und Glukose ist erhöht.
- Pentoxyfyllin: Trental®, Azupentat®, Rentylin®, Pentohexal®
- Naftidrofuryl: Dusodril®, Naftilong®
- Ginkgo-Biloba-Extrakte: Tebonin®, Rökan®, Gingium®, Ginkobil® Ratiopharm.

Vaskuläre Demenz (Multiinfarkt-Demenz)

Ursachen
- Vielzahl kleiner Schlaganfälle
- Arteriosklerose der Hirngefäße.

Symptome
- Meist plötzlicher Beginn
- Schubweise Verschlechterung
- Häufig von Lähmungen oder Taubheitsgefühlen begleitet
- Nach erfolgreicher Therapie der Ursache stoppt die Erkrankung.

Therapie
- Behandlung der Grunderkrankung
- Acetylsalicylsäure 100 mg zur Verbesserung der Fließfähigkeit des Blutes
- Therapie ähnlich Morbus Alzheimer.

12.3.2 Schizophrenien

Schizophrenie ist eigentlich keine bestimmte Erkrankung, sondern eine Gruppe von Krankheiten, die durch ein krankhaft verändertes Erleben und Verhalten charakterisiert sind. Daher spricht man besser von Erkrankungen des schizophrenen Formenkreises. Schizophrenien können chronisch oder – häufiger – schubweise verlaufen, wobei es häufig einen Auslöser für den ersten Schub z.B. belastende oder das Leben stark verändernden Situationen (Heirat, Arbeitsplatzwechsel) gibt.

Ursachen

Nicht eindeutig geklärt, man geht von mehreren Faktoren aus.
- Genetische Komponente
- Gestörtes Gleichgewicht der Neurotransmitter, Dopamin, Serotonin, Glutamat scheinen eine Rolle zu spielen
- Psychosoziale Faktoren (z.B. belastende Situationen in der Kindheit).

Symptome

- Ich-Störung: Die eigene Person wird verändert erlebt (Depersonalisation: Der Betroffene fühlt sich fremd; er hat das Gefühl, seine Identität zu verlieren)
- Störung der Realitätsauffassung: Wahn (die eigene Überzeugung von der Lebenswirklichkeit, die im Gegensatz zur allgemein akzeptierten Realität steht und für den Erkrankten unkorrigierbar ist)
- Halluzination: Sinneswahrnehmung ohne Außenreiz z.B. optische, akustische oder taktile (etwas auf der Haut fühlen) Halluzination
- Affekt- und Antriebsstörungen: Z.B. gleichzeitiges Lachen und Weinen (Ambivalenz), die Gefühlsäußerung passt nicht zum Erzählten (der Kranke erzählt betont fröhlich vom Tod der Mutter), Fehlen jeglicher emotionaler Reaktion
- Sozialer Rückzug
- Psychomotorische Störungen (Grimassieren oder stereotype Bewegungsabläufe, Fremd-/Selbstaggressivität, Verharren in ungewöhnlichen Körperpositionen)
- Es werden sog. Plussymptome z.B. Wahn und Halluzination von Minussymptome z.B. Rückzug und Fehlen jeglicher Emotion unterschieden.

Therapie

- Medikamentöse Therapie
- Psychotherapie
- Soziotherapeutische Verfahren wie Arbeitstherapie oder Ergotherapie.

Bei etwa einem Drittel bildet sich die Erkrankung unter der medikamentösen Therapie komplett zurück. Ein Drittel bekommt erneute Schübe und bei einem Drittel entsteht ein schwerer chronischer Verlauf.

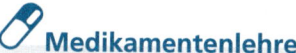 **Medikamentenlehre**

Neuroleptika

Die Wirkung der Neuroleptika beruht auf der Blockade der dopaminergen Rezeptoren, wobei sie eine unterschiedlich starke Affinität zu zentralen Noradrenalin-, Histamin-, Serotonin- und Acetylcholinrezeptoren haben. Dadurch variieren sie in der Wirkungsintensität und im Nebenwirkungsprofil.

Wirkung:

- Dämpfung der emotionalen Erregbarkeit: Abschottend gegen die Umwelt, die Erregbarkeit wird verringert, der Antrieb normalisiert.
- Dämpfen Unruhezustände und Aggressivität
- Sedierend (schlafanstoßend).

Haupteinsatzgebiet für Neuroleptika sind schizophrene Psychosen. Durch Neuroleptika werden Symptome wie Wahn und Halluzinationen gebessert. Motivations- und Antriebslosigkeit, Apathie und Phantasielosigkeit kaum beeinflusst. Neuroleptika können schizophrene Psychosen nicht heilen. Sie wirken bei jedem Patienten unterschiedlich stark, daher muss jeder Patient individuell eingestellt werden.

Nebenwirkungen:

Die Blockade der Dopamin-Rezeptoren hat in Abhängigkeit von der Höhe der Dosierung und der Dauer der Therapie schwere motorische Störungen zur Folge, die als Nebenwirkungen auftreten wie z.B. die Symptome eines sekundären Parkinsonismus.

Phenothiazine

Nebenwirkungen:

Allergische Hauterscheinungen, vegetative Störungen, Leberfunktionsstörungen.

Präparate:

- Chlorprothixen: Truxal®
- Perazin: Taxilan®
- Levomepromazin: Neurocil®
- Thioridazin: Melleril®
- Trifluopromazin: Psyquil®
- Flupentixol: Fluanxol®
- Perphenazin: Decentan®

Butyrophenone

Präparate:

- Haloperidol: Haldol®
- Melperon: Eunerpan®
- Pipamperon: Dipiperon®

Diphenylbutylpiperidine

Sehr lange Wirkungsdauer.

Präparate:

- Pimocid: Orap®
- Fluspirilen: Imap®

Benzamide

Nebenwirkungen:

Übelkeit, Schwindel, veränderte Speichelproduktion.

Präparate:

- Sulpirid: Dogmatil®, Meresa®, Neogama®
  Da Sulpirid nicht sedierend wirkt und vegetative und anticholinerge Nebenwirkungen weitgehend fehlen, wird es auch als Antidepressivum eingesetzt.

Atypische Neuroleptika

Diese neueren Neuroleptika werden auch in therapieresistenten Fällen eingesetzt und unterscheiden sich v.a. in den Nebenwirkungen. Sie sind frei von motorischen Störungen. Atypische Neuroleptika scheinen auch positive Einflüsse auf die Minus – Symptome zu haben.

Nebenwirkungen:

Gewichtzunahme, Mundtrockenheit, Schlaflosigkeit, Kopfschmerzen.

Präparate:

- Clozapin: Leponex®
- Risperidon: Risperdal®

- Ziprasidon: Zeldox®
- Quetiapin: Seroquel®
- Olanzapin: Zyprexa®
- Aripiprazol: Abilify®.

12.3.3 Depression

Ungefähr 20 bis 24 % der Bevölkerung erkranken im Laufe des Lebens an schwereren depressiven Phasen. In Deutschland leben ca. 4 Millionen Menschen, die an einer behandlungsbedürftigen Depression erkrankt sind.

Einteilung

Da die Ursachen der Depression vielfältig sind, verzichtet man heute zumeist auf eine Einteilung nach der Ätiologie. Man benennt die Depressionen rein beschreibend nach Symptomen, Schweregrad, Dauer und Verlauf. Für die medikamentöse Behandlung und Rezidivprophylaxe unterscheidet man in

- Unipolare Depression: Depressive Phasen unterschiedlich langer Dauer wechseln mit Phasen „normaler" Stimmung ab
- Bipolare affektive Störung: Depressive Phasen wechseln mit manischen (unnormal euphorischen) Perioden ab.

⚡ VORSICHT

Jeder depressive Patient ist selbstmordgefährdet. Hinweise oder Äußerungen des Patienten immer ernst nehmen und den Arzt darüber umgehend informieren.

Unipolare Depression

Psychische Störung mit krankhaft niedergeschlagener Stimmung.

Ursachen

Es werden verschiedene Ursachen diskutiert z.B.:

- Neurotransmitter-Defizit-Modell: Mangel an Serotonin und Noradrenalin
- Erbliche Veranlagung
- Ursachen im Umfeld des Patienten.

Symptome

- Hauptsymptome:
  - Gedrückte Stimmung, depressive Niedergeschlagenheit (verändert sich bei positiven Lebensereignissen nicht)
  - Antriebslosigkeit mit erhöhter Ermüdbarkeit
  - Interesselosigkeit und/oder Freudlosigkeit
  - Die Symptome sind seit mindestens zwei Wochen anhaltend.
- Weitere, häufige Symptome:
  - Appetitlosigkeit
  - Schlafstörungen
  - Angst
  - Entschlusslosigkeit

– Reizbarkeit
– Schuldgefühle
– Innere Leere.

Man unterscheidet je nach Anzahl der Hauptsymptome unterschiedliche Schweregrade einer Depression: Leichte und mittelgradige Episode von einer schweren, depressiven Episode mit psychotischen Symptomen z.B. Wahn. Dauer und Schwere der Symptome sind entscheidend für die Therapie.

Altersdepression

Ursachen
Genetische Faktoren und Persönlichkeitseigenschaften spielen eine geringere Rolle als bei jüngeren Menschen.
- Negative Lebensereignisse
- Ungünstige Lebensumstände
- Bestimmte Persönlichkeitstypen kommen mit den Belastungen und Veränderungen des Alters nicht zurecht, Menschen können sich an altersbedingte Veränderungen wie Pensionierung oder Umzug nicht anpassen
- Folge körperlicher Erkrankungen, die die soziale Mobilität und Kommunikationsfähigkeit einschränken (z.B. Inkontinenz, Hör- und Sehstörungen)
- Folge organischer Erkrankungen z.B. Morbus Parkinson
- Medikamente z.B. Benzodiazepine.

Symptome
Bei einer Altersdepression stehen Schwermut oder Bedrücktheit seltener im Vordergrund als bei jüngeren Patienten. Zu Beginn einer Depression sind die Patienten häufig:
- Ängstlich
- Unruhig
- Angespannt
- Misstrauisch
- Hypochondrisch
- Weinerlich und nörgelnd.

Später kommen hinzu
- Schmerzen und Beschwerden ohne organische Ursachen
- Allgemeine Mattigkeit und rasche Erschöpfbarkeit
- Vergesslichkeit
- Konzentrationsstörungen.

Wichtig ist eine exakte Diagnose, um die Beschwerden des älteren Menschen nicht auf das Alter an sich zurückzuführen. Außerdem muss eine Abgrenzung zu den Demenzerkrankungen erfolgen.

Abgrenzung zu Demenzerkrankung
- Depressionen setzen plötzlich ein, Demenz entwickelt sich schleichend
- Menschen mit Depressionen sind ausreichend orientiert
- Depressive Menschen klagen über ihre kognitiven Defizite, Demenzkranke bagatellisieren diese.

Abgrenzung zur normalen Trauerreaktion
Trauerreaktionen können viele Monate anhalten. Viele Symptome, wie Niedergeschlagenheit, Schlafstörungen, Unruhe, Lustlosigkeit sind bei Depressionen und normaler Trauerreaktion ähnlich. Bei rein Trauernden treten aber völlige Hoffnungslosigkeit, Minderwertigkeitsgefühle und Suizidgedanken so gut wie nie auf. Bei 15 % der Patienten mit Trauerzustand geht dieser fließend in eine krankhafte Depression über.

Therapie
- Medikamentöse Therapie: Antidepressiva
- Psychotherapie: Gesprächstherapie, Verhaltenstherapie, Gruppentherapie, Musiktherapie, usw.
- Unterstützende Therapien
  - Lichttherapie
  - Bewegungstherapie
  - Entspannungstraining.

Bei der medikamentösen Therapie ist in der Regel eine mehrmonatige Einnahme der Medikamente erforderlich, gerade zu Beginn einer Therapie treten aber verstärkt Nebenwirkungen auf. Der stimmungsaufhellende therapeutische Erfolg setzt zudem erst nach 2- bis 3-wöchiger Einnahme ein. Darüber sollten die Patienten aufgeklärt werden, um die Compliance zu erhöhen.

Bipolare affektive Störung

Manisch-depressive Erkrankung, gekennzeichnet durch abwechselnde Episoden von Depression und Manie (krankhaft gehobene Stimmung). Etwa ein Viertel bis die Hälfte aller depressiven Erkrankungen ist bipolar. Das Rückfallrisiko ist bei bipolaren Störungen etwa doppelt so hoch wie bei rein unipolaren depressiven Erkrankungen. Die Krankheit manifestiert sich bereits früh, in über zwei Drittel der Fälle vor dem 20. Lebensjahr, und hält unbehandelt bis ins hohe Alter an.

Ursachen
- Nicht bekannt, allerdings scheint Vererbung eine Rolle zu spielen
- Äußere Faktoren.

Symptome
- Hypomanische Phase: Abgeschwächte Form, der noch deutliche soziale und berufliche Probleme fehlen, typisch sind Rededrang, unkritischer Optimismus und Enthemmung
- Euphorisch-manische Phase:
  - Gesteigerter Antrieb mit starkem Bewegungsdrang, Patient fühlt sich aufgekratzt und leistungsstark
  - Patient überschätzt sich maßlos
  - Verlust jeglicher Hemmungen. Dies kann sich äußern in übertriebenem Geldausgeben, zügellosem Konsum, risikoreichen Investitionen, Gefährdung im Straßenverkehr, riskantem Sexualverhalten
  - Patient hat immer neue Einfälle, die er nicht zu Ende führt, greift alle Anregungen aus seinem Umfeld auf und kann keinen Gedanken zu Ende bringen (Größenwahn, Ideenflucht)
  - Distanzlosigkeit im Umgang mit anderen Menschen
  - Geringes Schlafbedürfnis.
- Dysphorisch-manische Phase: Euphorisches Verhalten mischt sich mit Gereiztheit und Aggressivität. Es kann zu Gewalttätigkeiten kommen.
- Depressiven Phase
  - Schließt sich an die manische Phase an.
  - Patient fühlt sich ausgepumpt und leer
  - Lust an Aktivitäten und Unternehmungen verschwindet
  - Wenig Appetit und Gewichtsverlust
  - Müdigkeit, Schlafstörungen
  - Konzentrationsprobleme
  - Todessehnsucht bis zum Suizid.

Das Verhalten während einer manischen Phase steht häufig im völligen Gegensatz zur Lebensweise als Gesunder und sorgt nach dem Abklingen der manischen Phase für heftige Selbstvorwürfe und Schuldgefühle.

Während der manischen Episode fehlt jedoch die Krankheitseinsicht, es besteht keine Compliance bezüglich der Therapie.

Verlauf

Der Verlauf ist nicht vorhersehbar und individuell sehr verschieden. Die Episoden dauern zwischen einigen Tagen und Monaten. Es können Mischphasen auftreten, in denen sich starke Unruhe mit gedrückter Stimmung paaren. Zwischen den Krankheitsepisoden können völlig beschwerdefreie Jahre liegen. Die Prognose der Erkrankung ist davon abhängig wie früh eine Therapie einsetzt: Je weniger Krankheitsphasen der Patient bis zum Beginn einer Therapie durchmacht, desto besser spricht er auf eine Therapie an.

Therapie

Die Therapie soll akute Stimmungsschwankungen während der manischen und depressiven Phasen ausgleichen und weitere Episoden verhindern. Sie muss in der Regel lebenslang erfolgen.
- Dauertherapie zur Stimmungsstabilisierung: Lithium, Carbamazepin, Olanzapin
- Akutbehandlung der Manie: Dosiserhöhung der Dauertherapie, reicht dies nicht aus, zusätzliche Neuroleptika
- Akutbehandlung der Depression: Dosiserhöhung der Dauertherapie und Antidepressiva.

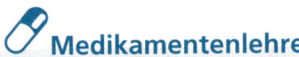

Medikamentenlehre

Antidepressiva

Bei depressiven Verstimmungen tritt eine Verschiebung der Transmittergleichgewichte im Zentralnervensystem auf. Bestimmte Gefühlszustände können mit bestimmten Transmitterkonzentrationen in Verbindung gebracht werden:
- Noradrenalin: Wachheit, Antrieb, Motivation
- Serotonin: Aggression, Appetit, Impuls.

Von beiden Neurotransmittern wird Stimmung, Gefühl und Angst gesteuert.
Alle zurzeit verwendeten Antidepressiva greifen in den Neurotransmitterstoffwechsel ein, indem sie die Verfügbarkeit der Neurotransmitter beeinflussen.

Tri- und tetrazyklische Antidepressiva

Ältere Stoffklasse, die nicht selektiv auf einen Neurotransmitterstoffwechsel einwirkt. Sie erhöhen die Verfügbarkeit von Noradrenalin und Serotonin im synaptischen Spalt. Sie beeinflussen aber auch das histaminerge und cholinerge System. Daraus resultieren viele Nebenwirkungen.

Wirkung:
Man unterscheidet drei Wirkstoffgruppen, die unterschiedlich stark ausgeprägt folgende Wirkungen aufweisen:
- Depressionsdurchbrechend, stimmungsaufhellend
- Antriebssteigernd (aktivierend)
- Antriebshemmend (dämpfend) und anxiolytisch.

Nebenwirkungen:
Durch die anticholinerge Wirkung kann es zu Herzrhythmusstörungen, Kreislaufregulationsstörungen, Mundtrockenheit, Obstipation kommen.

Präparate:
- Imipramin-Typ: Imipramin (Tofranil®), Dibenzepin (Noveril®), Clomipramin (Anafranil®), Maprotilin (Aneural®, Ludiomil®, Deprilept®, Maprolu®), Mianserin (Tolvin®, Mianeurin®)
- Desipramin-Typ: Nortriptylin (Nortrilen®)

- Amitriptylin-Typ: Amitriptylin (Saroten®, Amineurin®, Equilibrin®), Trimipramin (Stangyl®), Doxepin (Aponal®, Sinquan®), Opipramol (Insidon), Trazodon (Thombran®)

Monoaminoxidasehemmer = MAO-Hemmer

Durch die Blockade der Monoaminoxidase wird der Abbau von Noradrenalin und Serotonin verzögert. Die MAO-Hemmer wirken v.a. stimmungsaufhellend und antriebssteigernd.
Nebenwirkungen:
Schlafstörungen, Schwindel, Kopfschmerzen, Blutdruckerhöhung.
Präparate:
- Tranylcypromin: Jatrosom® N
- Moclobemid: Aurorix®

Serotoninspezifische Wiederaufnahmehemmer, selektive Serotonin-Reuptake-Inhibitoren (SSRI)

Die Wirkung dieser Antidepressiva ist nicht ganz so stark wie die der trizyklischen Antidepressiva, dafür ist das Nebenwirkungsprofil bedeutend günstiger.
Nebenwirkungen:
Keine sedierenden (antihistaminergen) oder anticholinergen Nebenwirkungen. Es können serotonerge Nebenwirkungen auftreten wie Kopfschmerzen, Übelkeit, sexuelle Funktionsstörungen.
Präparate:
- Fluoxetin: Fluctin®
- Fluvoxamin: Fevarin®
- Sertralin: Gladem®, Zoloft®
- Citalopram: Cipramil®, Serital®
- Escitalopram: Cipralex®
- Paroxetin: Seroxat®, Oxet®

Selektive Noradrenalin-Wiederaufnahmehemmer, selektive Noradrenalin-Reuptake-Inhibitoren (SNR)

Sehr gute Wirksamkeit auch bei schweren Depressionen. Wenig Nebenwirkungen, dadurch sehr gute Compliance. Ein weiterer Vorteil ist der schnelle Wirkungseintritt bereits nach ca. 10 Tagen. Die Fahrtüchtigkeit wird nicht beeinträchtigt.
Nebenwirkungen:
Mundtrockenheit, Verstopfung, Tachykardie, Schlafstörungen.
Präparate:
- Reboxetin: Edronax®

Johanniskraut

Phytotherapeutikum, Herba Hyperici als Trockenextrakt (Hypericin, Hyperforin als wirksame Bestandteile). Das genaue Wirkprinzip ist noch nicht geklärt. Johanniskrautpräparate haben eine in Studien erhärtete Wirkung bei leichten bis mittelgradigen Depressionen und wirken stimmungsaufhellend. Kaum Nebenwirkungen und dadurch gute Compliance. Die Wirkung setzt aber erst nach ca. zwei Wochen ein.

Andere Stoffklassen

Auch einige Substanzen anderer Stoffklassen werden als Antidepressiva eingesetzt:
- Mirtazapin: Remergil®
- Sulpirid: Dogmatil®
- Tryptophan: Ardeytropin®, Kalma®

Wirkungsschwerpunkte der trizyklischen Antidepressiva			
Wirkung	*Desipramin-Typ*	*Imipramin-Typ*	*Amitryptilin-Typ*
Depressionsdurchbrechend, d. h. stimmungsaufhellend	+ + +	+ + + +	+ + +
Antriebssteigernd	+ +	+	
Antriebshemmend, anxiolytisch		+	+ +

⚡ **VORSICHT**

Die stimmungsaufhellende Wirkung setzt, im Gegensatz zu den anderen Wirkungen, erst nach wochenlanger Einnahme ein. Die zunächst vorherrschende antriebssteigernde Wirkung kann den Entschluss zum Selbstmord begünstigen – insofern, dass der Entschluss aufgrund des gesteigerten Antriebes jetzt auch in die Tat umgesetzt wird.

12.3.4 Angsterkrankungen

Die Angststörungen gehören zu den häufigen psychischen Erkrankungen. 15 % der Bevölkerung leiden wenigstens einmal im Leben an einer Angsterkrankung. Frauen sind im Verhältnis 3:1 gegenüber Männern betroffen.

Die Diagnose wird meist sehr spät gestellt, da die Betroffenen zum einen die vegetativen Symptome in den Vordergrund stellen und damit den Allgemeinarzt oder Internisten aufsuchen. Zum anderen eine Vielzahl von Hilfsmöglichkeiten ersinnen, wie symbolische Schutzobjekte, die Mitnahme von Begleitpersonen usw. Außerdem kommt es fast immer zu einem ausgeprägten Vermeidungsverhalten. Ängste treten meist nicht isoliert auf. Die Hälfte der Patienten mit einer diagnostizierten Angststörung haben weitere Angststörungen. Die Patienten entwickeln außerdem häufig Depressionen.

Die Betroffenen sehen fast immer ein, dass ihr Verhalten übertrieben und unvernünftig ist.

Einteilung
- Anfallsartig auftretende Angst (Panikattacke)
- Objektbezogene Angst (Phobie)
- Diffuse Angststörungen.

Panikattacke

Symptome
- Gefühl von Unsicherheit, Ohnmacht und einer existenziellen, todesähnlichen Bedrohung, ohne dass eine körperliche Grunderkrankung oder Probleme im persönlichen Umfeld vorhanden sind
- Bewusstseinsveränderung, Benommenheit
- Schwindel
- Druck und Schmerzen im Brustbereich, Herzrasen, Herzstolpern
- Atemnot, Beklemmung
- Weiche Knie, inneres Zittern
- Schweißausbrüche, Hitzewallungen, Kälteschauer
- Trockener Mund, allgemeine Übelkeit, Brechreiz.

Agoraphobie

Ursprünglich: Platzangst, heute wird die Agoraphobie definiert als Angst vor Orten oder Situationen, in denen beim plötzlichen Auftreten von hilflos machenden oder peinlichen Ereignissen eine Flucht unmöglich oder Hilfe nicht verfügbar wäre. Die Störung muss behandelt werden, da sie zur Chronifizierung neigt und ohne Behandlung kaum ausheilt.

Symptome
- Angst vor weiten Plätzen, aber auch anderen Räumen wie Mauerfluchten, Straßen usw.
- Angst vor leeren oder vollen umbauten Räumen wie Hallen, Kinos
- Angst- und Vermeidungsverhalten in Situationen, die in der Vorstellung des Betroffenen eine Panikattacke besonders peinlich oder gefährlich machen würden z.B. im Supermarkt, beim Autofahren usw.
- Gelingt eine Vermeidung nicht, treten Panikgefühle auf und der Patient befürchtet, etwas Peinliches zu tun oder die physische oder mentale Kontrolle zu verlieren.

In der Folge kommt es zu:
- Rückzug und Vermeidung aller angsteinflößenden Situationen
- Soziale Isolation
- Berufliche und soziale Komplikationen und Abstieg.

Soziale Phobie

Symptome
- Massive und irrationale Angst vor dem Kontakt zu Menschen und vor Situationen, in denen sie prüfend beobachtet, kritisch bewertet und negativ beurteilt werden könnten.
- Patient versteckt sein Ängste hinter somatischen Beschwerden: Oberbauchschmerzen, Kopfschmerzen, Kreislaufstörungen
- Patient hat fast immer Angst vom Arzt nicht ernst genommen zu werden
- In Stresssituationen greifen die Betroffenen häufig zu Alkohol und Tabletten.

Therapie
- Mittel der Wahl sind psychotherapeutische Verfahren bei entsprechender Motivation des Patienten
- bei der Erstbehandlung Antidepressiva.

12.4 Der Schlaf

Schlaf ist ein physiologischer Bewusstseinszustand, der periodisch vor allem nachts auftritt und der Erholung und Regeneration zentraler Funktionen dient. Im Schlaf ist die Reaktion auf äußere Reize herabgesetzt. Im Gegensatz zum Koma und zur Narkose ist der Schlafende jederzeit erweckbar und bleibt ansprechbar.

Funktionen des Schlafes
- Biologische Funktionen
  - Metabolische Erholung
  - Restitution (Wiederherstellung) von Neurotransmittern

- Ausbildung neuronaler Regelkreise
- Konsolidierung (Wiedererstarken) des Immunsystems
- Psychogene Funktionen
  - Gedächtniskonsolidierung
  - Ereignisse werden in Form von Träumen verarbeitet.

Schlafentzug hat in Versuchen zu Dysphorie, Absinken der Körpertemperatur, Absinken der Krampfschwelle, eingeschränkter Immunantwort und erhöhter Stressanfälligkeit geführt. Der Körper kann sich auch im Ruhezustand erholen, das Gehirn nur beim Schlafen.

Schlafstadien und Schlafverlauf

Stadium I:
- Leichteste Form des Schlafes, schwer vom wachen Zustand zu unterscheiden
- Verlangsamung der Hirnströme im EEG
- Langsame horizontale Augenbewegungen

Stadium II:
- Leichtschlaf
- Keine Augenbewegungen
- Wachbewusstsein ist ausgeschaltet
- Muskeltonus mittelhoch

Stadium III und Stadium IV:
- Tiefschlaf
- Keine Augenbewegungen
- Muskeltonus ist niedrig
- EEG zeigt Delta-Wellen

Rapid-**E**ye-**M**ovements-Phase (REM-Phase):
- Beginnt etwa 90 Minuten nach dem Einschlafen
- Schnelle horizontale Augenbewegungen (**R**apid-**E**ye-**M**ovements)
- Atonie der Haltemuskulatur, dennoch sind Körperbewegungen möglich
- Periphere Sexualorgane sind aktiviert
- Atmung ist unregelmäßig
- Blutdruck sinkt
- Traumerlebnisse finden statt.

Am Ende der REM-Phase ist der erste Schlafzyklus, in dem alle Schlafstadien außer dem Schlafstadium I durchlaufen werden, beendet. Etwa 4 bis 5 solcher Zyklen treten im Verlauf des Nachtschlafes auf, wobei sich die Dauer der einzelnen Phasen ändert.

Die Wahrscheinlichkeit des Erwachens ist am Anfang und Ende einer REM-Phase am größten. Die Erholung findet in den Tiefschlafphasen statt. Deren Anzahl lässt sich durch Verlängerung der Schlafdauer nicht erhöhen.

Die „innere Uhr"

Als Maß für die „innere Uhr" gilt die Körpertemperatur, die abends maximal und in der Mitte der Nacht minimal ist. Dementsprechend ist ein zu Bett gehen vor 20:00 Uhr immer ungünstig. Der Verlauf der Körpertemperatur wird vor allem über das Licht geregelt und kann pro Tag z.B. nach einer Flugreise um ca. 1,5 Stunden verschoben werden.

Schichtarbeiter benötigen etwa eine Woche, um sich auf eine neue Schicht einzustellen. Das zeigt, dass der wöchentliche Schichtwechsel eine ungünstige Form der Schichtarbeit darstellt. Entweder sollte die Schicht täglich (keine Umstellung des Körpers notwendig) oder mindestens nach 4 Wochen (langfristige Umstellung notwendig) wechseln.

Die innere Uhr lässt sich mit 3 bis 5 mg Melatonin stellen, was für Zeitzonenflüge oder Schichtarbeit eine gute Möglichkeit darstellt. Als Schlafmittel für den Dauergebrauch ist es aber nicht geeignet, da es die Sexualhormone beeinflusst und bei Männern zu Hodenatrophie führt.

12.4.1 Schlafstörungen

Schlafveränderungen im Alter

Die Schlafdauer nimmt mit steigendem Alter kontinuierlich ab. Während Kinder noch 10 bis 12 Stunden Schlaf benötigen, reichen einem Erwachsenen 7 bis 8 Stunden, ab dem 60. Lebensjahr genügen 5–6 Stunden. Auch verändert sich die Schlafstuktur, die Dauer der Tiefschlafphasen und der REM-Stadien nimmt ab, dafür steigt die Leichtschlafzeit stetig an, genau wie sich die Aufwachanzahl erhöht. Damit sinkt die Effizienz des Schlafes.

Der ältere Mensch geht auch wieder zu einem mehrphasigen Schlafmuster über, das heißt er schläft mehrmals am Tag kürzere Zeit. Durch das Absinken der Schlafdauer und dem Übergang zum mehrphasigen Schlafmustern entstehen oft vermeintliche Schlafstörungen: ein halbstündiger Schlaf am Vormittag und ein Nachmittagsschläfchen von über eineinhalb Stunden ergeben bereits 2 Stunden Schlaf, verbleiben für den Nachtschlaf nur noch 4 Stunden. Wenn der Mensch nun noch um 21:00 Uhr ins Bett geht, erwacht er um 1:00 Uhr und glaubt schwere Schlafstörungen zu haben, obwohl er über den Tag verteilt mit 6 Stunden ausreichend geschlafen hat.

Daher sollte durch vielfältige Aktivitäten am Tag möglichst lange das einphasige Schlafmuster aufrechterhalten werden und eine zu frühe Bettgehzeit vermieden werden.

Formen der Schlafstörungen

- Insomnie (Einschlaf- und/oder Durchschlafstörungen): Eine Insomnie liegt vor, wenn regelmäßig länger als eine halbe Stunde zum Einschlafen oder beim nächtlichen Aufwachen länger als eine halbe Stunde zum erneuten Einschlafen gebraucht wird
- Hypersomnie (vermehrte Tagesschläfrigkeit): Trotz ausreichendem Schlaf haben die Betroffenen ständig das Gefühl schläfrig zu sein
- Parasomnie (Störungen, Auffälligkeiten während des Schlafes): Zähneknirschen, Schnarchen, Atempausen, Schlafwandeln.

Ursachen

- Umweltfaktoren: Schichtarbeit, falsche Schlafeinstellung
- Somatische (körperliche) Erkrankungen:
  - nächtliche kardiale Ischämien,
  - Asthma bronchiale: 70% der Asthmapatienten klagen über nächtliche Asthmaanfälle
  - Ösophagusreflux in der Einschlafphase
  - peptischen Ulzera : Beschwerden treten ein bis vier Stunden nach dem Schlafengehen auf
  - Schlafstörungen bei Hyperthyreose
  - Schlafstörungen bei Diabetes mellitus
  - Erkrankungen des Muskel- und Skelettsystems: schmerzbedingtes Aufwachen
  - Restless legs Syndrom
  - Vermehrtes nächtliches Wasserlassen
- Schlafapnoe (Aussetzen der Atmung während des Schlafens)
- Psychiatrische Erkrankungen: Depressionen, Angststörungen, psychovegetative Erschöpfungszustände

- Alkohol, Koffein.
- Veränderungen, die im höheren Lebensalter gehäuft vorkommen: Ausscheiden aus dem aktiven Berufsleben, Tod des Lebenspartners, Tod von Freunden, Umzug in eine kleinere Wohnung, ein Seniorenheim, ein Pflegeheim, Vereinsamung

Diagnose
- Der Patient klagt über Schlafstörungen, der Schlaf wird als nicht erholsam eingestuft.
- Schlafstörung dauert schon mindestens einen Monat an
- Schlafstörung beeinträchtigt das Wohlbefinden und die Konzentrationsfähigkeit des Patienten
- Der Patient beschäftigt sich intensiv mit seinen Schlafproblemen.

Therapie
Folgende einfache Regeln sollten eingehalten werden:
- Regelmäßige Schlafzeiten
- Im Bett nur schlafen, nicht lesen, fernsehen etc.
- Nicht vor dem Fernseher einschlafen
- Kein Licht während des Einschlafens
- Nur bei Müdigkeit ins Bett gehen
- Kein Alkohol als „Müdemacher"

Außerdem können Entspannungsübungen hilfreich sein:
- Autogenes Training
- Progressive Muskelentspannung
- Verhaltenstherapie
- Psychotherapie.

Medikamente:
- L-Tryptophan: verkürzt die Einschlafzeit, leichtes Schlafmittel
- Melatonin: noch nicht ausreichend erforscht
- Phytopharmaka
- Antihistaminika als apothekenpflichtige Schlafmittel: Diphenhydramin (Betadorm®, Sediat®), Doxylamin (Gittalun®, Hoggar®): verlieren relativ schnell ihre Wirksamkeit, haben ein Abhängigkeitspotential
- Tranquillanzien
- Hypnotika
- Neuroleptika: Melperon

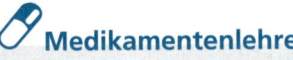

Medikamentenlehre

Tranquillanzien (Beruhigungsmittel)

Wirkung:
- Beruhigend
- Anxiolytisch
- Spannungslösend.

Außerdem wirken fast alle Tranquillanzien zusätzlich
- Muskelrelaxierend
- Sedierend.

Indikation:
• Unruhe, Angstzustände, innere Spannungen (Es muss vorher eine Psychose ausgeschlossen sein)
• Schlaflosigkeit
• Einsatz als Muskelrelaxanz.

Nebenwirkungen:
• Gefahr der Abhängigkeit!
• Hang-over-Effekt (Wirkung setzt sich in die Morgenstunden hinein fort: Müdigkeit, Leistungseinschränkung)
• Mögliche Toleranzentwicklung (Gewöhnung)
• Nächtliche Muskelrelaxation mit Sturzgefahr
• Bei älteren Patienten ist eine paradoxe Wirkung möglich: Erregung, Verwirrtheit.

Präparate aus der Gruppe der Benzodiazepine:
• Diazepam: Valium®
• Chlordiazepoxid: Librium®
• Bromazepam: Lexotanil®
• Clobazam: Frisium®
• Lorazepam: Tavor®
• Oxazepam: Adumbran®

Hypnotika (Schlafmittel)

Vor dem Einsatz von Schlafmitteln muss abgeklärt sein, ob es sich um Einschlaf- oder Durchschlafstörungen handelt. Außerdem sollten alle Möglichkeiten einer natürlichen Schlafanbahnung ausgeschöpft werden. Es kommen unterschiedliche Wirkstoffgruppen zum Einsatz, z.B. Benzodiazepine, Barbiturate (unterdrücken REM-Phase).

Ein Schlafmittel soll möglichst keinen „hang over" (Nachwirkung am nächsten Morgen) aufweisen. Außerdem soll sich der Patient nicht daran gewöhnen. Diese Anforderungen werden nicht immer ganz erfüllt.

5-K-Regel beachten:
• **K**lare Indikation
• **K**ontraindikation beachten
• **K**leinste wirksame Dosis wählen
• **K**urze Anwendungsdauer
• **K**ein abruptes Absetzen.

Präparate:
• Kurze Wirkungsdauer
  – Triazolam: Halcion®
  – Carbromal: Mirfudorm®
• Mittlere Wirkungsdauer
  – Amobarbital (Barbiturat): Stadadorm®
  – Lorazepam (Benzodiazepin): ProDorm®
  – Temazepam (Benzodiazepin): Remestan®
• Lange Wirkungsdauer
  – Phenobarbital (Barbiturat): Luminal®
  – Flunitrazepam (Benzodiazepin): Rohypnol®
  – Nitrazepam (Benzodiazepin): Mogadan®
• Sehr lange Wirkungsdauer
  – Flurazepam (Benzodiazepin): Dalmadorm®

Bei den lang bzw. sehr lang wirkenden Hypnotika ist eine Kumulation (Anhäufung) des Wirkstoffes im Körper möglich, dies führt zu einer verlängerten Wirkung. Zu beachten ist auch, dass eine Reihe von Schlafmitteln bei regelmäßiger Anwendung die Wirkung verlieren, so dass der Patient häufig die Dosis eigenständig erhöht.

Phytotherapeutika (pflanzliche Schlafmittel)

Die Phytotherapeutika haben meist eine nachgewiesene Wirkung, haben allerdings häufig eine lange Anlaufzeit von bis zu 20 Tagen.

Präparate:
- Baldrian: Schnelleres Einschlafen, Abnahme von Unruhe und Nervosität, auf ausreichend hohe Dosierung achten (300 mg bis 600 mg) bei geriatrischen Patienten wirken Baldrianpräparate generell schlechter
- Hopfen: Sedierende Wirkung
- Melisse: Vermindert die Spontanaktivität
- Passionsblume: Spasmolytische und blutdrucksenkende Wirkung, vermindert die Spontanaktivität
- Kawa-Nuss: Muskelrelaxierende, antikonvulsive und spasmolytische Wirkung
- Johanniskraut: deutliche Verbesserung depressiver Symptome.

⚡ VORSICHT

- Benzodiazepine sollen nicht plötzlich abgesetzt werden: Der Entzug kann sonst sehr dramatisch verlaufen: Angst, Tremor, Schwitzen, Tachykardie. Deswegen die Dosis alle 10 Tage halbieren und so langsam ausschleichen.
- Bei alten Menschen ist der Arzneimittelstoffwechsel oft verlangsamt. Außerdem kann es zu einer höheren Empfindlichkeit im Gehirn auf Benzodiazepine kommen, daher muss eine reduzierte Dosis eingesetzt werden.
- Hohe Dosen von Schlafmitteln können zum Suizid (Selbstmord) verwendet werden.
- Bei allen Hypnotika besteht Suchtgefahr.

13 Schmerzen

Schmerz ist ein unangenehmes Sinnes- und Gefühlserlebnis, das mit akuter oder potentieller Gewebsschädigung verknüpft ist oder mit Begriffen einer solchen Schädigung beschrieben wird. (Definition der International Association for the Study of Pain = IASP)

Schmerz hat zwei Komponenten:

- Körperliche Wahrnehmung: Sinneserlebnis, Warnsignal des Körpers vor Krankheit oder Verletzung
- Gefühlserlebnis: schlechte Erfahrung, die der Patient früher schon gemacht hat.

Schmerz wird subjektiv empfunden und ist schwer von anderen zu beurteilen.

✓

Schmerz entspricht immer dem, was der Patient dafür hält und nicht der Einschätzung des Therapeuten. Schmerzen werden vom Körper mit Hilfe von speziellen Schmerzrezeptoren, so genannten Nozizeptoren, wahrgenommen. Nozizeptoren sind freie Nervenendigungen afferenter Nervenfasern. Die Nozizeptoren registrieren den für den Körper schädlichen Reiz und verarbeiten ihn zu Aktionspotentialen. Die afferenten Nervenbahnen führen zum Rückenmark und von da werden verschiedene Hirnregionen erregt, um zum einen eine motorische Reaktion und zum anderen die Sinneswahrnehmung des Schmerzes auszulösen.

13.1 Schmerzarten

Je nach Art des Reizes, der zur Schmerzwahrnehmung führt, werden verschiedene Schmerzarten unterschieden:

- Physiologischer Nozizeptorenschmerz: Auslöser können mechanische, thermische, chemische Reize auf gesundes Gewebe sein, der Schmerz selbst hält meist nur kurz an
- Pathophysiologischer Nozizeptorenschmerz: Auslöser sind Entzündungen oder Gewebsschädigungen, der Schmerz kann länger anhalten und auch in Form von Ruheschmerzen auftreten
- Neuropathische Schmerzen: Ursache ist eine Schädigung von Nerven oder Nervenwurzeln
- Zentrale Schmerzen: Folge von Schädigung zentralnervöser Neurone.

Akuter Schmerz

Akuter Schmerz hat eine biologische Warnfunktion und soll den Organismus vor Erkrankung oder Verletzung schützen. Somit hat er eine sinnvolle Funktion. Nachdem er sein Funktion erfüllt hat, verschwindet der akute Schmerz von alleine.

Chronischer Schmerz

Definition des Bundesverbandes Deutsche Schmerzhilfe e.V.: Chronisch schmerzkrank sind Patienten, bei denen der Schmerz seine Leit- und Warnfunktion verloren und einen selbständigen Krankheitswert erreicht hat.

Chronischer Schmerz bleibt auch nach Beseitigung der Ursache erhalten. Er ist eine große Belastung für den Patienten. In Deutschland leben ca. 20 Millionen Menschen mit chronischen oder immer wiederkehrenden Schmerzen. 6 bis 8 Millionen sind davon stark beeinträchtigt und in ihrer Leistungsfähigkeit eingeschränkt. Chronischer Schmerz muss als eigenständiges Krankheitsbild ernst genommen werden:

„Schmerzgedächtnis":
- Periphere Sensibilisierung: Die Reizschwelle der Nozizeptoren sinkt, wenn sie wiederholt starken Schmerzreizen ausgesetzt werden
- Zentrale Sensibilisierung: Durch wiederholte starke Schmerzreize werden große Mengen an Überträgerstoffen freigesetzt, die Nervenzellen reagieren wesentlich stärker auf erneute Erregung.

Um eine Chronifizierung des Schmerzes und damit die Ausbildung des Schmerzgedächtnisses zu verhindern, muss eine Übererregbarkeit auf zentralere Ebene vermieden werden. Bei Operationen werden z.B. zusätzlich zur Narkose verschiedene Maßnahmen ergriffen, die die Erregung der zentralen Nerven verhindern, z.B. Infiltrationsanästhesie, Spinalanalgesie. Dies ist aber nur bei vorhersehbaren Schmerzen während Operationen möglich.

Tumorschmerz

Schmerz ist ein Symptom fast jeder Tumorerkrankung. Vor allem im Endstadium haben Tumorpatienten häufig unter stärksten Schmerzen zu leiden.
- Schmerzen durch den Tumor selbst (50% der Fälle): Durch Kompression der Nerven, Nekrosen, Hirnödeme, Knochen- und Weichteilinfiltrationen
- Therapiebedingte Schmerzen (10–20% der Fälle): Durch Operationen, Strahlentherapie, Chemotherapie
- Tumorassoziierte Schmerzen (5–20% der Fälle): Venenthrombosen, Myalgien, Zosterneuralgie, Dekubitusulcera.

13.2 Schmerztherapie

13.2.1 Stufenschema der WHO

Medikation erfolgt zu festen Zeiten, in Abhängigkeit von der Schmerzstärke und möglichst auf oralem Weg.
- Stufe 1: NSAR (ASS, Diclofenac, Metamizol)
- Stufe 2: Mittelstark wirksame Opioide (Tilidin, Tramadol) und NSAR
- Stufe 3: Stark wirksame Opioide (Morphin, Oxycodon) und NSAR

Zusätzlich immer schnellwirksame Bedarfsmedikation zur Bekämpfung von Schmerzspitzen (Durchbruchschmerzen)

Zusätzlich: psychologische und physikalische Begleittherapien.

Ziel der Schmerztherapie

Schmerzfreiheit oder wenigstens Reduzierung in einen erträglichen Bereich mit einem Minimum an unerwünschten Nebenwirkungen. Wichtig ist die Vermeidung von Schmerzdurchbrüchen. Falls eine vorübergehende Verstärkung der chronischen Schmerzen absehbar ist, z.B. bei Verbandswechsel, Körperpflege oder Belastung soll der Patient die Bedarfsmedikation 20 bis 30 min vorher einnehmen.

13.3 Palliativmedizin

Unter Palliativmedizin versteht man einen umfassende palliative (lindernde) Betreuung im Erleben schwerer Krankheit und Leiden (Definition der WHO), das heißt, der Schwerpunkt der Betreuung liegt in der Verbesserung der Lebensqualität durch die Behandlung von medizinischen Symptomen, wenn eine Heilung nicht mehr möglich scheint.

90% der palliativmedizinsch stationär betreuten Patients sind Krebspatienten. Bei lebensbedrohlichen Erkrankungen spielen nicht nur die physiologischen Vorgänge für das Schmerzempfinden eine Rolle, sondern eine Vielzahl von Faktoren, physisch, sozial, spirituell und emotional. Bei vielen Kranken wird der Schmerz mit der Bedrohung durch den Tod verknüpft. Man spricht hier von einem „totalen Schmerz".

Schmerztherapie Sterbender

Der Stufenplan ermöglicht in über 90% der Fälle eine effektive Schmerztherapie auch in den letzten Tagen und Stunden des Lebens. In der Endphase des Lebens treten aber oft Kommunikationsschwierigkeiten auf, bei bewusstseinsgestörten Patients sind es oft indirekt Zeichen, wie die Mimik, Unruhe oder Sympathikus-Aktivitäten wie Herzrasen, Blutdruckerhöhung, Tränenfluss oder Schwitzen, die eine Zunahme der Schmerzintensität annehmen lassen. Da häufig Schluckprobleme die orale Zufuhr von Medikamenten nicht mehr möglich machen, muss auf transdermale Systeme oder Infusionen ausgewichen werden.

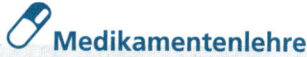

Medikamentenlehre

Nicht-Opioid-Analgetika = schwach wirksame Analgetika

Schmerzmittel unterschiedlicher chemischer Struktur, die v. a. über eine Synthesehemmung der schmerzvermittelnden Prostaglandine in der Körperperipherie wirken. (➤ Kap. 5.2.1)

Opioid-Analgetika

Bei starken bis stärksten Schmerzen, die durch andere Maßnahmen nicht zu beherrschen sind, ist die Anwendung von stark wirksamen Analgetika angezeigt (z.B. Unfall-, Tumor-, Operationsschmerzen).

Morphine und Derivate

Im Prinzip wirken alle starken Analgetika über die Opioidrezeptoren, die sowohl auf zentraler Ebene als auch in der Peripherie zu finden sind:
- Zentrale Ebene: Opioide stimulieren wie die körpereigenen Endorphine das absteigende schmerzhemmende System
- Rückenmarksebene: Impulse, die von den Nozizeptoren kommen, werden unterdrückt
- Peripherie: Die Bindung an periphere Opioidrezeptoren führt zur Analgesie (Schmerzfreiheit)

Durch die weite Verbreitung der Opioidrezeptoren im Körper kommt es zu vielen verschiedenen Wirkungen und Nebenwirkungen. Neben der Analgesie wird die Beseitigung von Angstgefühlen und eine verbesserte Stimmungslage als positiv angesehen.

Nebenwirkungen:
- Atemdepression
- Stimulation des Brechzentrums vor allem zu Beginn einer Therapie
- Erhöhen den Tonus der glatten Muskulatur
  - Obstipation
  - Harnverhalt
  - Magenpförtnermuskulatur verkrampft sich
- Miosis (Pupille verengt sich)
- Gewöhnungseffekt: Es sind immer höhere Dosen zur Erzielung derselben therapeutischen Effekte nötig, wobei die Nebenwirkungen teilweise nicht der Gewöhnung unterliegen (z.B. Obstipation)
- Suchtgefahr (unterstehen deshalb auch dem Betäubungsmittelgesetz
- Hemmung des Reaktionsvermögens, Vorsicht im Straßenverkehr.

Präparate:
Unterliegen dem Betäubungsmittelgesetz:
- Morphine oder Morphinderivate: Morphin (MST®), Hydromorphon (Dilaudid®)
- Pethidin-Derivate: Pethidin (Dolantin®), Ketobemidon (Cliradon®)
- Methadon-Derivate: Levomethadon (I-Polamidon®)
- Benzmorphane: Pentazocin (Fortral®)

Unterliegen nicht dem Betäubungsmittelgesetz:
- Tramadol: Tramal®, Amadol®
- Flupirtin: Katadolon®, Trancopal®
- Tilidin/Naloxon: Valoron®, Tili-Puren®).

13.4 Kopfschmerzen

Nach der Klassifizierung der International Headache Society (IHS) werden primäre Kopfschmerzen nach der Beschreibung der Symptomatik und nicht mehr nach den Ursachen eingeteilt. Für die Befragung der Patienten wird ein speziell erarbeiteter Fragebogen verwendet.

13.4.1 Episodischer Spannungskopfschmerz

Von episodisch auftretendem Spannungskopfschmerz spricht man, wenn mindestens 10 Kopfschmerzepisoden an weniger als 15 Tagen pro Monat für wenigstens 3 Monate auftreten ($\leq$ 180 Tage pro Jahr).

Symptome
- Schmerzdauer: 30 Minuten bis 7 Tage
- Bilateraler Kopfschmerz
- Drückend bis ziehender Schmerz, nicht pulsierend
- Leichte bis mäßig starke Schmerzintensität
- Körperliche Aktivität verstärkt den Schmerz nicht
- Keine Übelkeit, kein Erbrechen
- Licht- oder Lärmempfindlichkeit können auftreten.

Therapie
- Acetylsalicylsäure 500 bis 1000 mg
- Paracetamol 500 bis 1000 mg
- Ibuprofen 200 bis 400 mg.

13.4.2 Chronischer Spannungskopfschmerz

Von chronischem Spannungskopfschmerz spricht man, wenn der Kopfschmerz mehr als drei Monate besteht und an mehr als 15 Tagen pro Monat auftritt ($\geq$ 180 Tage pro Jahr).

Symptome
- Dauerkopfschmerz
- Symptome wie beim episodisch auftretenden Spannungskopfschmerz
- Leichte Übelkeit kann auftreten
- Erhöhte Schmerzempfindlichkeit der den Schädel umgebenden Muskeln.

Therapie
- Kombination aus 500 mg Acetylsalicylsäure, 400 mg Paracetamol und 100 mg Koffein
- Langzeitprophylaxe mit Amitriptylin und Verhaltenstherapie ist möglich.

13.4.3 Medikamenteninduzierter Dauerkopfschmerz

Im Prinzip können alle Schmerzmittel bei missbräuchlichem Dauergebrauch einen medikamenteninduzierten Dauerkopfschmerz auslösen:
- Triptane: kritische Einnahmedauer liegt bei 1,7 Jahren und 18 Einzeldosen im Monat
- Ergotaminderivate: kritische Einnahmedauer liegt bei 2,7 Jahren und 37 Einzeldosen im Monat
- Übrige Analgetika: kritische Einnahmedauer 4,8 Jahre und 114 Einzeldosen im Monat

Therapie
- Ambulante oder stationäre Entzugsbehandlung
- Ambulante Nachbetreuung, um Rückfälle zu vermeiden.

13.4.4 Migräne

Anfallsartig auftretende, starke Kopfschmerzen, die 4 – 72 Stunden anhalten können.

Ursachen
Migräne gilt heute als genetische determinierte, vorübergehende Funktionsstörung des Gehirns mit übermäßiger Freisetzung der Botenmoleküle Stickoxid und Calcitonin-Gene-Related-Peptide. Folge ist eine aseptische Entzündung von Blutgefäßen der Hirnhäute.

Symptome
Definitionskriterien für Migräne nach der Internationalen Kopfschmerzgesellschaft:
- Dauer von 4 bis 72 Stunden
- Pochender stechender Schmerz
- Einseitiges Auftreten
- Starke bis sehr starke Schmerzintensität
- Verstärkung bei körperlicher Aktivität
- Häufigkeit zwischen 1 und 6 Attacken pro Monat
- Begleitsymptome:
  - Appetitlosigkeit (100 %)
  - Übelkeit (80 %)
  - Erbrechen (40–50 %)
  - Lichtscheu (60 %)
  - Schallempfindlichkeit (50 %)
  - Geruchsempfindlichkeit (10 %).

Man unterscheidet Migräne mit oder ohne Aura: Im Rahmen der Aura treten vor der Schmerzphase visuelle (z.B. Gesichtsfeldveränderungen mit Flimmern), sensible oder Sprachstörungen auf.

Therapie
- Leichtere Migräneattacke:
  - hoch dosierte NSAR und Antiemetikum (ca. 10 min vorher einnehmen: Durch das Antiemetikum wird die Resorption und Wirkung des Analgetikums erhöht)
  - Ergotaminderivate
- Schwere Migräneattacke:
  - Triptane, Serotoninagonisten
  - Migräneprophylaxe
- Akupunktur.

Prophylaxe
Indiziert, wenn mehr als 7 Anfälle pro Monat auftreten, der Patient subjektiv stark unter den Anfällen leidet, oft am Arbeitsplatz fehlt und die Akuttherapie nicht anspricht. Es sollen Intensität und Häufigkeit der Attacken verringert werden. Die Prophylaxe muss mindestens 6 Monate lang durchgeführt werden. Es werden Arzneimittel aus verschiedenen Anwendungsgebieten verwendet:
- Betablocker
- Kalziumantagonisten
- Antidepressiva.

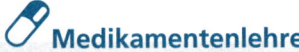 **Medikamentenlehre**

Migränetherapeutika

Ergotaminderivate

Ergotamin und seine Derivate sind Agonisten des Serotonins, aber sie haben auch eine Affinität zu anderen Rezeptoren. Daraus resultieren z. T. schwerwiegende Nebenwirkungen.

Nebenwirkungen:
- Langanhaltende vasokonstriktorische Wirkung, wahrscheinlich durch eine Schädigung des Gefäßepithels bedingt → periphere Durchblutungsstörungen
- Bildung von Mikrothromben.

Präparate:
- Dihydroergotamin: Clavigrenin®, in Optalidon spezial®
- Ergotamintartrat : Migrexa®, Ergosanol® spezial, in Avamigran®, Ergo-Kranit®.

Triptane

Bei schwereren Migräneattacken werden Serotoninagonisten zur Akuttherapie eingesetzt, die selektiv und spezifisch die Serotoninrezeptoren im Gehirn blockieren. Triptane sollten möglichst früh nach Auftreten der Migräne eingenommen werden, sind aber auch zu einem späteren Zeitpunkt noch wirksam. Nach ca. 2 Stunden ist bei der Mehrheit der Patienten eine deutliche Schmerzlinderung oder Schmerzfreiheit zu erreichen.

Nebenwirkungen:
- Herz-Kreislaufbeschwerden
- Benommenheit
- Müdigkeit.

Präparate:
- Sumatriptan: Imigran®
- Zolmitriptan: AscoTop®
- Naratriptan: Naramig®
- Rizatriptan: Maxalt®
- Eletriptan: Relpax®
- Frovatriptan: Allegro®.

14 Ernährung

14.1 Grundlagen der Ernährungslehre

14.1.1 Energiestoffwechsel

Metabolismus (Stoffwechsel): Alle Vorgänge im Körper, die für den Aufbau, Umbau und die Erhaltung des Körpers und den Betrieb der Körperfunktionen nötig sind
Anabolismus (Baustoffwechsel): Energieverbrauchende Vorgänge, die zum Aufbau körpereigener Stoffe aus körperfremden Stoffen dienen
Katabolismus (Energiestoffwechsel): Abbauprozesse, die zur Herstellung von Energie für Lebensvorgänge dienen.

Energiebedarf
Der tägliche Energiebedarf des Menschen setzt sich aus Grund- und Leistungsumsatz zusammen.
Grundumsatz: Energie, die der Körper ausschließlich zur Erhaltung seiner Grundfunktionen verbraucht. Die Deutsche Gesellschaft für Ernährung (DGE) gibt Tabellen heraus, an Hand derer der Grundumsatz des Einzelnen geschätzt werden kann. Als Berechnungsgrundlage kann man 1 kcal pro kg Körpergewicht pro Stunde ansehen.
Leistungsumsatz: Energie, die der Mensch für alle Tätigkeiten zusätzlich zum Grundumsatz verbraucht.
Um den **Gesamtumsatz** zu bestimmen, wird der Leistungsumsatz unter Berücksichtigung der körperlichen Aktivitätsstufe (PAL = physical activity level) berechnet. Der PAL-Faktor multipliziert mit dem Grundumsatz ergibt den Gesamtumsatz.

PAL	ARBEIT ODER FREIZEIT
1,2	Ausschließlich sitzend oder liegend (alte, gebrechliche oder kranke Menschen)
1,4 – 1,5	Sitzend mit wenig anstrengender Freizeit (Bürotätigkeit)
1,6 – 1,7	Sitzend, zeitweilig gehend oder stehend (Laborant, Kraftfahrer)
1,8 – 1,9	Überwiegend gehend oder stehend (Hausfrauen, Verkäufer, Pflegeberufe)
2,0 – 2,4	Körperlich anstrengend (Bauarbeiter)

Energieverbrauch
Der Mensch verbraucht Energie:
- Für körperliche und geistige Arbeit
- Für die Aufrechterhaltung der Körperwärme
- Für den Betrieb der körpereigenen Systeme.
Der Energieverbrauch richtet sich nach:
- Körpergewicht und -größe
- Körperbau

- Geschlecht
- Alter
- Arbeitsleistung
- Außentemperatur.

Die physikalische Einheit der Energie ist Joule oder Kalorie.

✓

Eine Kalorie (1 kcal) ist die Energiemenge, die nötig ist, um 1 g Wasser um 1 °C zu erwärmen. Die internationale Einheit der Energie ist Joule (J).
1 J = 0,239 kcal
1 kcal = 4,184 J

14.1.2 Nahrungszusammensetzung

Der Körper setzt Kohlenhydrate, Fette und Eiweiße in Energie um. Diese einzelnen Hauptnährstoffe können sich als Energielieferanten gegenseitig vertreten. Die benötigte Energie sollte zu 55 % über Kohlenhydrate, zu 30 % über Fette und zu 15 % über Proteine gedeckt werden.

Brennwert der Nährstoffe (Durchschnittswerte)	
Nährstoff	*Physiologisch verfügbarer Brennwert*
Kohlenhydrate	4,0 kcal/g
Fette	9,0 kcal/g
Proteine	4,0 kcal/g

Kohlenhydrate
Kohlenhydrate sind Ketten aus einzelnen Zuckermolekülen (Sacchariden). Nach der Anzahl der Zuckermoleküle unterscheidet man:
- Monosaccharide (Einfachzucker)
  - Glukose: Traubenzucker, z.B. in Obst, Honig
  - Fruktose: Fruchtzucker, z.B. in Obst
- Disaccharide (Zweifachzucker)
  - Saccharose: weißer Zucker, z.B. in Süßigkeiten
  - Laktose: Milchzucker, z.B. in Milch, Süßigkeiten
  - Maltose: Malzzucker, z.B. in Bier
- Polysaccharide (Vielfachzucker)
  - Stärke, z.B. in Kartoffeln, Reis, Bohnen, Getreide
  - Glykogen, z.B. in Fleisch.

Kohlenhydrate müssen mit der Nahrung zugeführt werden und werden bei der Verdauung in Glukosebausteine gespalten. Mono- und Disaccharide werden schnell ins Blut aufgenommen. Polysaccharide müssen vor der Aufnahme durch die Verdauungsenzyme in Glukose gespalten werden und sind dadurch langsamer verfügbar. Glukose ist der wichtigste Energielieferant für das zentrale Nervensystem und die Erythrozyten. Glukose kann gespeichert und im Bedarfsfall wieder freigesetzt werden. Um 55 % der täglich benötigten Energiemenge mit Kohlenhydraten abzudecken, müssen ca. 250 g Kohlenhydrate aufgenommen werden.

Fette

Nahrungsfette bestehen aus Glycerin und Fettsäuren. Mit einem Glycerinmolekül sind jeweils drei Fettsäuren verbunden (Triglyceride). Man unterscheidet:

- Gesättigte Fettsäuren: Schweinefett
- Einfach ungesättigte Fettsäuren: Olivenöl
- Mehrfach ungesättigte Fettsäuren: Maiskeimöl, Diätmargarine.

Nahrungsfette enthalten Gemische dieser Fettsäuren. Bei tierischen Fetten überwiegen meist die gesättigten, bei vielen Pflanzenfetten und bei fettem Seefisch (Lachs, Hering) die ungesättigten Fettsäuren. Gesättigte Fettsäuren wirken cholesterinsteigernd, einfach ungesättigte verhalten sich in dieser Hinsicht weitgehend neutral und mehrfach ungesättigte Fettsäuren helfen mit, einen erhöhten Cholesterinspiegel zu senken. Es wird empfohlen, etwa 15 % mehrfach, 45 %einfach ungesättigte und 40 % gesättigte Fettsäuren aufzunehmen. Für die tägliche Ernährung bedeutet dies einen weitgehenden Verzicht auf tierische Fette. Statt dessen Verwendung von Margarine und Pflanzenölen. Dies ist auch im Hinblick auf die Zufuhr von Cholesterin günstig, da pflanzliche Fette meist kein Cholesterin enthalten.

Fette stellen einen wichtigen Energielieferanten dar, sie sind aber auch Geschmacksträger und unabdingbar für die Aufnahme fettlöslicher Vitamine.

Essentielle Fettsäuren

Essentielle Fettsäuren sind lebensnotwendig und müssen mit der Nahrung aufgenommen werden, da der menschliche Organismus diese Stoffe nicht selbstständig herstellen kann. Mehrfach ungesättigten Fettsäuren sind:

- Linolsäure
- Linolensäure
- Eikosatriensäure
- Arachidonsäure.

Essentielle Fettsäuren sind Bestandteil zellulärer Membranen, sind Vorstufen von Gewebshormonen und an der Steuerung von biochemischen Vorgängen beteiligt. Sie sind in der Lage, einen erhöhten Cholesterinspiegel zu senken. Die empfohlene Linolsäurezufuhr sollte bei ca. 10 g am Tag liegen, z.B. Sonnenblumenöl enthält ca. 50 %, Diestelöl ca. 80 % Linolsäure.

Eiweiße (Proteine)

Nahrungseiweiß besteht aus einer Kette von Aminosäuren. Diese Ketten sind unterschiedlich lang. Es gibt ca. 20 verschiedene Aminosäuren, aus denen unterschiedliche Proteine aufgebaut werden. Während Kohlenhydrate und Fette sich im Stoffwechsel weitestgehend vertreten können, sind viele Aminosäuren essentiell, d.h. der Körper kann sie nicht selbst bilden:

- Arginin
- Histamin
- Isoleucin
- Leucin
- Lysin
- Methionin
- Phenylalanin
- Threonin
- Tryptophan
- Valin.

Zum störungsfreien Ablauf der Proteinsynthese (Aufbau von körpereigenen Proteinen) ist die Aufnahme dieser Aminosäuren aus tierischen und pflanzlichen Nahrungsmitteln unerlässlich. Essentielle Aminosäuren sind außerdem als Bestandteile der Überträgerstoffe im ZNS zu finden und werden als Enzymbausteine verwandt.

Biologische Wertigkeit

Entsprechend ihrer Zusammensetzung unterscheidet sich die biologische Qualität der verschiedenen, natürlich vorkommenden Eiweißarten. Diese biologische Qualität ist durch den Gehalt an essentiellen Aminosäuren gekennzeichnet und kann daran gemessen werden, in welchem Umfang das jeweilige Nahrungsprotein zum Aufbau der körpereigenen Proteine Verwendung findet. Fehlt eine bestimmte Aminosäure oder ist diese nur in ganz geringem Umfang vorhanden, dann ist auch die Fähigkeit des Körpers eingeschränkt, das Nahrungsprotein in Körperproteine einzubauen. Die zugeführten Nahrungsproteine sind dann für den Körper nur von geringem Nutzen, d.h. die biologische Wertigkeit ist gering. Durch die Kombination verschiedener Nahrungsmittel lässt sich die biologische Wertigkeit erhöhen, z.B. durch die Kombination verschiedener tierischer und pflanzlicher Lebensmittel wie Hühnerei und Kartoffeln.

Bei Zugrundelegung einer mittleren biologischen Wertigkeit liegt die Mindest-Proteinzufuhr bei 55 g für einen erwachsenen Mann und 45 g für eine erwachsene Frau. Als Faustregel kann gelten, dass ⅓ der Eiweißzufuhr pflanzlichen und ⅔ tierischen Ursprungs sein sollte.

Ballaststoffe

Ballaststoffe können vom menschlichen Körper nicht aufgespalten werden und stellen daher keinen Energielieferanten dar. Dennoch sind sie ein wichtiger Bestandteil der Ernährung. Ihre positive Wirkung, z.B. auf die Darmfunktion, beruht vor allem auf dem hohen Quellvermögen der Ballaststoffe:

- Ballaststoffe rufen einen mechanischen Reiz auf die Darmwand hervor und regen dadurch die Darmmotilität an
- Durch ihr Quellvermögen beeinflussen Ballaststoffe die Konsistenz des Stuhls
- Ballaststoffe bilden den Nährboden für die Darmflora.

Von der Deutschen Gesellschaft für Ernährung wird eine Mindestzufuhr von 30 g/Tag empfohlen.

14.1.3 Flüssigkeitshaushalt

Der menschliche Körper besteht zu 50–60 % aus Wasser. Der Stoffwechsel sowie alle Lebensvorgänge sind an die Gegenwart von Wasser gebunden. Wasser dient als Lösungsmittel, Baustoff, Transportmittel, Quellmittel und zur Regulation des Wärmehaushalts. Die verschiedenen Gewebearten variieren in ihrem Wassergehalt von 20–30 % bei Fett- und Knochengewebe, bis hin zu 85–90 % bei Nervengewebe und Blutplasma.

Wasserbilanz

Damit die Wärmeproduktion des Körpers ausgeglichen und die Körpertemperatur unverändert bleibt, müssen auch in klimatisch gemäßigter Umgebung beträchtliche Mengen Wasser über Lunge und Haut abgegeben werden. Dies kann bis zur Hälfte der Gesamt-Wasserabgabe des Organismus ausmachen. Außer der Wasseraufnahme durch Nahrung und Getränke entsteht auch aus dem Abbau der Nährstoffe im Organismus Wasser, das zur Wasserbilanz beiträgt. Bei einem Erwachsenen von 70 kg ergibt sich unter folgenden Bedingungen: körperliche Ruhe, gemäßigtes Klima und keine sichtbare Schweißbildung folgende Wasserbilanz:

Wasserabgabe (g)		Wasseraufnahme (g)	
Harn	900	Getränke	1000
Kot	140	Feste Nahrung	400
Haut	300	Oxidationswasser	340
Lunge	400		
Gesamt	1740	Gesamt	1740

Unter Berücksichtigung einer minimalen Harnmenge von 500 ml zur Ausscheidung harnpflichtiger Substanzen müssen auch im Hungerzustand wenigstens 1200 ml Wasser zum Bilanzausgleich täglich aufgenommen werden, empfohlen werden 2–3 l.

Zu den Personengruppen mit erhöhtem Flüssigkeitsbedarf zählen alte Menschen. Die physiologisch bedingte Abnahme des Wassergehalts im Körper älterer Menschen ist häufig verknüpft mit einer schwächeren renalen Konzentrationsfähigkeit. Durch das mangelnde Durstgefühl alter Menschen wird eine drohende Dehydratation (Entwässerung) nicht ausreichend ausgeglichen. Bei einem Wasserverlust von 3 % des Körpergewichts vermindern sich Schweiß- und Speichelsekretion und es entwickelt sich eine Oligurie (verminderte Harnproduktion). Erhöht sich der Wasserverlust weiter, können zerebrale Symptome z.B. Verwirrtheit auftreten. Eine minimale Flüssigkeitszufuhr von 1 l/Tag sollte daher bei älteren Menschen nicht unterschritten werden.

14.1.4 Vitamine und Spurenelemente

Vitamine

Vitamine sind lebensnotwendige Wirkstoffe, die dem Körper als Vermittler bei Auf- und Abbauvorgängen dienen. Sie sind selbst keine Baustoffe. Alle Vitamine sind organische Substanzen, die der Körper nicht oder nicht in ausreichender Menge herstellen kann. Vitamine sind essentiell und werden nach ihren physikalisch-chemischen Eigenschaften eingeteilt in

- Fettlösliche Vitamine: werden im Fettgewebe und in der Leber gespeichert, können nur in Verbindung mit Fett aus dem Darm resorbiert werden.
- Wasserlösliche Vitamine: werden vom Körper schnell wieder ausgeschieden und können nicht gespeichert werden, daher ist eine regelmäßige Zufuhr nötig

Ernährungswissenschaftliche Probleme
- Auf Grund ihrer empfindlichen Struktur sind Vitamine auch in den Nahrungsmitteln nicht optimal geschützt. Es kommt einerseits zu Vitaminverlusten durch die physikalische Bearbeitung der Nahrungsmittel und andererseits durch die Koch- und Zubereitungsverfahren. Die Vitaminverluste sind bei beiden Verfahren zum Teil erheblich.
- Bereits bei kurzfristiger Lagerung von Gemüse kommt es in Abhängigkeit von der Lagertemperatur zu erheblichen Vitaminverlusten
- Gemüse sollte im zerkleinerten Zustand nicht oder nur ganz kurz gewaschen werden, da längeres Wässern zu erheblichen Vitaminverlusten führt.

Spurenelemente

Als essentielle Spurenelemente gelten Eisen, Jod, Fluor, Zink, Chrom, Selen, Mangan, Molybdän, Kobalt und Kupfer. Außer Fluor und Chrom sind Spurenelemente Bestandteile von Enzymen und Hormonen, die im Stoffwechsel eine wichtige Rolle spielen. Außerdem stehen alle Spurenelemente untereinander in sehr engen Wechselbeziehungen. Bei den Spurenelementen ist die Schwelle zur toxischen Wirkung meist sehr viel geringer als bei anderen Mikronährstoffen. Deshalb ist die Einhaltung der Zufuhrempfehlungen besonders wichtig.

✓ WECHSELWIRKUNGEN

Die Resorption zahlreicher Spurenelemente wird stark von der gleichzeitigen Aufnahme anderer Nahrungsbestandteile beeinflusst. Die Eisen- und Zinkresorption wird beispielsweise durch hohe Kalziumwerte in der Nahrung stark behindert. Eisen selbst reduziert die Aufnahme von Zink, Kupfer und Mangan. Eisen und Zink behindern die Resorption von Kupfer. Auch zahlreiche Arzneimittel können durch gesteigerte Ausscheidung den Bestand an Spurenelementen im Körper beeinflussen.

14.2 Ernährung im Alter

Eine gesunde Ernährung ist die Grundvoraussetzung für Vitalität im Alter!

Zu den auffälligsten Veränderungen im Alter gehört die Abnahme des Energiebedarfs. Infolge des verringerten Grundumsatzes und des verringerten Leistungsumsatzes ist der Energiebedarf von Senioren über 65 Jahren ca. 25 % niedriger als bei 20-jährigen Menschen. Das bedeutet, dass ältere Menschen vor allem weniger Fett in der Nahrung benötigen. Aber sie brauchen Eiweiß, Vitamine und Mineralstoffe in unverminderter Menge! Da alte Menschen aber weniger essen, können die essenziellen Nährstoffe nur durch Lebensmittel mit besonders hoher Nährstoffdichte aufgenommen werden.

✓

Ältere Menschen können Veränderungen in ihrer Nahrungsaufnahme nur sehr schlecht ausgleichen. Schon wenige Wochen mit verminderter Nahrungsaufnahme z.B. durch Krankheit können eine Unterernährung hervorrufen. Daher sollte bei einer Operation, durch die der Körper einen erhöhten Energiebedarf hat, schon vorher auf einen ausreichenden Ernährungszustand geachtet bzw. frühzeitig geeignete Maßnahmen zur Verbesserung des Ernährungszustandes ergriffen werden.

Um das Risiko einer schwerwiegenden Unterernährung zu mindern, gelten für alte Menschen auch andere BMI-Richtwerte. Während der Body-Mass-Index in jungen Jahren möglichst niedrig (ca. 20) sein sollte, darf er pro Lebensjahrzehnt um einen Punkt steigen. Bei einem Menschen um die 70 gilt also ein BMI von 25 als normal. Ein BMI von 20 ist die unterste Grenze für ältere Menschen.

⚡ **VORSICHT**

Als alarmierend muss ein unbeabsichtigter Gewichtsverlust von mehr als 5 % in drei Monaten oder von 10 % in zehn Monaten angesehen werden!

14.2.1 Ernährungssituation alter Menschen

Gesunde, rüstige Senioren, die zu Hause leben

95 % aller Senioren leben weitgehend selbstständig in Privathaushalten. 70 % der 80–90-Jährigen sind in der Lage, sich selbst zu versorgen. Ihr Gesundheitszustand ist ausreichend, aber doch so labil, dass Krankheit, Unfall, Ortswechsel oder der Verlust nahe stehender Personen schnell zu einer Unterversorgung führen können. Probleme bereitet häufig der Einkauf der Lebensmittel aufgrund schlecht erreichbarer Supermärkte, Schwierigkeiten im Einkaufsmarkt (Einkaufswagen, Kasse, fehlende Beratung). Auch das Öffnen der Verpackungen bereitet oft Schwierigkeiten.

Daheim lebende, hilfsbedürftige Senioren

Durch vielfältige Hilfsangebote ist es auch für Senioren mit eingeschränkter Mobilität und gewissen krankheitsbedingten Handicaps möglich, im eigenen Haushalt zu verbleiben. Hierzu zählen Einkaufsdienste, „Essen auf Rädern" und ambulante Pflegedienste.

Die Qualität der gelieferten Mahlzeiten ist meist gut, aber niemand ist den alten Menschen dabei behilflich, die Mahlzeiten auch einzunehmen. Niemand kontrolliert, ob und was von der angebotenen Mahlzeit überhaupt verzehrt wird.

Pflegebedürftige Bewohner im Altersheim

In Deutschland gibt es ca. 9700 stationäre Senioreneinrichtungen und 10600 ambulante Pflegedienste, die auch für die Ernährung der Senioren zuständig sind. Dennoch spricht der Medizinischen Dienst der Krankenversicherung (MDK) von 25 bis 50 % mangelversorgter Heimbewohner Mögliche Ursachen sind:

- Alte Menschen können sich bei Wochenplanangeboten schwer für ein Gericht entscheiden, das sie vorher nicht gesehen haben.
- Die Vorstellungen wie ein Gericht sein soll, sind sehr unterschiedlich
- Essen im Speisesaal verlangt eine enorme Umstellung
- Heimbewohner klagen über wenig schmackhaftes Essen und über zu wenig Abwechslung
- Gerade bei der Essensausgabe werden zudem oft ungelernte Kräfte eingesetzt, um Kosten zu sparen. Dabei wäre hier besondere Aufmerksamkeit nötig, ob die Patienten das Essen überhaupt einnehmen oder ein Gebiss tragen.

Mangelernährung im Alter

Eine große Zahl alter Menschen ist unterernährt und ausgetrocknet, weil sie seit Jahren zu wenig essen und trinken. Eine große Studie der Deutschen Gesellschaft für Ernährungsmedizin hat ergeben, dass 50 % der geriatrischen Patienten über 70 Jahren mangelernährt sind.

Symptome von Mangelernährung
- Ödeme
- Tremor
- Blasse Hautfarbe
- Schuppige Haut
- Apathie
- Rissige oder wunde Stellen am Mund
- Desorientierung
- Nachtblindheit
- Schwäche
- Lichtscheu
- Abwehrschwäche.

Ursachen
- Nachlassendes Durstgefühl: Flüssigkeitsdefizite werden erst sehr spät wahrgenommen. Besonders an heißen Tagen kann es zu lebensbedrohlichen Austrocknungszuständen kommen. Dies führt zu Austrocknung der Haut und Schleimhäute, Verstopfung, Infektionen der Harnwege, Verwirrtheitszustände
- Verändertes Geschmacksempfinden: Anzahl der Geschmacksknospen verringert sich, meist wird eher ein süßer Geschmack bevorzugt, „normal" abgeschmeckte Gerichte können als geschmacklos wahrgenommen werden
- Appetitlosigkeit: Verringerte Elastizität des Magens, veränderte Hunger-Sättigungs-Steuerung, verlangsamte Magenentleerung und verlangsamte Verdauung können physiologische Ursachen von Appetitlosigkeit sein
- Kaubeschwerden: Zahn- und Gebissbeschwerden, die Schmerzen beim Essen verursachen, führen oft zu einer verminderten Nahrungsaufnahme und zu einer unausgewogenen Kost
- Schluckprobleme: Dünne Flüssigkeiten sind schwer zu handhaben und zu schlucken. Eine sämige Suppe ist leichter zu löffeln als eine klare, daher sollten Flüssigkeiten mit geschmacksneutralen Dickungsmitteln

gebunden werden. Spezielle diätetische Dickungsmittel sind hier besonders gut geeignet, da sie die Flüssigkeit nicht dauerhaft festhalten, sondern im Darm wieder freisetzen

- Psychischer Stress wie Umzug ins Heim oder das Alleinleben im Alter, kann zu vermindertem Appetit führen. Teilweise ist aber auch durch mangelnde Ansprache und das Alleinsein die Lust auf Essen vergangen
- Geistige Beeinträchtigungen: Patienten, die noch weitgehend selbständig sind, vergessen häufig wann und was sie essen wollen. Mahlzeiten werden wiederholt oder ausgelassen und die Zusammensetzung der Nahrung ist nicht mehr ausgewogen. Die richtige Zubereitung der Mahlzeiten bereitet auf Grund der Vergesslichkeit immer größere Schwierigkeiten, Einkaufen wird vergessen, die benötigten Zutaten sind nicht im Haus.

✓ **ABHILFE**
- Essverhalten beobachten, um Probleme zu erkennen und die Situation zu verbessern
- Hilfe beim Kleinschneiden
- Breiige, angedickte Nahrung anbieten
- Auf intaktes, gut sitzendes Gebiss achten
- Bei Kauproblemen: Brotrinde abschneiden, Obst und Gemüse schälen, Speisen pürieren, nicht weich kochen, Frischkäse statt Hartkäse.
- Unterstützung beim Öffnen von Portionspackungen
- Flüssigkeitsaufnahme beachten
- Aufmuntern und Auffordern zum eigenständigen Essen
- „Essen auf Rädern" anbieten
- Zusätzliche enterale Ernährung oder parenterale Ernährung, falls alle anderen Maßnahmen keinen Erfolg zeigen.

Empfehlungen für gesunde Ernährung im Alter
- Energiezufuhr von 1700–2400 Kilokalorien pro Tag (ca. 30 kcal/kg Körpergewicht/Tag) und täglich 1–2 g Eiweiß pro kg Körpergewicht
- Abwechslungsreiche Ernährung mit vier bis sechs kleineren Mahlzeiten pro Tag
- Täglich Obst, Salat, Kartoffeln, Gemüse (mindestens 750 g)
- Täglich Milch und Milchprodukte, z.B. zwei Scheiben Käse und ein Becher Joghurt oder Milch
- Täglich pflanzliche Öle sowie ein Esslöffel Butter
- Zweimal pro Woche Seefisch
- Zwei- bis dreimal pro Woche ein Ei
- Zwei- bis viermal wöchentlich Fleisch oder Geflügel und einige Scheiben Wurst
- Wenig Süßigkeiten
- Mäßiger Alkoholkonsum
- Täglich vier Tassen Tee, ein Glas Gemüsesaft, ein Glas Obstsaft und vier Gläser Mineralwasser.

14.3 Sonderformen der Ernährung

Drohende oder bereits manifeste Unterernährung stellt eine Indikation für enterale (über den Darm) Ernährung geriatrischer Patienten dar. Mangelernährung erhöht das Komplikationsrisiko in der Geriatrie, etwa durch erhöhte Frakturgefahr auf Grund andauernder Schwächezustände oder deutlich verlängerter Rekonvaleszenz nach Operationen. Enterale und parenterale (unter Umgehung des Darmes) Ernährung kann die Krankenhausverweildauer bei Mangelernährten verkürzen und die Lebenserwartung erhöhen. Durch die Ernährungstherapie wird die Energie- und Nährstoffzufuhr für die Patienten gesteigert, ob auch die Lebensqualität verbessert wird, ist vom Einzelfall abhängig.

14.3.1 Enterale Ernährung

Unter enteraler Ernährung versteht man im Allgemeinen die Zufuhr Nährstoff-definierter oder chemisch-definierter Diäten mittels verschiedener Sondentechniken direkt in den Magen oder Dünndarm.

Sondenarten

Bei Patienten, die aus den verschiedensten Gründen nicht schlucken wollen, können oder dürfen, deren Magen- oder Darmtrakt aber weitgehend funktionell arbeitet, kann die Ernährung mittels Formula-Diäten über Sonden in den Magen oder in den oberen Dünndarm eingebracht werden.

Transnasale Sonde

- Nasogastrale Sonde (Magensonde):
  - Die Sonde läuft über die Nase durch die Speiseröhre in den Magen
- Nasojejunale Sonde:
  - Sonde läuft über die Nase durch die Speiseröhre und den Magen bis in den Dünndarm
  - Kontinuierliche Zufuhr der Nahrung zwingend.

Perkutane Sonde

PEG (perkutan-endoskopische Gastrostomie)
Die Sonde wird von außen durch die Haut unter endoskopischer Sicht in den Magen oder das Duodenum gebracht. Nach der Nahrungszufuhr wird das Schlauchsystem am Anschluss der PEG abgenommen und die PEG mit einem Verschluss-Stöpsel versehen. Eine länger dauernde künstliche Ernährung ist auf diesem Weg für die Patienten weniger störend. Außerdem kann die Nahrung auch während der Nacht zulaufen und der Patient kann den Tag ohne sichtbare und störende Sonde verbringen.

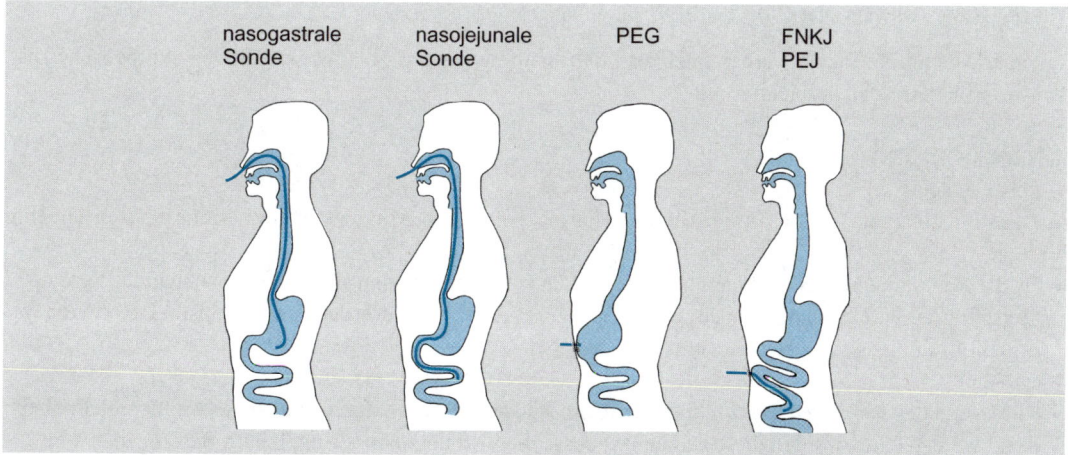

Abb. 14.1 Die verschiedenen Sondenlagen bei den unterschiedlichen Verfahren der künstlichen Ernährung. [A400]

✓ VERABREICHUNGSMÖGLICHKEITEN

- Bolusapplikation: Portionsweise (max. 100 ml in 5–10 Minuten) über eine großvolumige Spritze
- Schwerkraftapplikation: Halbkontinuierlich mit einem geschlossenen System
- Pumpengesteuerte Applikation: Kontinuierlich mit elektrischer Pumpe. Dabei werden ca. 100 ml Nahrung/Stunde über ein spezielles Schlauchsystem gepumpt. Bei einigen Pumpen ist auch die Bolusgabe möglich.

Regeln zum Gebrauch von Sonden

- Lagekontrolle der Sonde
- Alle Sonden müssen vor und nach der Nahrungsapplikation mit Wasser oder Tee gespült werden
- Die Nahrung muss auf ca. 30 °C erwärmt werden
- Der Patient sollte in eine bequeme halbsitzende Position gebracht werden und wenigstens eine halbe Stunde nach der Mahlzeit noch aufrecht sitzen bleiben
- Sollen Medikamente verabreicht werden, muss auf die korrekte Einnahmezeit (vor, während, nach der Mahlzeit) geachtet werden.

⚡ VORSICHT

Nicht alle Medikamente dürfen zermörsert bzw. aufgelöst werden.
Beispiel: retardierte Medikamente oder Kapseln, bei denen die Kapselhülle eine Zerstörung im Magen verhindert.

Trink- und Sondennahrung

Formula-Diäten (bilanzierte Diäten) sind zumeist synthetisch hergestellte Kostformen, die alle erforderlichen Nährstoffe enthalten und eine bekannte Energiedichte sowie eine bekannte Nährstoffzusammensetzung aufweisen. Die Nahrung kann geschluckt werden, wird aber meist in den Magen oder Dünndarm mit einer Sonde eingebracht.

Formula-Diäten werden nach ihren chemischen Merkmalen unterschieden:

Niedermolekulare Formula-Diäten

Chemisch-definierte Diäten werden auch als „Astronautennahrung", Elementardiät, voll-synthetische Diät, voll-resorbierbare Diät bezeichnet

Aminosäure-Diäten

- Beispiel: Peptisorb®
- Zusammensetzung: Aminosäuren, Monosaccharide, Fettsäuren, Mineralstoffe, Vitamine, Spurenelemente

Vorteile:
- Da die Nährstoffe bereits in aufgeschlossener Form vorliegen, können sie auch bei mangelnder Verdauungsfähigkeit bereits im oberen Dünndarm weitgehend resorbiert werden. Der Stuhl ist relativ flüssig und die Stuhlmenge reduziert.

Nachteile:
- Auf Grund des schlechten Geschmacks der Aminosäuren, der auch durch zugesetzte Aromen nicht überdeckt werden kann, werden diese Diäten fast ausschließlich über Sonden appliziert. Bei langer Anwendung Gefahr von Darmatrophie und Durchfällen.

Oligopeptid-Diäten

„Bilanzierte" bzw. „voll-bilanzierte" Diät.
Oligopeptide setzen sich aus zwei bis drei Aminosäuren zusammen und sind schnell resorbierbar.

- Beispiele: Nutricomb®, Survimed®
- Zusammensetzung: Oligopeptide, Oligosaccharide, Fette, Mineralstoffe, Vitamine, Spurenelemente

Vorteile:
- Oligopeptide sind geschmacksneutral. Dadurch haben die Diäten durch zugesetzte Aromen einen angenehmen Geschmack. Als Fette werden natürliche Öle (Sonnenblumen, Soja, Maiskeim) mit hohem Anteil an mehrfach ungesättigten Fettsäuren verwendet. Bei einigen Präparaten werden auch mittelkettige Triglyceride eingesetzt, die schnell und vollständig resorbiert werden können und weniger Probleme bei der Verdauung verursachen.

Nachteil:
- Bei Verwendung von mittelkettigen Triglyceriden sind die Produkte nicht erhitzbar. Langes Warmhalten soll auch vermieden werden, da sich der Geschmack verschlechtert.

Hochmolekulare Formula-Diäten

Nährstoff-definierte Diäten.

Früher wurden diese Diäten in der Diätküche aus normalen Nahrungsmitteln hergestellt. Man hat alle Bestandteile einer Mahlzeit püriert und mit Tee versetzt. Aus hygienischen Gründen, wegen des konstanten Nährstoffgehalts und der einfacheren Handhabung wird dies heute in der Regel nicht mehr gemacht.
- Beispiele: Biosorb®, Fresubin®
- Zusammensetzung: Proteine (meist Milch- aber auch Sojaproteine, Eiklar, Fleischproteine), Oligo-, Polysaccharide, Fette, Mineralstoffe, Vitamine, Spurenelemente

Vorteile:
- Geschmacklich am Besten. Die Darmfunktion bleibt weitgehend normal, die Nahrung verursacht selten Durchfälle. Sie können getrunken werden oder über Sonde verabreicht werden.

Nachteile:
- Die Nahrung muss im Darm des Patienten aufgespalten werden.

Auch die Nährstoff-definierten Diäten sind vollbilanziert, d.h. der Energiebedarf kann vollständig abgedeckt werden.

> ⚡ **VORSICHT**
> Bei allen Formen der künstlichen Ernährung ist auf die zusätzliche und ausreichende Flüssigkeitszufuhr in Form von Tee oder Wasser zu achten.

14.3.2 Parenterale Ernährung

Parenterale Ernährung wird unter Umgehung des Magen-Darm-Kanals verabreicht. Je nach voraussichtlicher Dauer der parenteralen Ernährung und dem Ernährungszustand des Patienten ist eine unterschiedliche Nahrungsversorgung und damit verbunden ein unterschiedlicher venöser Zugang nötig. Da die Nährstoffe direkt dem Blut beigemischt werden, müssen sie in aufgespalteter Form gegeben werden.

Ernährungsarten

Kurzzeiternährung mit niedrig konzentrierten Lösungen

Die Patienten erhalten über einen peripheren Venenzugang in Dauerinfusion ca. 2 bis 3 Liter täglich, damit werden ca. 600 bis 1000 kcal über Kohlenhydrate zugeführt. Das ist weniger als der Grundumsatz, daher nur für kurze Zeit geeignet, für Patienten in gutem bis leicht reduziertem Ernährungszustand. Die Infusionslösung enthält Wasser, Glukose 5 % und Elektrolyte.

Indikation
- Nahrungskarenz vor und nach Untersuchungen oder Operationen
- Nach leichteren Vergiftungen
- Voraussichtliche Zufuhr von Flüssigkeit nicht länger als maximal 2–3 Tage nötig.

Präparate
Ringer®, Jonosteril®, Glucosteril®, Sterofundin® G, Tutofusin® G.

Kurzfristige Basisernährung

Patienten, die länger als zwei Tage keine Nahrung aufnehmen können, benötigen mehr als nur Glukose und Flüssigkeit. Die parenteral zugeführte Nahrung enthält hier eine höhere Kalorienzahl, Glukose in Konzentrationen bis 18 %, Elektrolyte und zusätzlich Aminosäuren enthalten. Bei mangelernährten Patienten ist auch eine Fettzufuhr nötig.

Indikation
- Nahrungskarenz von 2–7 Tagen
- Reduzierter Ernährungszustand
- Bei leichter bis mittlerer kataboler Stoffwechselsituation.

Präparate
- Nur Aminosäuren: Aminomel®, Aminofusin®, Aminosteril®
- Aminosäuren und Elektrolyte: Aminosteril® plus
- Aminosäuren mit Glukose und Elektrolyten: Aminomix®, AKE® mit Glukose
- Fettemulsionen: ClinOleic®, Intralipid®, Lipovenös®.

Bilanzierte Ernährung

Eine vollständige parenterale Ernährung wird über einen zentralen Venenkatheter ermöglicht. Über diesen Zugang wird die Nährlösung kontinuierlich über 24 Stunden zugeführt. Die Infusionslösung enthält Aminosäuren, Glukose, Elektrolyte, Fette, ggf. fett- und wasserlösliche Vitamine.

Indikation
- Nahrungskarenz länger als 7 Tage
- Reduzierter bis stark reduzierter Ernährungszustand
- Mittlere bis schwere katabole Stoffwechselsituation.

Präparate
- Nährstofflösungen: Aminomix® plus Lipovenös®, Clinimix®, Compleven®
- Vitamine: Multibionta®, Cernevit®
- Spurenelemente: Addel®.

✓

Bausteinkonzept

Beim Bausteinkonzept werden alle benötigten Bestandteile zur Ernährung einzeln in Infusionsflaschen bereitgestellt und über eine spezielle Verbindung als Simultaninfusion zur Infusion gebracht. Nachteilig ist hier der hohe Zeitaufwand für die Pflegenden und eine relativ komplizierte Handhabung.

Zweikammerbeutel

Bei diesen modernen Systemen sind Aminosäure- und Kohlehydrat-Lösungen in zwei getrennten Kammern eines Kunststoffbeutels untergebracht. Zwischen den beiden Kammern befindet sich eine Peel-Naht. Durch Druck auf den Beutel öffnet sich die innere Naht und die Flüssigkeiten können frisch gemischt und sofort verwendet werden. Auf Grund der Größe des Beutels ist es möglich, über einen speziellen Anschluss, eine Fettemulsion oder zusätzliche Nährstofflösungen zuzumischen.
Präparate:
Nurtitwin®, Aminomix®.

Dreikammerbeutel

Das Prinzip ist hier dasselbe wie bei dem Zweikammersystem, nur dass eine dritte Kammer mit Fettemulsion vorhanden ist. Durch Druck werden beide inneren Peel-Nähte geöffnet, die Flüssigkeiten gemischt und die Mischung sofort infundiert.
Präparate:
Compleven®, Clinomel®.

14.4 Alkoholkonsum im Alter

Verstoffwechselung von Alkohol
Alkohol wird nach oraler Aufnahme fast vollständig resorbiert. Dies beginnt schon im Mund. Der Hauptanteil wird aber aus Magen und Dünndarm aufgenommen. Im nüchternen Zustand ist die Resorption in weniger als einer Stunde abgeschlossen. Etwa 30 bis 60 Minuten nach der Ethanolaufnahme wird die höchste Blutalkoholkonzentration erreicht, bei starker Magen-Darm-Füllung entsprechend später. In der Leber werden 90–95 % durch das Enzym Alkoholdehydrogenase in Acetaldehyd und dann durch weitere Stoffwechselprozesse zu Kohlendioxid und Wasser abgebaut

Wirkungen
- ZNS:
  - < 0,5 ‰ überwiegend zentral erregender Effekt
  - ≥ 0,5 ‰ zunehmend zentral dämpfend: Sedierung, gestörte Konzentration, Koordinationsstörungen, eingeschränktes Gesichtsfeld, Benommenheit, Schwindel, Kopfschmerzen, Atemdepression
- Herz-Kreislauf-System:
  - Niedrige Konzentrationen: Leichter Blutdruckanstieg
  - Höhere Konzentrationen: Periphere Gefäßerweiterung mit geröteter Haut, Wärmeverlust und Blutdruckabfall
- Magenschleimhaut: Lokale Reizung
- Glukosestoffwechsel: Blutzuckersenkung
- Atmung: Hyperventilation
- Muskulatur: Verminderte Muskelleistung.

Alkoholismus bei Senioren

Aktuelle Studien haben gezeigt, dass bei den über 60-Jährigen ca. 10 bis 20 % der Männer und ca. 5 bis 10 % der Frauen schädlichen Alkoholgebrauch betreiben. Ein Abhängigkeitssyndrom besteht bei ca. 2 bis 3 % der Männer und ca. 1 % der Frauen. Es muss von steigenden Prozentsätzen ausgegangen werden.

Durch Stoffwechselveränderungen im Alter und häufig vorhandenen Begleiterkrankungen hat Alkohol bei alten Menschen eine deutlich stärkere Wirkung. Auch körperliche Folgeschäden treten schneller auf. Die Sucht führt auch häufiger zu einem vollständigen sozialen Rückzug, der wiederum den Alkoholismus verstärkt und die Chance reduziert, den Alkohol aufzugeben.

Symptome, die auf ein Alkoholproblem hinweisen:
- Blaue Flecke und Stürze, da das Reaktionsvermögen eingeschränkt ist
- Brandwunden an Fingern und Oberschenkel: unvorsichtiger Umgang mit offenem Feuer unter Alkoholeinfluss
- Eine Reihe von Erkrankungen kommt bei alkoholkranken Senioren häufiger vor als im Alterdurchschnitt: Pankreasentzündung, Leberzirrhose, aber auch Gastritis, Mangelerscheinungen durch einseitige Ernährung, Sensibilitätsstörungen an Armen und Beinen.

Nach dem Erkrankungsbeginn werden drei Gruppen von älteren Alkoholikern unterschieden:
- „Early-onset" Alkoholiker: frühzeitiger Beginn des Trinkens, dennoch wurde ein höheres Alter erreicht
- „Rezidiv-Alkoholiker": wurden nach früherer Alkoholkrankheit erfolgreich abstinent und erst im höheren Lebensalter wieder rückfällig
- „Late-onset"Alkoholiker: wurden erst im höheren Lebensalter, meist nach einem einschneidenden Lebensereignis, Alkoholiker. Vorher verbrachten sie ein sozial integriertes, normales Leben. Besonders diese Gruppe leidet unter starken Schuldgefühlen aufgrund der Sucht. Darum fällt es ihnen schwer, Hilfe zu suchen oder anzunehmen.

Wird eine Therapie in Anspruch genommen, sind die Erfolge relativ hoch. Bei Senioren werden Abstinenzquoten von ca. 70 % erreicht, im Vergleich zu ca. 53 % bei allen Patienten. Besonders geeignet scheinen altershomogene Gruppen zu sein, in denen Schwierigkeiten und Probleme der Suchtkranken offener besprochen werden.

14.5 Ernährung bei speziellen Erkrankungen

14.5.1 Adipositas

Übergewicht ist ein krankhafter Zustand, der durch einen Überschuss an Körperfett gekennzeichnet ist (Frauen > 30 % der Körpermasse, Männer > 20 % der Körpermasse). Seit 1997 wird Adipositas von der WHO als Krankheit eingestuft. Sie kann nicht einfach durch Medikamente beseitigt werden, sondern der Patient muss seine Ernährung und seine Lebensstil ändern.

Einteilung

Der Grad der Adipositas wird nach dem Body-Mass-Index (BMI) bestimmt:

		Körpergewicht in Kilogramm	kg
BMI	=	geteilt durch	—
		Körpergröße mal Körpergröße	m^2

Bestimmung des Schweregrads einer Adipositas nach:

Untergewicht		BMI ≤ 18,5
Normalgewicht		BMI 18,5 bis 25
Übergewicht	Grad I	BMI 25 bis 30
Adipositas	Grad II	BMI 30 bis 40
Schwere Adipositas	Grad III	BMI über 40

Etwa die Hälfte der Deutschen hat einen BMI über 25, fast 20 % liegen über 30 Tendenz stark zunehmend.

Bei Grad I muss das Gewicht aus medizinischer Sicht nur reduziert werden, falls eine andere Erkrankung durch die Adipositas verschlechtert wird oder der psychosoziale Leidensdruck sehr groß ist. Bei Grad II und III ist eine Gewichtsreduktion auf jeden Fall nötig, da die Adipositas ein Gesundheitsrisiko darstellt.

Es sollte außer dem BMI auch die prozentuale Körperfettmasse zur Einschätzung der Adipositas herangezogen werden, da auch eine vermehrte Muskelmasse einen leicht erhöhten BMI verursachen kann.

Verteilungsmuster

Nicht allein das Ausmaß des Übergewichts, sondern auch das Fettverteilungsmuster bestimmt das Gesundheitsrisiko. Dazu wird das Verhältnis Taillen- zu Hüftumfang (engl.: **W**aist-**H**ip-**R**elation) bestimmt:

WHR = Railenumfang / Huftumfang

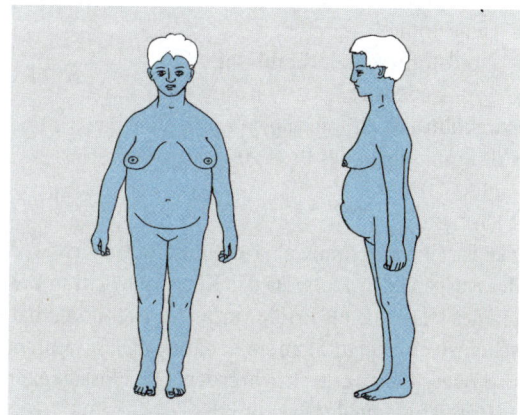

Abb. 14.2 Androider Fettverteilungstyp: „Apfelform" mit schlanken Extremitäten. [A400-215]

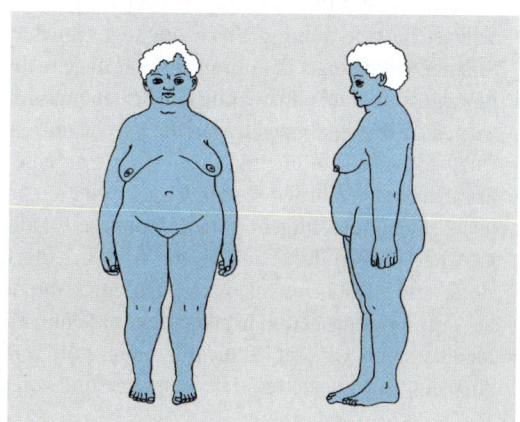

Abb. 14.3 Gynäkoider Fettverteilungstyp: „Birnenform" mit Fettansatz hauptsächlich an Hüften und Oberschenkeln. [A400-215].

Abdominale Fettsucht
- „Apfeltyp" (androider Typ)
- Körperstamm deutlich übergewichtig, Extremitäten relativ schlank.
- Höheres Morbidität- und Mortalitätsrisiko

Periphere Fettsucht
- „Birnentyp" (gynäkoider Typ)
- Fett liegt mehr im Bereich der Hüften und Oberschenkel.

Ursachen
- Genetische Disposition
- Überernährung
- Fehlernährung
- Geringe körperliche Aktivität.
- Selten: Hormonstörungen (betrifft höchstens 5 % der Adipösen!)

Beim Gesunden wird das Körpergewicht durch das Verhältnis von Energieverbrauch und Energieaufnahme bestimmt:
- Grundumsatz + Leistungsumsatz $\geq$ Energiegehalt der Ernährung $\rightarrow$ Gewicht wird gehalten oder reduziert
- Grundumsatz + Leistungsumsatz $\leq$ Energiegehalt der Ernährung $\rightarrow$ Gewicht steigt.

Folgeerkrankungen
- Koronare Herzkrankheit
- Hypertonie
- Lipidstoffwechselerkrankung
- Typ-2-Diabetes
- Erhöhtes Karzinomrisiko
- Erkrankungen des Bewegungsapparats.

Therapie
Ziel ist eine langsame, aber dauerhafte Gewichtsreduktion. Angestrebt wird eine Reduktion um 5 bis 10 % des Ausgangsgewichts. Da das Körpergewicht in Relation zum Alter ansteigt, wird anfänglich schon ein Halten des Gewichts als Erfolg verbucht. In Studien hat ein Gewichtsverlust von ca. 6 kg innerhalb eines Jahres schon zu einer signifikanten Senkung des Gesamtcholesterinspiegels geführt. Mit einer Diät muss eine negative Energiebilanz erreicht werden. Die Flüssigkeitsmenge muss ausreichend sein, mindestens 2,5 l/Tag.
   Unterstützung der Diät durch:
- Verhaltens- und Psychotherapie: Misserfolgsverarbeitung der erfolglosen Therapien, Stressbewältigung, Selbstsicherheitstraining, Steuerung ungeeigneter Ernährungsgewohnheiten: Belohnungstechniken, Selbstbeobachtung z.B. Führen eines Esstagebuchs, Reizkontrollen, z.B. Einkaufsverhalten
- Bewegungstherapie: Erhöhung der Bewegungsaktivität führt zu einer negativen Energiebilanz. Außerdem wirkt sich Bewegung positiv auf die Psyche und die adipositasbedingten Erkrankungen aus
- Quellstoffe: Beim Abnehmen sind Hungergefühle konsequent zu vermeiden, da sie die Kontrolle über das Essverhalten gefährden. Dafür muss immer ein bestimmtes Volumen im Magen sein. Bei einer Reduktionskost kann das aufgenommene Volumen zu klein sein, deshalb sollten grundsätzlich voluminöse aber kalorienarme Produkte ausgewählt werden. Alternativ kann auf Quellstoffe zugegriffen werden. Quellstoffe sind Substanzen, die im Magen durch die Aufnahme von Flüssigkeit ihr Volumen vergrößern, daher ein Sättigungsgefühl hervorrufen und dann aber vollständig abgebaut und ausgeschieden werden
- Medikamente: Orlistat (Xenical®), hemmt die Wirkung der Lipase im Darm. Das hat zur Folge, dass ca. 30 % des Nahrungsfettes nicht gespalten und von der Darmwand nicht aufgenommen werden können

- Chirurgische Maßnahmen, wenn alle anderen Maßnahmen ausgeschöpft sind, z.B. laparaskopisch gastric banding.

14.5.2 Hyperurikämie und Gicht

Bei einer Hyperurikämie ist der Harnsäurespiegel im Blut auf > 6,4 mg/dl angestiegen. Harnsäure ist das Abbauprodukt im Purinstoffwechsel. Sie entsteht z.B. beim Abbau von Zellen. Purine sind Bestandteile der DNS. Eine verminderte Ausscheidung der Harnsäure durch die Niere oder ein vermehrter Anfall von Harnsäure verursachen einen erhöhten Harnsäurewert. Es kann zum Abscheiden von Harnsäurekristallen, z.B. im Bereich der Gelenke oder anderer Gewebe kommen.

Ursachen
- Erblich bedingt: Störung der Harnsäureausscheidung in der Niere (99 % d. Fälle), Überproduktion von Harnsäure (1 % d. Fälle)
- Auslösende Faktoren: Überernährung (Adipositas), purinreiche Kost, Alkohol, Stress
- Als Folge anderer Erkrankungen: Vermehrte Harnsäureproduktion z.B. bei Tumorzerfall oder verminderte Harnsäureproduktion bei Nierenerkrankungen.

Symptome
Akuter Gichtanfall: Harnsäurekristalle reichern sich in einer Gelenkkapsel an und lösen eine Entzündungsreaktion aus
- Beginn meist nachts, wird durch Alkohol, Diätfehler oder Kälte ausgelöst
- Plötzlich auftretende starke Schmerzen (Bei Podagra wird nicht einmal die Bettdecke über dem Fuß ertragen)
- Rötung, Schwellung des betroffenen Gelenks
- Evtl. Fieber
- Tachykardie (Pulsschlag über 100 Schläge/Minute)
- Kopfschmerzen.
- dauert unbehandelt bis zu 2 Wochen.

Chronische Gicht
- Anfangs Gelenkentzündung → Zerstörung des Knorpels → Knochen wird angegriffen → irreversible Gelenkschäden mit Gelenkversteifung (Arthritis urica).
- Harnsäureablagerungen in Gichtknoten (Tophi), z.B. Ohrmuschel, über den Ellenbogen
- Bildung von Harnsäuresteinen in der Niere
- Nierenentzündung.

Therapie
- Im akuten Anfall:
  - Ruhigstellung
  - Feucht-kalte Umschläge
  - Colchicin
  - NSAR
- Prophylaxe im anfallsfreien Intervall: Dauertherapie mit Urikosurika oder Urikostatika zur Vermeidung von Rezidiven
- Diät: Auf purinreiche Nahrungsmittel verzichten (Fleisch und Innereien), wenig Alkohol
- Ausreichende Flüssigkeitszufuhr
- Erreichen des Normalgewichts.

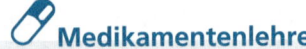

Medikamentenlehre

Urikostatika

Substanzen, die die Bildung von Harnsäure im Körper verringern bzw. blockieren, so dass der Blutharnsäurespiegel sinkt.
Präparate:
Allopurinol: Zyloric®, Allopuren®
Nebenwirkungen: Selten allergische Hautreaktionen, Magen-Darm-Probleme

Urikosurika

Urikosurika fördern die Harnsäureausscheidung im Urin, der Blutharnsäurespiegel sinkt.
Präparate:
Benzbromaron: Benzbromaron AL®
Nebenwirkungen: Magen-Darm-Störungen, Blutbildveränderungen.

⚡ VORSICHT

Erhöhte Harnsäureausscheidung im Urin mit der Gefahr der Harnsteinbildung. Harnsäure kann im Urin auskristallisieren, darum
• Viel trinken
• Urin neutralisieren, z.B. mit Natriumhydrogencarbonat.

14.5.3 Hyperlipoproteinämie

Fettstoffwechselstörung mit Erhöhung der Blutfettwerte z.B. Hypercholesterinämie und Hypertriglyzeridämie. Im Blutplasma liegen folgende Lipide („fettähnliche" Substanzen) vor:
• Triglyceride (Neutralfette)
• Cholesterin
• Phospholipide.
Im Plasma sind alle Lipide an Eiweißstoffe, die den Transport ermöglichen, gebunden (sog. Lipo-Proteine). Man unterscheidet (nach Größe und Gewicht) folgende Lipoproteine:
• Chylomikronen → transportieren die aus dem Darm aufgenommen Lipide zur Leber
• VLDL (= Very-Low-Density-Lipoproteine): → Triglyceride von der Leber werden zu den Körperzellen gebracht
• LDL (= Low-Density-Lipoproteine): → Cholesterin von der Leber wird zu den Körperzellen gebracht
• HDL (= High-Density-Lipoproteine): → Cholesterin wird von den Körperzellen zur Leber zurückgebracht.

❗ AUFGABEN DES CHOLESTERINS

Das Cholesterin im Körper stammt aus der aufgenommenen Nahrung (ein Drittel der Tagesmenge) und aus der körpereigenen Biosynthese in der Leber und dem Darm (zwei Drittel der Tagesmenge). Die Synthese in der Leber wird durch das Cholesterin-Synthese-Enzym (CSE) gesteuert. Der Körper muss also eigentliche gar kein Cholesterin aufnehmen, daher kann bei cholesterinarmer, ja sogar bei cholesterinfreier Ernährung kein Mangel auftreten.
Cholesterin erfüllt im Organismus lebensnotwendige Funktionen, es ist
• Baustein jeder Zellwand und der Nervenzellen
• Ausgangssubstanz für die Herstellung von Gallensäuren
• Am Aufbau von Vitamin D beteiligt
• Baustein aller Steroidhormone und der Hormone der Nebennierenrinde.

Erhöhte Konzentration der Plasma-Lipide und der Lipoproteine gelten heute als hoher Risikofaktor für die Arteriosklerosebildung. Die Senkung eines erhöhten Cholesterinspiegels um einen Prozentpunkt reduziert das Risiko für den koronaren Herztod je nach Alter um 50 % (bei 40-jährigen) bis 20 % (bei 70-jährigen).

Gerade bei Risikopatienten für die Entwicklung einer Arteriosklerose ist das Erreichen des strengen Richtwertes von LDL-Cholesterin unter 100 mg/dl nur äußerst schwer zu erreichen.

Cholesterinspiegel und Triglyceride: Richtwerte für die Primär- bzw. Sekundärprävention, veröffentlicht von der Dt. Gesellschaft für Kardiologie			
	Primärprävention		*Sekundärprävention*
	keine weiteren Risikofaktoren	weitere Risikofaktoren	Bei manifester Erkrankung
Gesamt-Cholesterin	200 – 240 mg/dl	≤ 200 mg/dl	≤ 180 mg/dl
LDL-Cholesterin	≤ 155 mg/dl	≤ 135 mg/dl	≤ 100 mg/dl
HDL-Cholesterin	≥ 35 mg/dl	≥ 35 mg/dl	≥ 40 mg/dl
Triglyceride	~ 200 mg/dl	~ 200 mg/dl	< 200 mg/dl

Ursachen
- Fehlernährung, Überernährung
  - Hoher Fettverzehr, besonders Fette mit vorwiegend gesättigten Fettsäuren
  - Hohe Cholesterinzufuhr mit der Nahrung
- Rezeptordefekte in der Leber
- Genetischer Defekt (familiäre Hypercholesterinämie)
- Folge einer anderen Erkrankung (z.B. Diabetes mellitus, Schilddrüsenunterfunktion) oder Nebenwirkung bestimmter Medikamente.

Symptome
Erhöhte Werte bei der Blutuntersuchung, „echte" Symptome treten erst auf, wenn bereits Folgeerkrankungen (Arteriosklerose) durch den erhöhten Triglycerid- oder Cholesterinspiegel entstanden sind:
- Koronare Herzkrankheit mit Herzinfarkt
- Schlaganfall
- Periphere arterielle Verschlusskrankheit.

Nicht-medikamentöse Therapie
- Zufuhr gesättigter Fettsäuren senken:
  - wenig oder nicht geeignete Lebensmittel: fettes Fleisch, Wurstwaren, Käse, Vollmilch, fettreiche Milchprodukte, feste Fette (Schmalz, Kokosfett), Schokolade, Eiscreme
  - ersetzen durch: mageres Fleisch ohne sichtbares Fett, Fleischsülze, Wurstsorten unter 10 % Fett, Käsesorten unter 30 % i. Tr., Buttermilch, Magermilch
- Zufuhr von Cholesterin senken:
  - hoch cholesterinhaltige Lebensmittel meiden: Hirn, Eigelb, Innereien, tierische Schlachtfette, Butter, Kaviar, Hummer, Austern, Wild
  - erlaubt sind: Speiseöl, Sonnenblumenmargarine, Eiweiß, Rotbarsch, Makrele, Kabeljau
- Zufuhr von ungesättigten Fettsäuren erhöhen:
  - Olivenöl, Distelöl, Spezialmargarine
- Alkoholzufuhr einschränken
- Gewichtsreduktion, Anstreben des Normalgewichts
- Bewegung.

Medikamentöse Therapie

Ist der LDL-Zielwert trotz Ausschöpfung aller nicht-medikamentösen Maßnahmen nicht zu erreichen, so sollte im Bereich 100 bis 130 mg/dl der Einsatz von Statinen erwogen werden. Bei LDL-Werten > 130 mg/dl ist, nach Empfehlung der Deutschen Gesellschaft für Kardiologie, eine medikamentöse Therapie (in der Regel mit Statinen) angezeigt. Gleichzeitig sollte versucht werden, den HDL-Stoffwechsel zu verbessern.

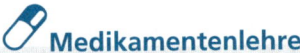 **Medikamentenlehre**

Lipidsenker

Medikamente, die in der Lage sind den Blutfettspiegel zu senken.

Fibrate

Wirkung:
- Hemmung der Cholesterinsynthese in der Leber
- Transport von Triglyceriden in die Leber wird durch Reduzierung der VLDL-Menge verringert.
- heben das HDL-Cholesterin um 15–25 %.

Nebenwirkungen:
- Magen-Darm-Störungen
- erhöhtes Gallensteinrisiko
- Haarausfall
- Leberschäden.

Präparate:
- Etofibrat: Lipo-Merz®
- Benzafibrat: Cedur®, Bezacur®
- Fenofibrat: Lipanthyl®, Lipidil®, Normalip® pro.

Gallensäurebindende Ionenaustauscher

Wirkung:
- An den Ionenaustauscher werden Gallensäuren im Darm gebunden und ausgeschieden
- Weniger Cholesterin kann aus dem Darm aufgenommen werden
- Mehr Gallensäure wird in der Leber aus Cholesterin gebildet und in den Darm abgegeben
- Erhöhen das HDL um ca. 5 %.

Nebenwirkungen:
- Magen-Darm-Störungen
- Mangel an fettlöslichen Vitaminen
- Erhöhung des Blut-Triglyceridspiegels.

Präparate:
- Colestyramin: Quantalan®, Lipocol-Merz®
- Colestipol: Colestid®.

Cholesterin-Absorptions-Hemmer

Wirkung
- Hemmt im Dünndarm die Aufnahme von Nahrungscholesterin und von Cholesterin, das in der Leber gebildet wurde
- Die Resorption von Cholesterin im Darm kann um ca. 50 % verringert werden.

Nebenwirkungen: gut verträglich.

Präparate:
- Ezetimib: Ezetrol®

Cholesterin-Synthese-Enzym-Hemmer (CSE-Hemmer, Statine)

Wirkung:
- Hemmung der körpereigenen Cholesterinsynthese in der Leber durch Blockierung des CSE
- LDL-Cholesterin wird aus dem Blutplasma in großer Menge in die Zellen aufgenommen
- Starke Verminderung der Cholesterinkonzentration
- Außerdem vermutet man, dass die CSE-Hemmer sowohl direkt auf die gestörte Endothelfunktion einwirken, als auch eine Verkleinerung der lipidreichen, instabilen Plaques bewirken.
- Statine heben das HDL-Cholesterin um 5–10 %, die besten Werte sind mit Atorvastin zu erzielen.

Nebenwirkungen:
- Kopfschmerzen
- Linsentrübung am Auge
- Selten: Muskelschmerzen → erstes Anzeichen für schwerste Nebenwirkungen mit Blutbildveränderung, Hepatitis usw., die zum Absetzen des Präparats zwingen.

Präparate:
- Lovastatin: Mevinacor®
- Pravastatin: Pravasin®, Liprevil®, Mevalotin®

Neuere Wirkstoffe: höhere Wirksamkeit, dadurch viel kleinere Wirkstoffmengen nötig, kaum Nebenwirkungen z.B.
- Simvastatin: Denan®, Zocor®
- Atorvastatin: Sortis®
- Fluvastatin: Locol®, Cranoc®.

14.6 Ernährung und Krebs

14.6.1 Prävention von Krebserkrankungen

Das Ernährungsverhalten hat neben dem Rauchen und der genetischen Disposition den bedeutendsten Einfluss auf das Krebsrisiko. Eine geringere Bedeutung haben Umweltgifte wie Pestizide, Schwermetalle und Nitrate.

Obst und Gemüse
Eine hohe Obst- und Gemüsezufuhr gilt als wichtigster Erfolgsfaktor zur Senkung des Erkrankungsrisikos. Die tumorprotektive Wirkung soll auf dem hohen Gehalt an antioxidativen Substanzen beruhen, vor allem für Krebs des Gastrointestinaltrakts und der Lunge aber auch bei vielen anderen Tumoren wird eine Risikominderung überzeugend belegt.

Die DGE empfiehlt zur Reduktion des Krebsrisikos fünf Portionen Obst und Gemüse über den Tag verteilt zu essen. Eine Portion entspricht dabei einem Stück Obst oder Gemüse, bei Salaten und zubereitetem Gemüse einer Handvoll oder auch einem Glas reinem Obst- oder Gemüsesaft.

Fleisch und Wurst
Durch Fleisch, vor allem rotem Fleisch, sowie geräucherten und gepökelten Fleisch- und Wurstwaren soll das Risiko für kolorektale Karzinome, möglicherweise auch für Mamma- und Prostatakarzinome erhöht werden. Mögliche Ursachen sind Amine, die bereits beim normalen Braten entstehen, außerdem Nitrit und Nitrat aus Pökelsalz. Durch den Verzehr von ungepökelten und luftgetrockneten Fleisch- und Wurstwaren kann das Risiko vermindert werden.

Alkohol
Alkohol erhöht dosisabhängig das Risiko für Tumorerkrankungen. Eine sehr deutliche Erhöhung des Risikos ist nachgewiesen für Tumoren des oberen Gastrointestinaltrakts (Mundhöhle, Rachen, Kehlkopf, Speiseröhre) sowie der Leber. Von einer wahrscheinlichen Risikoerhöhung kann man ausgehen bei Tumoren des Dickdarms und der Brust.

Ballaststoffe
Eine hohe Ballaststoffaufnahme schützt möglicherweise vor Dickdarm-, Pankreas- und Brustkrebs. Kanzerogene Stoffe werden durch die beschleunigte Darmpassage schneller ausgeschieden.

Ernährungsempfehlungen

- Ausreichende Obst- und Gemüsezufuhr (400 bis 800 g/Tag)
- Zufuhr an stärkereichen Lebensmitteln (600 bis 800 g/Tag)
- Geringer Alkoholkonsum, maximal zwei Getränke/Tag für Männer und maximal ein Getränk/Tag für Frauen
- Vermeiden von Unter- und Übergewicht
- Geringer Verzehr roten Fleisches (maximal 80 g/Tag)
- Geringe Gesamt-Fettzufuhr (15 bis 30 % der Energiezufuhr, pflanzliche Öle bevorzugen)
- Ausreichend körperliche Aktivität.

14.6.2 Ernährung bei Tumorerkrankungen

Mehr als die Hälfte aller Tumorpatienten verliert deutlich an Gewicht. Tumorkachexie gehört zu den häufigen Todesursachen bei Krebspatienten. Der Ernährungszustand eines Krebspatienten ist im Hinblick auf die Prognose, Compliance und Nebenwirkungen einer zytostatischen Therapie von großer Bedeutung.

Außerdem haben viele Krebspatienten den Wunsch durch ihre Ernährung oder durch die Einnahme von Vitaminen und Nährstoffen ihre Erkrankung positiv zu beeinflussen. Es ist wichtig, den Patienten und seine Angehörigen darauf hinzuweisen, dass es keine „Krebsdiät" gibt und der Tumor durch spezielle Diäten nicht „ausgehungert" werden kann.

Ernährungsprobleme

Psychosozial bedingte Essprobleme
Essen und Trinken sind beim Gesunden mit Genuss, Freude und Geschmackserlebnissen verbunden. Krebspatienten leiden dagegen oft unter Ängsten, Schmerzen und depressiven Verstimmungen. Dadurch geraten häufig die mit dem Essen verbundenen positiven Erlebnisse in den Hintergrund. Es muss versucht werden, dem Kranken die Freude am Essen zurückzugeben, um einer Gewichtsabnahme und Schwächung des Organismus entgegenzuwirken:
- Essen in Gesellschaft
- Angenehme Atmosphäre
- Optisch ansprechend angerichtete Speisen.

Tumorbedingte Ernährungsprobleme
Vor allem bei Tumoren des Gastrointestinaltrakts sind Nahrungsspaltung und -resorption oft beeinträchtigt:
- Vermehrte Infektionen mit Diarrhö und Erbrechen durch allgemeine Schwächung des Organismus
- Verminderte Resorption durch Schleimhautentzündungen

- Ulzera des Magens und des Darms
- Stenosen.

Schmerzen

Tumor- und therapiebedingte Schmerzen erschweren die Nahrungsaufnahme. Die Schmerztherapie muss an die individuellen Bedürfnisse des Patienten angepasst sein. Dies wirkt sich positiv auf das Essverhalten aus und beugt einer Kachexie vor.

Probleme durch diagnostischen Verfahren

Bereits vor einer Operation kann es durch die zahlreichen Voruntersuchungen zur Gewichtsabnahme kommen. Der Patient muss häufig nüchtern sein, so dass eine oder mehrere Mahlzeiten ausfallen. Hinzu kommen die Angst vor den Befunden, allgemeine Aufregung und die Störungen im gewohnten Tagesablauf und Rhythmus der Mahlzeiten.

Operationsbedingte Probleme

Meist ist direkt nach Operationen keine direkte orale Nahrungsaufnahme erlaubt. Durch eine parenterale Ernährung sollte die orale Kost möglichst vollständig ersetzt werden. Bei größeren Operationen ist sowohl bei parenteraler als auch bei enteraler Ernährung die katabole Stoffwechsellage zu berücksichtigen.

Tumorkachexie

Auszehrung; schwerste Form der Abmagerung und des allgemeinen Verfalls. Als Kriterium einer Mangelernährung gilt ein ungewollter Gewichtsverlust von 5 % in den letzten drei Monaten oder von 10 % seit der Erstdiagnose.

Ursachen

- Vom Tumor induzierte veränderte Stoffwechsellage
- Verminderte Resorption durch Organbeeinträchtigung
- Verminderte Nahrungsaufnahme durch die Begleitumstände der Erkrankung
- Ein Drittel der Patienten hat durch veränderte Stoffwechselprozesse (gesteigerter Muskelproteinabbau, vermehrte Lipolyse) einen erhöhten Energieverbrauch, der nicht unbedingt mit der Tumorgröße zusammenhängt.

Symptome

- Körperliche Schwäche
- Appetitlosigkeit
- Vorzeitige Sättigung
- Antriebslosigkeit
- Aversion gegen Nahrungsmittel.

Diätetische Therapie der Kachexie

Ziele der Therapie

- Vermeidung von Gewichtsverlust
- Stabilisierung des Körpergewichts oder Gewichtszunahme
- Stärkung des Immunsystems
- Reduktion der therapiebedingten Beschwerden
- Verbesserung der psychischen und physischen Verfassung

- Verbesserung der Lebensqualität
- Erhalt von Genuss und Freude am Essen.

Im Vordergrund der Ernährung sollten persönliche Vorlieben des Patienten stehen, dogmatische Vorschriften sind fehl am Platz.

Zusammensetzung der Nahrung

Die Ernährung eines Krebskranken sollte vollwertig und leicht hyperkalorisch sein sowie eine hohe Nährstoffdichte haben:
- Zusätzliche Kalorien durch die Anreicherung der Nahrung mit
  - Fett (Butter, Sahne, Olivenöl)
  - Pflanzlichen Proteinen
  - Maltodextrin 19®: Geschmacksneutrales Kohlenhydrat in Pulverform, kann in verschiedene Speisen und Getränke eingerührt werden
- Ergänzend können vollbilanzierte Trinknahrungen angeboten werden: Pro Portion sind so zusätzliche 200 bis 300 kcal zu erreichen. Wichtig ist dabei von Anfang an das abwechslungsreiche Angebot auszunutzen, um keine Geschmacksabneigungen zu erzeugen
- Zusätzliche Gabe von Kapseln mit Omega-3-Fettsäuren: Verschiedene Studien zeigen einen Abnahmestillstand und eine leichte Zunahme des Gesamtgewichts, der Muskelmasse und der Fettmasse
- Fünf bis sechs kleine, leicht verdauliche Mahlzeiten täglich
- Zusätzliche Snacks als Zwischenmahlzeiten
- Kalorienreiche Getränke.

Empfehlungen bei Appetitlosigkeit
- Nur kleine psychologisch zu bewältigende Mahlzeiten anbieten
- Viele kleine Mahlzeiten über den Tag verteilen
- Mahlzeiten appetitlich herrichten („das Auge isst mit")
- Bewusst beim Essen ablenken (lesen, fernsehen)
- Kochgerüche bei der Zubereitung gering halten
- Frische Luft wirkt appetitanregend.

Empfehlungen bei therapiebedingter Übelkeit und Erbrechen
- Viele kleine leichte Mahlzeiten
- Sehr süße oder fette Gerichte meiden
- Lieblingsspeisen vermeiden, um eine spätere Abneigung dagegen zu verhindern
- Trockene Lebensmittel anbieten
- Wasser- und Mineralstoffverlust ausgleichen.

Ernährung nach Operationen des Gastrointestinaltrakts

Vor allem Operationen im Gastrointestinaltrakt führen zum Teil zu massiven Problemen bei der Nahrungsaufnahme:

Operationen im Mund- und Rachenraum, Ösophagus-Resektion
Bei Problemen im Mund- und Rachenraum treten Geschmacksveränderungen, Kau- und Schluckstörungen, Entzündungen der Schleimhäute sowie Blähungen und Resorptionsstörungen. Ösophagusresektionen haben oft zusätzlich psychologische Probleme wie Erstickungsängste beim Schlucken zur Folge.

Ernährungsempfehlungen:
- Dickflüssige, pürierte Kost
- Scharfe, salzige und saure Gerichte vermeiden
- Keine konzentrierten Säfte
- Evtl. industriell gefertigte Babynahrung anbieten.

Magen(teil)resektion

Wird der Magen ganz oder teilweise entfernt, geht auch dessen Speicherfunktion verloren. Die Folge sind Störungen des Appetits und des Sättigungsempfindens.

Ernährungsempfehlungen:
- Leichte Vollkost nach individueller Verträglichkeit
- Alle zwei bis drei Stunden eine kleine Mahlzeit einnehmen
- Gründlich kauen, langsam essen
- Nicht während der Mahlzeit trinken, um eine vorzeitige Sättigung zu verhindern
- Bei Lactose-Intoleranz Milch vermeiden und gesäuerte Milchprodukte in kleinen Mengen versuchen
- Evtl. Trinknahrung zur Kalorienanreicherung, Vitaminpräparate nach Bedarf.

Pankreas(teil)resektion

Bleibt mehr als ein Drittel des Organs erhalten, kann der verbleibende Rest die Organfunktionen voll ausführen. Ist das Restorgan kleiner, so muss die eingeschränkte Fettverdauung und die ungenügende Insulinproduktion bei der Diät berücksichtigt werden.

Ernährungsempfehlungen:
- Leichte modifizierte Vollkost
- Sechs bis acht kleine Mahlzeiten
- Protein- und kohlehydratreich, fettarm
- Leicht verdauliche, ballaststoffarme Kost
- Gebratene, frittierte Speisen, eisgekühlte Getränke vermeiden
- Kaffee- und Alkoholkonsum einschränken.

Darmresektion

Generell ist bei einer Resektion von mehr als 50 % des Dünndarms die Resorption der Nährstoffe eingeschränkt. Bleiben weniger als 50 cm des Dünndarms erhalten, ist eine orale Ernährung nicht mehr möglich.

Nach einer Dickdarmresektion ist die Wasser- und Elektrolyt-Rückresorption gestört, es entstehen Diarrhöen, Verluste an Mineralstoffen und Lebensmittelunverträglichkeiten.

Ernährungsempfehlungen:
- Leichte fett- und ballaststoffarme Kost
- Kräutertee (Fenchel, Kümmel)
- Geriebener Apfel, Bananen
- Flüssigkeits- und Mineralstoffzufuhr.

Anhang

Gesetzliche Vorschriften

Arzneimittel sind Waren besonderer Art. Deshalb gelten für alle, die Arzneimittel entwickeln, herstellen, verordnen und abgeben, besondere, strenge gesetzliche Vorschriften. Seit 1978 gilt das *„Gesetz über den Verkehr mit Arzneimitteln"* (**AMG**) in der Fassung der 4. Novelle von 1990. Hier wird bestimmt, wie Qualität, Wirksamkeit und Unbedenklichkeit von Arzneimitteln sichergestellt werden können. Alle Arzneimittel, die in der Bundesrepublik in den Verkehr gebracht werden, müssen vom Bundesgesundheitsamt zugelassen sein.

Arzneimittel dürfen nur in Apotheken verkauft werden!

Apothekenpflichtige Arzneimittel

Dieser Hinweis ist auf jeder Packung aufgedruckt.

Ausnahmen von der Apothekenpflicht sind nur vom Gesetzgeber mittels Rechtsverordnung möglich:

- Mineralwasser
- Nahrungsergänzungsmittel
- Pflaster
- Tees aus Pflanzen und Pflanzenteilen u.ä.

Was von der Apothekenpflicht ausgenommen ist, bezeichnet man als **freiverkäuflich**.

Verschreibungspflichtige Arzneimittel

Arzneimittel, die nur auf ärztliche Verordnung abgegeben werden dürfen.

Diese unterliegen natürlich der Apothekenpflicht. Der Hinweis *„verschreibungspflichtig"* muss ebenfalls aufgedruckt sein. Jedes Arzneimittel mit neuen Wirkstoffen unterliegt einer „automatischen Verschreibungspflicht" von 5 Jahren. Wenn nach dieser Zeit keine Hinweise auftraten, die eine weitere Unterstellung unter die ärztliche Überwachung nötig machen, wird das Arzneimittel aus der Verschreibungspflicht entlassen und ist nur noch apothekenpflichtig.

Handelt es sich aber um einen Wirkstoff, der selbst bei bestimmungsgemäßem Gebrauch gewisse Risiken beinhaltet (bzw. gesundheitsgefährdende Wirkungen entfaltet, wenn er missbräuchlich angewendet wird), so verbleibt das Arzneimittel in der Verschreibungspflicht.

Die ärztliche Verordnung ist im Prinzip nicht an ein bestimmtes Formular gebunden. Sie muss nur bestimmte Teile enthalten, die äußere Form ist nicht entscheidend.

Das Rezept muss

- Name, Anschrift und Titel des Arztes
- Datum
- Name, Darreichungsform und Menge des Arzneimittels
- Name und Anschrift des Patienten
- Unterschrift des Arztes

enthalten (= *„Privatrezept"*).

Ein bestimmtes Formular ist nur notwendig, wenn die Kosten des Arzneimittels von einer gesetzlichen Krankenkasse (ganz oder teilweise) übernommen werden sollen (= sog. *„Kassenrezept"*).

Zur Verordnung verschreibungspflichtiger Medikamente ist nur ein approbierter Arzt, Zahnarzt oder Tierarzt berechtigt, und auch dieser nur für Medikamente, die zu seinem Behandlungsbereich gehören.

Betäubungsmittel

Bestimmte Stoffe und Arzneimittel unterliegen zusätzlich zur Verschreibungspflicht den besonders strengen Vorschriften des Betäubungsmittelgesetzes (*BtMG*). Hier sind alle Stoffe einzeln aufgelistet, die zur Abhängigkeit führen können. Die Betäubungsmittelverschreibungsverordnung schreibt detailliert vor, wie die Verschreibung eines Betäubungsmittels auszusehen hat. Hier ist also in jedem Fall ein bestimmtes Formular vorgeschrieben! Bei Betäubungsmitteln ist jeder Schritt von

- Herstellung
- Zwischenhandel
- Apotheke
- Verschreibung
- bis zur Abgabe an den Patienten

mit bestimmten Formularen zu dokumentieren. Vorgeschrieben ist auch die Höchstmenge eines Betäubungsmittels, die pro Tag für einen Patienten verordnet werden darf.

Beispiele für Interaktionen zwischen verschiedenen Medikamenten

Wenn ein Patient mehrere Arzneimittel gleichzeitig einnimmt, kann es zu Wechselwirkungen (= Interaktionen) zwischen den verschiedenen Stoffen im Organismus kommen.

- Antagonismus = die Substanzen verringern gegenseitig ihre Wirkung
- Synergismus = die Substanzen arbeiten zusammen
- Potenzierung = die Substanzen haben zusammen eine übersteigerte Wirkung.

Meist spricht man bei Interaktionen von negativen (= unerwünschten Wirkungen)! Interaktionen sind auf dem Beipackzettel der Medikamente aufgeführt. Der Patient sollte jedem Arzt alle Medikamente, die er einnimmt, nennen. Nur so kann der Arzt mögliche Interaktionen abschätzen.

Beispiele

- Acetylsalicylsäure + Antikoagulantien: Blutungsgefahr im Magen-Darm-Bereich ist erhöht
- Barbiturate + Alkohol: Gegenseitige Verstärkung der Wirkung
- Chloramphenicol (Antibiotikum) + Paracetamol: Chloramphenicol verbleibt viel länger im Organismus
- Herzglykoside + Diuretika: Glykosidwirkung am Herzen durch Kaliummangel verstärkt
- Eisenpräparate + Tetracycline: Hemmung der Tetracyclinresorption durch Komplexbildung Eisen-Tetracyclin
- „Minipille" (Gestagene) + Breitbandantibiotika: Wirkung der Pille vermindert (= unsicher), da die Darmflora geschädigt und so die Gestagenresorption nicht sicher gewährleistet ist
- Cortison + Antidiabetika: Blutzuckersenkung vermindert, da Kortisol den Blutzuckerspiegel steigert.

Wechselwirkungen von Nahrungs- und Arzneimitteln

Durch Wechselwirkungen zwischen Nahrungsbestandteilen und Arzneistoffen können die Bioverfügbarkeit, die Resorptionsgeschwindigkeit und der Abbau bzw. die Ausscheidung von Arzneimittel verändert werden.

Einfluss auf die Resorptionsgeschwindigkeit

Die Einnahme nach der Mahlzeit führt immer zu einer Resorptionsverzögerung. Dies ist nicht in allen Fällen negativ, ist aber nachteilig bei Arzneimitteln, die schnell eine möglichst hohe Wirkkonzentration erreichen sollen.

BEISPIEL
NSAR: Acetylsalicylsäure erreicht bei Nüchterneinnahme in gelöster Form bereits nach wenigen Minuten den maximalen Plasmaspiegel. Bei Einnahme nach dem Essen wird er dagegen erst nach 2 Stunden erreicht und ist auch nicht so hoch.

Kumulationsgefahr bei magensaftresistenten Arzneimitteln

Magensaftresistente formstabile Tabletten oder Kapseln sollen ca. 2 Stunden vor oder notfalls 2 bis 3 Stunden nach einer Mahlzeit eingenommen werden.
Geschieht dies nicht, bleiben sie über mehrere Stunden mit dem Speisebrei im Magen liegen und können den Wirkstoff nicht freigeben. Bei Einnahme mehrerer Tabletten über den Tag verteilt, kann es zu einer gemeinsamen Freisetzung in der Nacht und damit zu einer Überdosierung kommen.

Verminderung der Bioverfügbarkeit

- Alle säurelabilen Wirkstoffe, z.B. Erythromycin, Penicilline, Proteasehemmer, sollen vor dem Essen eingenommen werden, da sie bei einer längeren Verweildauer im Magen von der Magensäure zerstört werden können.
- Nahrungsbestandteile können die Bioverfügbarkeit von Arzneimitteln verringern, z.B. Calcium (aus Milch, Milchprodukten, Mineralwasser) bildet unlösliche Komplexe mit Gyrasehemmern.
- Gerbstoffe aus Kaffee und Tee behindern die Bioverfügbarkeit von 2-wertigen Eisensalzen.

Erhöhung der Bioverfügbarkeit

Die Bioverfügbarkeit kann durch Nahrungsbestandteile auch gesteigert werden, z.B. schwerlösliche Arzneimittel wie Griseofulvin, Cephalosporine, Chloroquin werden nach einer reichhaltigen fetten Mahlzeit besser gelöst und so aufgenommen. Auch Fruchtsäfte und Cola erhöhen hier die Bioverfügbarkeit auf Grund ihres Säuregehalts.

Einfluss auf die Metabolisierung von AM

BEISPIEL: GRAPEFRUITSAFT
• Keine Arzneimittel mit Grapefruitsaft einnehmen
Der Grapefruitsaft blockiert ein Cytochrom in der Dünndarmwand und verhindert so den First-Pass-Effekt für verschiedene Arzneimittel. Dadurch wird die Bioverfügbarkeit gesteigert, die Dosis praktisch erhöht und auch die Nebenwirkungen erhöht.

Die Beispiele zeigen, dass immer genau befolgt werden sollte, was auf dem Beipackzettel steht.

ALLGEMEINE REGELN ZUR EINNAHME VON ARZNEIMITTELN
• Generell, wenn nichts dagegen spricht: Einnahme zu oder nach dem Essen
• Bei Akutanwendung: Vor dem Essen oder nüchtern
• Magensaftresistente Tabletten oder Kapseln: 1–2 Stunden vor dem Essen oder 2–3 Stunden nach dem Essen
• Retardpräparate: Einnahme immer zur gleichen Zeit
• Alle Arzneimittel mit Leitungswasser einnehmen.

Arzneimittel im Alter

Die Arzneimitteltherapie bei alten Menschen steht vor einer Vielzahl von Problemen und kann nicht allgemeinen Regeln folgen.

- Polypharmakologie: Meist liegt eine Multimorbidität vor, so dass mehrere Arzneimittel gleichzeitig nötig sind → Gefahr von Interaktionen. Außerdem beschränken die vorhandenen Erkrankungen die Therapie (z.B. Erfordernishochdruck, um das Gehirn zu durchbluten ↔ Blutdrucksenkung).
- Häufiger als bei jüngeren Menschen treten Nebenwirkungen auf (z.B. Verwirrtheit durch Diuretika, Sedierung bei Ca-Antagonisten).
- Vor allem auf psychotrope und neurotrope Nebenwirkungen von Medikamenten reagieren alte Menschen sehr viel empfindlicher (z.B. tritt bei Antihistaminika die sedierende Nebenwirkung sehr viel häufiger und deutlicher auf)
- Ausscheidung von Medikamenten ist häufig verlangsamt → Überdosierung entsteht auch bei „richtiger" Einnahme von Medikamenten.
- Das Verteilungsvolumen ändert sich, da sich das Verhältnis vom Fett-zum-Wasseranteil zu Gunsten des Fetts im Körpers verschiebt.
- Durch die verminderte Durchblutung von vielen Organen (auch der Haut ↔ s.c-Injektion) werden Arzneistoffe im Körper langsamer und in geringerer Konzentration an die Wirkorte gebracht, bzw. überhaupt erst aufgenommen.

Allgemeine Regeln für die Arzneimittel-Therapie im Alter

- Dosierung: „Langsam beginnen und langsam steigern". Die Therapie sollte mit 50 % der üblichen Erwachsenendosis begonnen werden.
- Halbwertszeit: Medikamente mit langer Halbwertszeit verbessern die Compliance, haben aber oft auch unerwünschte Wirkungen. Für die symptomatische Therapie sind Arzneimittel mit kurzer Halbwertszeit günstiger.
- Nierenfunktion: Mit dem Alter nimmt die Nierenfunktion ab, die Dosis sollte daran angepasst werden
- Je mehr Medikamente im Alter verschrieben werden, desto schlechter ist meist die Compliance: systematisch sollte mit dem Arzt erarbeitet werden, welches AM zu welcher Tageszeit einzunehmen ist. Kombinationspräparate bieten hier Vorteile.

Hilfen

- Praktische Hilfsmittel: Übersichtlicher Einnahmeplan, Dosette
- Arzneiform so wählen, dass der Patient auch damit umgehen kann
- Mithilfe beim Richten der Arzneimittel durch andere.

Register